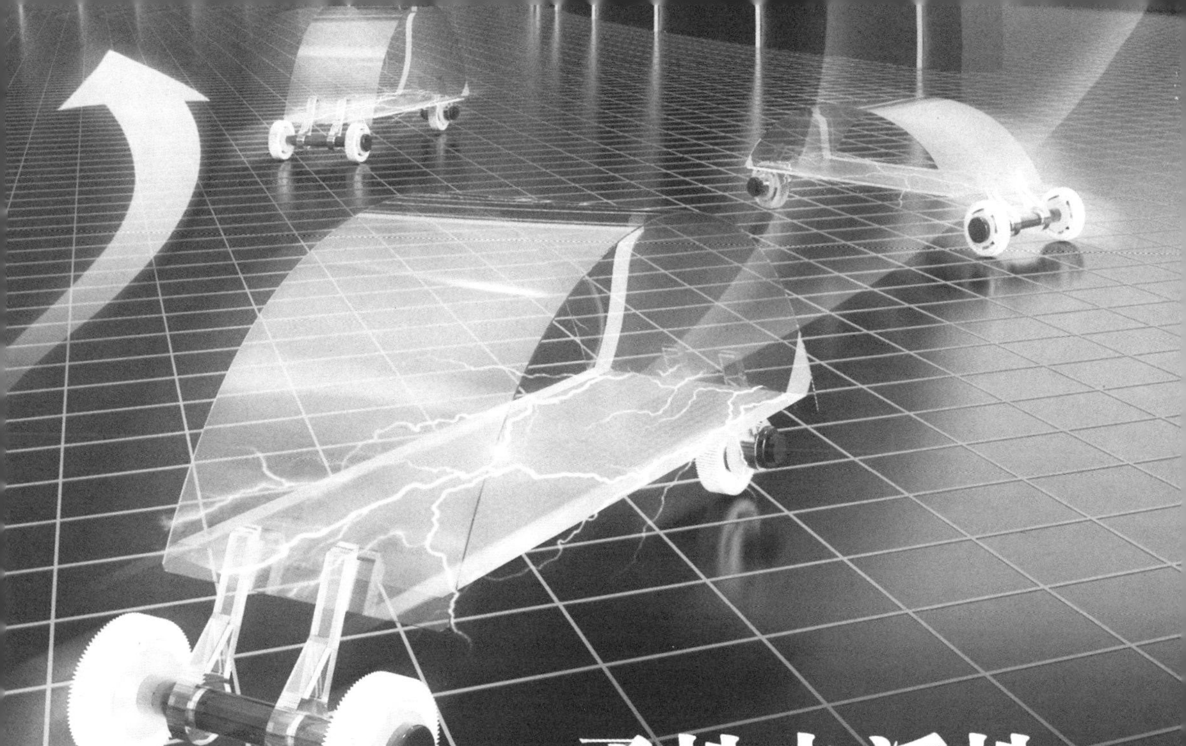

柔性电活性
智能材料
——驱动、感知与机器人应用

李 博　王延杰　孙文杰 **编著**

Soft Electroactive Materials
Actuation, Sensing and Robotic Applications

合肥工业大学出版社

图书在版编目(CIP)数据

柔性电活性智能材料:驱动、感知与机器人应用/李博,王延杰,孙文杰编著.
—合肥:合肥工业大学出版社,2024.4
ISBN 978-7-5650-6580-4

Ⅰ.①柔⋯　Ⅱ.①李⋯　②王⋯　③孙⋯　Ⅲ.①生物材料—研究
Ⅳ.①R318.08

中国国家版本馆 CIP 数据核字(2023)第 233766 号

柔性电活性智能材料——驱动、感知与机器人应用

ROUXING DIANHUOXING ZHINENGCAILIAO——QUDONG、GANZHI YU JIQIREN YINGYONG

李　博　王延杰　孙文杰　编著

策划编辑　张惠萍

责任编辑　赵　娜　刘　露

出　版	合肥工业大学出版社	版　次	2024 年 4 月第 1 版	
地　址	合肥市屯溪路 193 号	印　次	2024 年 4 月第 1 次印刷	
邮　编	230009	开　本	710 毫米×1010 毫米　1/16	
电　话	理工图书出版中心:0551-62903004	印　张	11.5	
	营销与储运管理中心:0551-62903198	字　数	200 千字	
网　址	press.hfut.edu.cn	印　刷	安徽联众印刷有限公司	
E-mail	hfutpress@163.com	发　行	全国新华书店	

ISBN 978-7-5650-6580-4　　　　　　　　　　　　　　定价:36.00 元

如果有影响阅读的印装质量问题,请与出版社营销与储运管理中心联系调换。

前　言

　　21世纪是新科技蓬勃发展的时代,一方面工程需求希望基础学科给予科学机理层面的揭示与指导,另一方面基础学科的发现又带来新颖的工程应用前景。这些交叉融合带来了大量的变革技术,促使了高端装备、新能源、物联网等领域迅速迭代更新,提升了我国自主研发的水平,增强了国家在世界科研舞台的影响力。同样的,在机器人领域,新形态的机器人也层出不穷,其中采用了柔性智能材料的软体机器人就是典型代表。

　　软体机器人摒弃了传统刚性机器人的驱动器、传动系统和执行器构成模式,采用新颖的柔性材料作为核心,以机器人材料化为设计思想,实现结构与功能的一体化。软体机器人得益于其软体的特征,可以与人类进行无损安全的接触,达到高度适应的人机协调性;还可以进入复杂的非结构化环境中,依靠自身的柔韧特征获得被动式的环境适应能力,完成复杂多样化的操作。上述场景之前往往只在科幻小说中畅想,但是依靠柔性智能材料的发展如今却得以在现实中实现。

　　智能材料中关键的一类材料便是电活性聚合物(Electro Active Polymer,EAP)。EAP材料主体是柔性的高分子聚合物,内部通过填充、嫁接、修饰各种功能团,实现了电场下的机械响应,可开发为柔性的驱动器;又或者是在机械激励下产生电信号的变化,可开发为柔性的传感器;抑或是二者功能的一体化。由于这种驱动感知功能与生物肌肉类似,且材料质地也贴近生物肌肉,因此EAP材料也被誉为新一代人工肌肉材料。自从2000年 *Science* 发表了关于EAP材料的论文以来,基于EAP材料合成、设计、表征和应用的论文屡次登上 *Nature* 和 *Science* 顶级期刊的封面,在国内外掀起了关于软物质和软体机器人研究的热潮。

　　值得注意的是,软体机器人的材料体系发生了变化后,原有的机械设计理论、驱动技术、测量控制系统均存在应用局限,迫切需要根据EAP材料的功能特征进行扩展研究。因此,本书将围绕EAP材料三大核心领域:驱动、感知与机器人应用分别进行介绍,主要包括电活性智能材料简介,叠层DEA设计与制备,DE力电耦合驱动行为的有限元模拟,DEA的电阻抗模型研究,基于DE柔性驱动的蒙皮结构，双稳态 DE 薄膜隔声结构设计及性能研究，纯剪切 DE 最小能量驱动器的设计、建模与机器人应用，离子型 EAP 传感机理与方法，离子型 EAP 传感器设计与制备，离子型 EAP 的器件性能与应用。

本书由西安交通大学李博副教授、河海大学王延杰教授和西安理工大学孙文杰老师合作编写。在编写中采纳了课题组多位博士和硕士研究生的研究成果，也得到了西安交通大学陈贵敏教授、西北工业大学刘磊副教授、太原工业学院赵鹏飞副教授的支持，编著者在此表示感谢！

本书内容是编著者从事"电活性智能材料"研究十余年的科研成果的凝练，得到了国家自然科学基金面上项目"面向软体机器人精准运动的电活性多稳态机构设计方法研究（52075411）""类生物皮肤 IPMC 材料的力感知机理及构型设计研究（51975184）"，国家自然科学基金委"共融机器人基础理论与关键技术研究重大研究计划"培育项目"具有化学及结构变色双机理的电活性材料调控的机器人伪装隐身技术研究（91748124）"，国家自然科学基金青年科学基金项目"电活性双稳态结构的多模式驱动变形机理及调控方法研究（11902248）"等资助。在本书编写中参考了国内外相关的专著、论文等资料，借此也向这些作者表示感谢。

最后，由于编者学术水平有限，书中难免存在疏漏，也恳请读者不吝赐教，不胜感激。

编著者

2023 年 10 月 7 日

于西安交通大学中国西部科技创新港

目　　录

第 1 章　电活性智能材料简介

电活性智能材料又叫作电活性聚合物,是一种具有生物肌肉特征的软材料,兼具驱动和感知的双重功能。因此本书以电活性智能材料为核心,介绍其在驱动、感知与机器人应用方面的研究进展。本章主要介绍柔性驱动、感知和器件的概念与特征,作为本书的背景信息。

1.1　柔性驱动技术

具有柔性特征的机电器件特别是软体机器人是近几年学术领域的研究热点问题。这种新颖的机器人形态在结构中集成了驱动、感知、控制、操作功能,给机器人设计思路的变革带来了新的调整。在这些研究中,与之相适配的驱动技术是核心突破之一。当尺度大于 100 mm 时,机器人可以通过微型化电机、压电材料或者气动方式进行驱动;当尺度小于 1 mm 时,机器人可以通过热场或者磁场等方式进行驱动;而当尺度为 1～100 mm 时,却缺少兼具高能量密度和高柔性的驱动方式。

在仿生设计中,科学家发现生物肌肉恰好满足上述驱动需求。生物肌肉具有较大的拉伸应变(5%～30%)、较高的能量密度(0.4～40 J/kg)、较低的工作频率(1～200 Hz)[1]。这些优异的特性无疑为软体机器人的实现提供了合适的驱动方案,因此发展具有仿生特征的人工肌肉是柔性驱动的核心问题之一。现有的柔性驱动技术有很多,按照驱动源的不同,可分为气动驱动、热驱动、磁场驱动、光驱动、化学驱动及电驱动。其中,电驱动方法由于采用了通用的电信号作为能量来源与信号控制,与现有的机电系统更容易配合,因此受到了广泛的关注。

电活性聚合物(Electro Active Polymer,EAP)因变形大、质轻、价廉、响应速度快、能量转换效率高及易于加工制造等突出优势,已成为现代智能柔性驱动材料的研究热点之一,在软体机器人、能量俘获、仿生结构、无创医疗器械、可调光学系统等方面都展示了较大的应用潜力[1-6]。EAP 材料在外加电场激励下,可以产生较大的形状尺寸改变,并在外加电场激励撤掉后恢复到原始形状尺寸;反过来,当外界条件引起材料发生机械变形时,也可以产生对应的电信号。因此,EAP 材料是一种兼具驱动和传感双重功能的智能材料。EAP 材料按照驱动机理不同,可分为离子型 EAP 材料和电场型 EAP 材料。

离子型 EAP 材料[7-9]内部含有大量的离子。在低电压(<5 V)的驱动作用下,基体材料内部离子的定向迁移导致离子型 EAP 材料的一侧体积膨胀而另一侧体积收缩,进而产生弯曲变形。离子型 EAP 材料虽然驱动电压低,但是在工作时需要在液体溶剂环境中以保证离子的移动,且输出力小、响应速度普遍较慢。

电场型 EAP 材料[10-13]内部不含有离子,其驱动机理是在外部电场的作用下,聚合物内部的库仑力使其中的分子链重新排列,从而使材料在宏观上产生较大的变形。电场型 EAP 材料主要包括介电弹性体(Dielectric Elastomers,DE)、电致伸缩接枝弹性体(Electro Strictive Graft Elastomers,ESGE)、液晶弹性体(Liquid Crystal Elastomers,LCE)和铁电聚合物等。其中,DE 材料因变形尺度大、响应快速,是最具代表性和最受关注的电场型 EAP 材料。近 20 年来,国内外的学者针对 DE 材料的实验研究、理论研究和实际应用开展了大量工作。因此,本书也将围绕 DE 材料作为柔性驱动材料进行介绍。

发现 DE 材料具有驱动功能最早可以追溯到 1880 年。当时物理学家伦琴在实验中偶然发现橡胶薄膜在表面喷洒电荷后产生线性的位移特征。[14]但由于位移较小且难以进行控制,该现象并未引起人们足够的重视。直到 2000 年,Pelrine 等人[15]发现了丙烯酸聚合物(VHB 4910 系列薄膜)能在电场下产生超过 100% 的面积应变,并将这类丙烯酸聚合物定义为介电弹性体驱动器(Dielectric Elastomer Actuator,DEA)。这项成果发表后引起了学术界的关注。DEA 的面积扩张产生的电致应变高达 30%,能量密度超过了 0.1 J/kg,同时具有响应速度快(<1 ms)、力电转换效率高(>80%)等优点。[16]这些功能指标与生物肌肉十分类似,因此 DEA 也被誉为新一代人工肌肉。基于这些优点,DEA 被应用于柔性透镜[17]、柔性抓手[18-20]、柔性显示[21-22]、流体泵[23]和软体机器人[24-27]等柔性器件与系统中。

到目前为止,现有的研究人员所使用的 DE 材料包括聚丙烯酸酯薄膜材料、硅橡胶材料、聚氨酯材料、天然橡胶材料等。不同种类 DE 材料的性能比较见表 1-1 所列。[28]其中,由 3M 公司生产的聚丙烯酸酯薄膜——VHB 材料,是目前较受关注的薄膜型 DE 材料之一。VHB 材料的优点:弹性模量低,仅为千帕(kPa)级别;在电场激励下能够引起材料的大变形,最大应变可达 100%,在机械力的联合作用下甚至可以达到 2200%。[29]这种变形尺度大大超过了传统压电材料和形状记忆材料的范围,因此在一些需要大变形的应用领域具有巨大的应用潜力。VHB 材料的不足之处在于具有较强的黏弹性。这使得其电致变形的过程、变形稳定性和击穿场强具有明显的时间依赖性,并在驱动过程中存在显著的能量耗散。

表 1-1　不同种类 DE 材料的性能比较

DE 材料名称	预应变/ %	面积应变/ %	电场强度/ $(MV \cdot m^{-1})$	介电常数
硅橡胶(Nusil CF 19-2186)	(15,15)	33	160	2.8
硅橡胶(Nusil CF 19-2186)	(45,45)	64	350	2.8
硅橡胶(BlueStar MF 620U)	(50,50)	3.5	56	3.1
聚氨酯(Polytek Poly 74-20)	(0,10)	—	—	7.6
聚丙烯酸酯(3M VHB 4910)	(15,15)	40	55	4.8
聚丙烯酸酯(3M VHB 4910)	(300,300)	158	412	4.8

由于 VHB 材料是商用的产品,可以直接购买得到,试件制备简便,而且变形尺度远远超过其他种类的 DE 材料,因此 VHB 材料是当前研究的热点之一。但是在测量 VHB 材料性能的实验中,发生最终击穿破坏失效的概率非常大。根据统计,早期的研究中实验成功率不到 30%[30],而且发生电击穿的规律性复杂,难以预测掌握。后续研究中,各国研究人员开发了新颖的功能化的 DE 材料,通过材料改性、电极创新、流体传动等,实现自修复[31]、自愈合[32]、重复使用[33]等效果,这为 DE 材料在应用领域的推广提供了可靠的技术保障。

1.2　柔性感知技术

柔性的感知技术是研究的热门。典型感知机理包括柔性压阻、柔性压电、柔性摩擦电和柔性离子等。考虑到人类皮肤通过离子传递实现感知功能,因此采用离子内核的电活性离子材料是更贴近生物本征特征的传感新模式。生物学中,在没有外界的刺激下,细胞的离子通道保持中立状态,没有阴/阳离子的浓度差异;在受到外界刺激下,细胞的离子通道打开,Na^+ 流入细胞中,产生了感应电动势,进而通过生物神经系统传到大脑。根据这个原理,生物具有了温度、湿度、应力及敏锐的感知能力。而将离子引入电活性材料中,无疑可以实现类似的感知效果,达到惟妙惟肖的仿生传感效果。

电活性柔性感知材料主要为离子型 EAP 材料,由电极材料和离子聚合物组成。其中,离子聚合物内包括了高分子网络和离子电解质,前者保证了材料的弹性、刚度、柔性等力学属性,后者提供了离子传递运动。高分子网络是一种多孔的介质,孔隙远远大于水分子的尺寸,因此保障了离子可以自由出入。在外界激励下,阴阳离子重新分配,在离子聚合物和电极之间形成感应电场。[34]通过测量电场方向和大小可以对感知效果进行表征。2012 年,研究人员首次提出了离子型电容式压力传感器的雏形,其中的离子液滴聚集在电极一侧后形成了感应电场。[35]他们发现,这种传感器结构具有较低的杨氏模量、较高的灵敏度,较大的研究潜力。从此以后,各个种类的离子型材料的传感器被陆续开发,包括离子水凝胶[36]、离子聚合物-金属复合材料(Ionic Polymer－Metal Composites,IPMC)[37]、基于聚偏氟乙烯(PVFD)的改性聚合物[38]、巴克凝胶[39]等。测量的物理量也扩展到应变[40]、扭矩[41]和滑觉[42]。除了柔性感知测量功能以外,现有的离子型电活性材料也可以应用于柔性储能[43]、柔性人机界面[44]等领域。柔性离子感知的研究状况归纳如图1-1 所示。

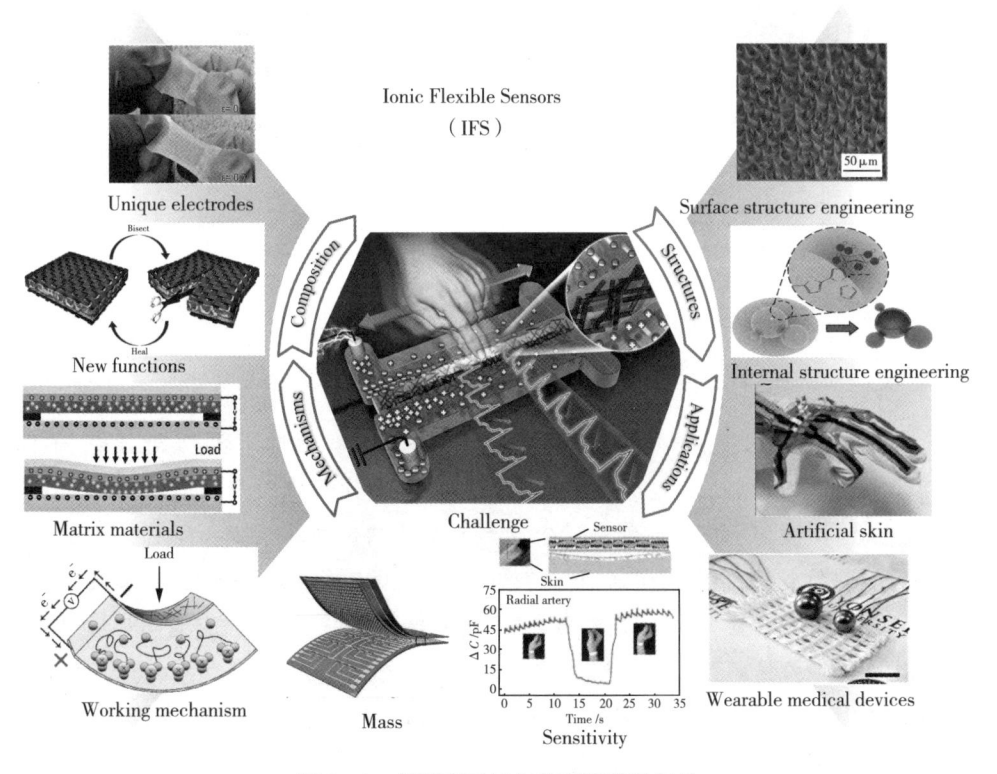

图 1-1　柔性离子感知的研究状况归纳

虽然目前的柔性感知系统已经展现出了巨大的应用潜力,但是在某些方面其依然存在研究的挑战。例如,离子传感的机理只适用于常规的测量环境,在极端条件下(极冷、极热、极压、极干)就失去了离子移动的活性。又如,离子感知虽然具有极高的灵敏度,但是测量的量程有限、精度不足,对信号的精准辨识提出了巨大的挑战。因此,和柔性驱动一样,柔性感知技术还停留在实验室阶段,距离走向商业化还有漫长而又艰巨的道路。

1.3　柔性器件与机器人系统

基于电活性材料的驱动和感知特征,多种柔性器件被提出并通过制造技术实现。这些器件具有传统机电器件的功能,并在其环境适应、人机交互等方面有所拓展。下面以柔性微泵器件和柔性驱动爬行机器人为例加以说明。

1.3.1　柔性微泵器件

柔性微泵器件是柔性驱动的典型应用场景之一。医疗、诊断、生物检测中需要大量的微流体系统。由于传统流体系统小型化后加工与装配困难,因此发展基于柔性驱动的流体泵无疑是一个潜在的解决方案。2009 年,西安交通大学研究团队提出了电活性材料驱动的微型泵的设想,并首次实现了 DE 驱动下的流体输送。[45-46]但是受制备工艺的约束,驱动性能的稳定性和可靠性仍存在不足[见图 1-2(a)]。随后,德国的研究人员提出了全软体微流泵和微流混合泵[见图 1-2(b)]。其将多个驱动器叠加在一起,几个驱动器按照一定的次序加电,使内部的流道容积先后扩张,从而在压力梯度的作用下,实现吸入和泵出液体的功能。微流混合泵的两个输入端用于将两种不同的液体泵入,当对两个流道对应的驱动器施加不同的电压激励时,可以实现两种液体不同比例的混合。[47]此外,将柔性 DE 驱动器卷成圆柱筒,可以在谐振驱动下对流体通道进行阻断,实现柔性阀的开关[见图 1-2(c)][48];将多个驱动器串联配合形成双腔袖珍泵,可以实现高达 340 mL/min 的液体运输能力,从而模拟心脏进行运转功能[见图 1-2(d)][49]。

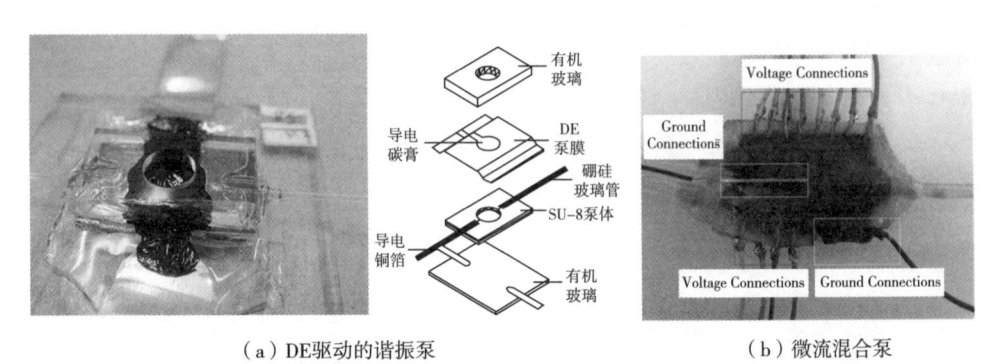

有机玻璃
导电碳膏
DE泵膜
硼硅玻璃管
SU-8泵体
导电铜箔
有机玻璃

（a）DE驱动的谐振泵

Voltage Connections
Ground Connections
Voltage Connections
Ground Connections

（b）微流混合泵

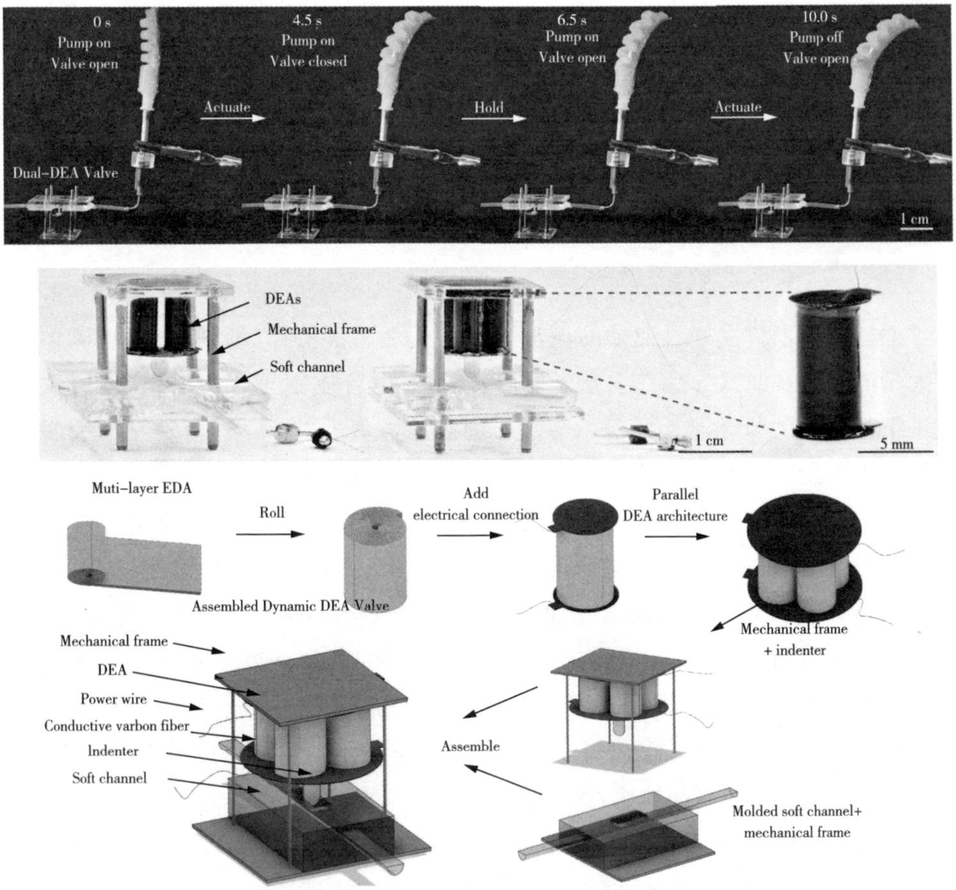

0 s
Pump on
Valve open

4.5 s
Pump on
Valve closed

6.5 s
Pump on
Valve open

10.0 s
Pump off
Valve open

Actuate　　Hold　　Actuate

Dual-DEA Valve

1 cm

DEAs
Mechanical frame
Soft channel

1 cm　5 mm

Muti-layer EDA　　Roll　　Add electrical connection　　Parallel DEA architecture

Assembled Dynamic DEA Valve

Mechanical frame + indenter

Mechanical frame
DEA
Power wire
Conductive varbon fiber
Indenter
Soft channel

Assemble

Molded soft channel+ mechanical frame

（c）柔性阀

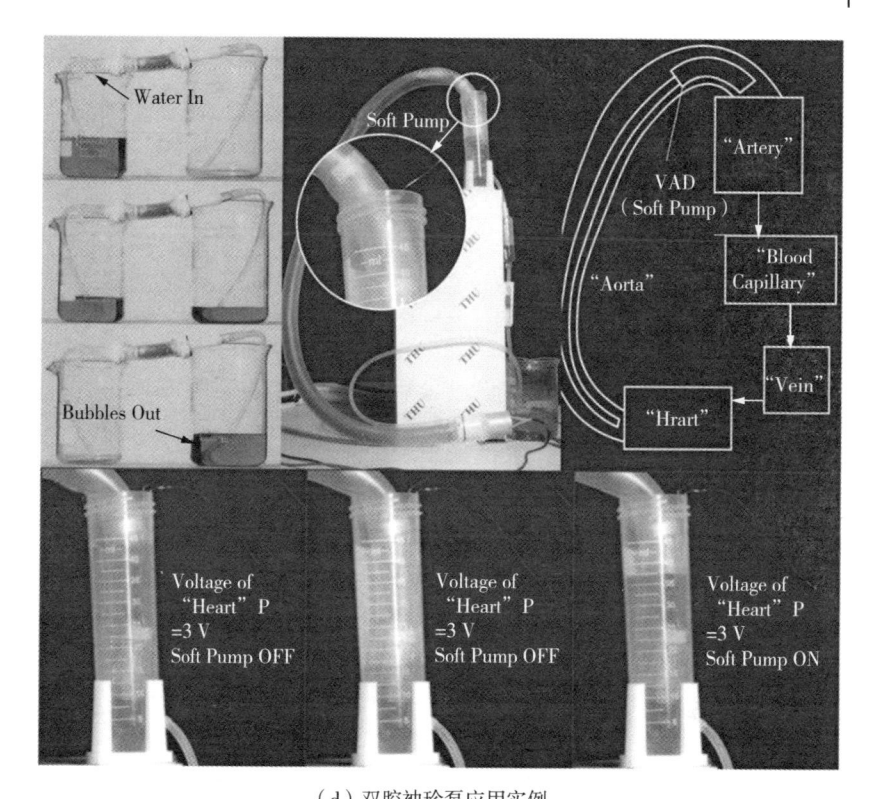

（d）双腔袖珍泵应用实例

图 1-2　柔性微泵器件

1.3.2　柔性驱动爬行机器人

软体机器人是使用柔性驱动最多的领域,现有基于柔性驱动的软体机器人已经实现爬行、飞行、跳跃、游泳等丰富多彩的运动模式,因此本小节以爬行机器人为例进行介绍。柔性驱动器可以设计为具有两个转动自由度的机器腿[见图 1-3(a)][50]。两个柔性驱动器被置于其中提供动力。多个机器腿协同工作时可以进行行走运动。例如,将两自由度的弹簧卷绕型柔性驱动应用于多足行走机器人[见图 1-3(b)][51],这种机器人在频率为 7 Hz、幅值为 5.5 kV 的电压下产生 13.6 cm/s 的直线运动速度。又如,将圆形的柔性驱动器与 PCB 板结合起来,设计了如图 1-3(c)所示的仿蠕虫机器人,这种机器人能够在 5 Hz 的动态电压驱动下以 1 mm/s 的速度爬行。[52] Shian 等人[53]设计了仿尺蠖机器人,并通过在下表面黏附约束层、在上表面嵌入纤维来约束 DE,使其只产生一个方向上的弯曲。为了优化机器人,采用有限元软件 COMSOL 分析了纤维的排布密度对机器人运动速度的影响。结果发现电压必须超过一定的阈值，机器人才能有效运动，而这个阈值大概在10 kV以上。当低于该阈值时，沿两个正交方向都可以发生弯曲，此时机器人不能产生足够的弯曲。当超过该阈值时，在纤维的约束下，垂直于纤维排布方向的弯曲会占据主导作用，改变纤维的疏密程度会改变阈值的大小。仿尺蠖机器人的实体图和运动图如图1-3(d)和图1-3(e)所示。其尾部的针头可以提供前进方向的各向异性摩擦力。该机器人在频率为0.3 Hz、幅值为17 kV的电压下，可以达到每分钟1.3倍体长的速度。

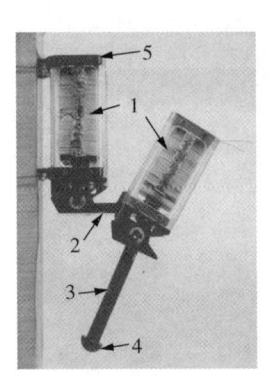

1—两个 MDEA；2—腿关节；3—胫骨部位；
4—足部；5—支撑部位。
（a）机器腿

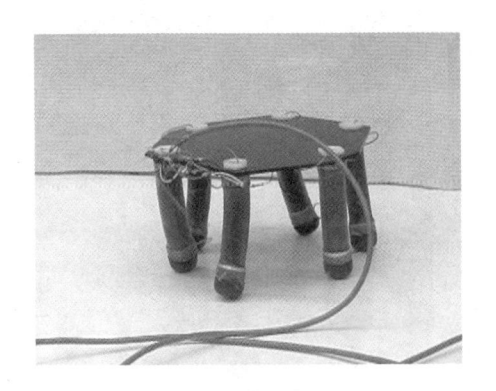

（b）由六个两自由度弹簧卷绕型驱动器
组成的多足行走机器人

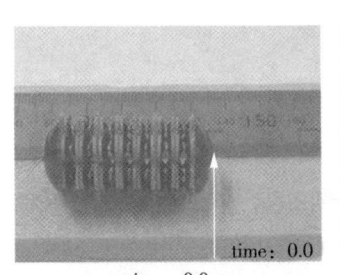

time：0.0 sec

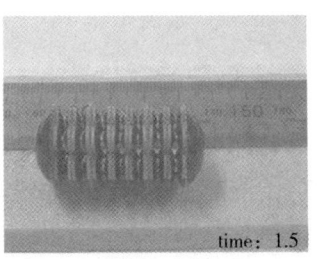

time：1.5 sec

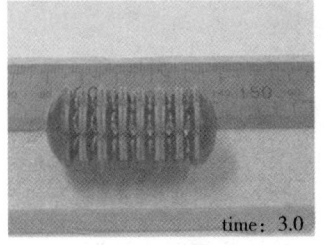

time：3.0 sec

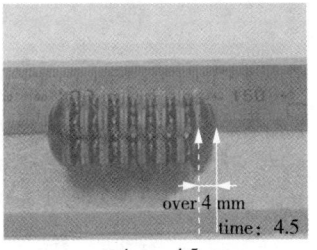

time：4.5 sec

（c）由多个驱动器与 PCB 板组合成的仿蠕虫机器人

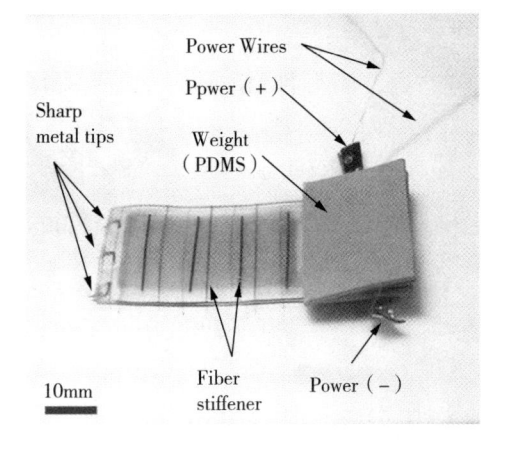

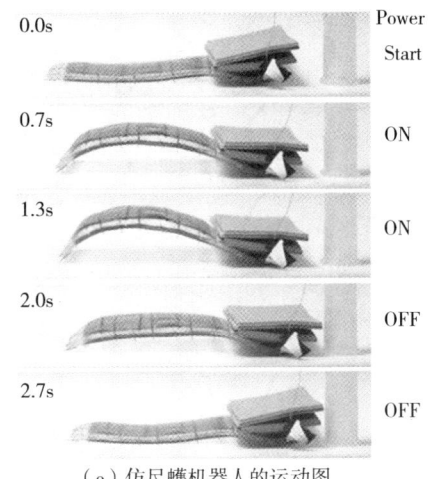

（d）仿尺蠖机器人的实体图　　　　　　（e）仿尺蠖机器人的运动图

图 1-3　柔性驱动的仿生软体机器人

1.4　本章小结

电活性智能材料是一类对电场有驱动和感知响应的柔性材料,因其与生物肌肉类似的特征而被誉为新一代"人工肌肉"。EAP 材料按照组成可分为离子型 EAP 材料和电场型 EAP 材料两类,其中电场型 EAP 材料多用于柔性驱动领域,而离子型 EAP 材料多用于柔性感知领域。在应用中,基于电活性材料开发出了多种多样的柔性器件,包括柔性感知的皮肤、仿肌肉驱动器、柔性微流体系统和软体机器人等。这些应用成果层出不穷,无一不展现其独特的性能优势及潜在的应用价值。

参考文献

［1］BAUGHMAN R H. Muscles made from metal[J]. Science,2003,300 (5617):268-269.

［2］CARPI F,BAUER S,ROSSI D D. Stretching Dielectric Elastomer Performance[J]. Science,2010,330(6012):1759-1761.

［3］Ma M,Guo L,Anderson D G,et al. Bio-inspired polymer composite actuator and generator driven by water gradients[J]. Science,2013,339(6116): 186 - 189.

[4] PELRINE R, KORNBLUH R, PEI Q, et al. High-speed electrically actuated elastomers with strain greater than 100%[J]. Science,2000,287(5454): 836 - 839.

[5] SUN J Y,ZHAO X H,ILLEPERUMA W R K,et al. Highly stretchable and tough hydrogels[J]. Nature,2012,489(7414):133 - 136.

[6] ZHANG Q M,LI H F,POH M,et al. An all-organic composite actuator material with a high dielectric constant[J]. Nature,2002,419(6904):284 - 287.

[7] BHANDARI B, LEE G Y, AHN S H. A review on IPMC material as actuators and sensors: Fabrications, characteristics and applications [J]. International Journal of Precision Engineering& Manufacturing, 2012, 13 (1):141 - 163.

[8] JO C,PUGAL D,OH I K,et al. Recent advances in ionic polymer-metal composite actuators and their modeling and applications[J]. Progress in Polymer Science,2013,38(7):1037 - 1066.

[9] SHAHINPOOR M, BAR-COHEN Y, SIMPSON J O, et al. Ionic polymer-metal composites(IPMCs)as biomimetic sensors,actuators and artificial muscles-a review[J]. Acs Symposium,1998,726(6):251 - 267.

[10] ANDERSON IA, GISBY T A, MCKAY T G, et al. Multi-functional dielectric elastomer artificial muscles for soft and smart machines[J]. Journal of Applied Physics,2012,112(4):041101.

[11] BROCHU P,PEI Q B. Advances in dielectric elastomers for actuators and artificial muscles [J]. Macromolecular Rapid Communications,2010,31(1): 10 - 36.

[12] SHANKAR R,GHOSH T K,SPONTAK R J. Dielectric elastomers as next-generation polymeric actuators[J]. Soft Matter,2007,3(9):1116 - 1129.

[13] SUO Z. Theory of dielectric elastomers [J]. Acta Mechanica Solida Sinica,2010,23(6):549 - 578.

[14] RöNTGEN W C. Ueber die durch Electricität bewirkten form-und volumenänderungen von dielectrischen Körpern[J]. Annalen der Physik,1880,247

（13）：771－786.

［15］ PELRINE R，KORNBLUH R，PEI Q，et al. High-speed electrically actuated elastomers with strain greater than100％［J］. Science,2000,287(5454)：836－839.

［16］ PELRINE R, KORNBLUH R, KOFOD G. High-strain actuator materials based on dielectric elastomers［J］. Advanced materials,2000,12(16)：1223－1225.

［17］ NAM S, YUN S, YOON J W, et al. A robust soft lens for tunable camera application using dielectric elastomer actuators ［J］. Soft robotics,2018,5(6)：777－782.

［18］ KOFOD G,WIRGES W,PAAJANEN M,et al. Energy minimization for self-organized structure formation and actuation［J］. Applied Physics Letters,2007,90(8)：836.

［19］ LAU G K,HENG K R,AHMED A S,et al. Dielectric elastomer fingers for versatile grasping and nimble pinching［J］. Applied Physics Letters,2017,110(18)：1－5.

［20］ SHIAN S,BERTOLDI K,CLARKE D R. Dielectric elastomer based "grippers" for soft robotics［J］. Advanced Materials,2015,27(43)：6814－6819.

［21］ KIM D Y,CHOIS,CHO H,et al. Electroactive soft photonic devices for the synesthetic perception of color and sound［J］. Advanced Materials,2019,31(2)：1－6.

［22］ SHIAN S,CLARKE D R. Electrically tunable window device［J］. Optics letters,2016,41(6)：1289－1292.

［23］ CAO C, GAO X, CONN A T. A magnetically coupled dielectric elastomer pump for soft robotics ［J］. Advanced Materials Technologies,2019,4(8)：1900128.

［24］ CHEN Y, ZHAO H, MAOJ, et al. Controlled flight of a microrobot powered by soft artificial muscles［J］. Nature,2019,575(7782)：324－329.

［25］ HENKE E F M, SCHLATTER S, ANDERSON I A. Soft dielectric elastomer oscillators driving bioinspired robots ［J］. Soft robotics, 2017, 4(4)：353－366.

［26］LI T F,LI G,LIANG Y,et al. Fast-moving soft electronic fish［J］. Science advances,2017,3(4):e1602045.

［27］TANG C,MA W T,LI B,et al. Cephalopod-inspired swimming robot using dielectric elastomer synthetic jet actuator［J］. Advanced Engineering Materials,2020,22(4):1901130.

［28］ROMASANTA L J,LOPEZ-MANCHADO M A,VERDEJO R. Increasing the performance of dielectric elastomer actuators:A review from the materials perspective［J］. Progress in Polymer Science,2015,51:188－211.

［29］ANL,WANG F,CHENG S,et al. Experimental investigation of the electro-mechanical phase transition in a dielectric elastomer tube［J］. Smart Materials & Structures,2015,24(3):035006.

［30］BIDDISS E,CHAU T. Dielectric elastomers as actuators for upper limb prosthetics:challenges and opportunities［J］. Medical Engineering & Physics, 2008,30(4):403－418.

［31］VON SZCZEPANSKI J,DANNER P M,OPRIS D M. Self-healable, self-repairable, and recyclable electrically responsive artificial muscles ［J］. Advanced Science,2022,9(22):2202153.

［32］JIANG S,TANG C,LIU X J,et al. Long-Life-Cycle and Damage-Recovery Artificial Muscles via Controllable and Observable Self-Clearing Process ［J］. Advanced Engineering Materials,2022,24(4):2101017.

［33］ACOME E,MITCHELL S K,MORRISSEY T G,et al. Hydraulically amplified self-healing electrostatic actuators with muscle-like performance ［J］. Science,2018,359(6371):61－65.

［34］YANG C,SUO Z. Hydrogel ionotronics［J］. Nature Reviews Materials, 2018,3(6):125－142.

［35］NIE B Q,XING S Y,BRANDT J D,et al. Droplet-based interfacial capacitive sensing［J］. Lab on a Chip,2012,12(6):1110－1118.

［36］郑静霞,陈国旗,缪玥钥,等. 高性能水凝胶传感器研究进展［J］. 功能高分子学报,2022,35(4):299－313.

［37］叶秀芬,朱玲,王立权,等. 离子聚合物金属复合材料传感特性研究［J］. 功能材料,2009(6):1017－1019.

［38］卢凯．基于 PVDF 的柔性压力传感器的制备与性能研究［D］．成都：电子科技大学，2016．

［39］MUKAI K，ASAKA K，KIYOHARA K，et al. High performance fully plastic actuator based on ionic-liquid-based bucky gel［J］. Electrochimica Acta，2008，53（17）：5555 − 5562．

［40］SUN J Y，KEPLINGER C，WHITESIDES G M，et al. Ionic skin［J］. Advanced Materials，2014，26（45）：7608 − 7614．

［41］WANG Y P，CAO X F，CHENG J，et al. Cephalopod-inspired chromotropic ionic skin with rapid visual sensing capabilities to multiple stimuli［J］. ACS Nano，2021，15（2）：3509 − 3521．

［42］莫依婷，宋爱国，秦欢欢．指端可穿戴式力触觉交互装置设计与评估［J］．仪器仪表学报，2019，40（5）：161 − 168．

［43］PARK Y，CHOI H，KIM M C，et al. Effect of ionic conductivity in polymer-gel electrolytes containing iodine-based redox mediators for efficient，flexible energy storage systems［J］. Journal of Industrial and Engineering Chemistry，2021，94：384 − 389．

［44］YUK H，WU J J，ZHAO X H. Hydrogel interfaces for merging humans and machines［J］. Nature Reviews Materials，2022，7（12）：935 − 952．

［45］LI B，CHEN H，WU J，et al. Design and fabrication of a microfluidic chip driven by dielectric elastomers［C］//Second International Conference on Smart Materials and Nano technology in Engineering. SPIE，2009，7493：1543 − 1551．

［46］夏冬梅，庞宣明，陈晓南，等．电致动聚合物驱动的无阀微泵的设计与制作［J］．西安交通大学学报，2009，43（7）：92 − 95．

［47］SOLANO-ARANA S，KLUG F，MÖßINGER H，et al. A novel application of dielectric stack actuators：a pumping micromixer［J］. Smart Materials and Structures，2018，27（7）：074008．

［48］XU S Y，CHEN Y F，HYUN N P，et al. A dynamic electrically driven soft valve for control of soft hydraulic actuators.［J］. Proceedings of the National Academy of Sciences，2021，118（34）：2103198118．

［49］JIANG S W，TANG C，DONG X G，et al. Soft pocket pump for multi-medium transportation via an active tubular diaphragm［J］. Advanced Functional

Materials,2023:2305289.

[50] NGUYEN C T,PHUNG H,NGUYEN T D,et al. A small biomimetic quadruped robot driven by multistacked dielectric elastomer actuators[J]. Smart Materials and Structures,2014,23(6):065005.

[51] PEI Q,ROSENTHAL M,STANFORD S, et al. Multiple-degrees-of-freedom electroelastomer roll actuators[J]. Smart Materials and Structures,2004,13(5):N86.

[52] JUNG K,KOO J C,NAM J D,et al. Artificial annelid robot driven by soft actuators[J]. Bioinspiration & Biomimetics,2007,2(2):S42.

[53] SHIAN S,BERTOLDI K,CLARKE D R. Use of aligned fibers to enhance the performance of dielectric elastomer inchworm robots[J]. Proceedings of SPIE-The International Society for Optical Engineering,2015,9430.

第 2 章　叠层 DEA 设计与制备

DEA 是一种典型的基于电活性材料的驱动器,本章将简述其驱动原理,详细介绍目前常用的材料体系及制备工艺,并对现有的制备工艺进行比较。

2.1　DEA 的驱动机理

DEA 的电致变形原理如图 2-1 所示。

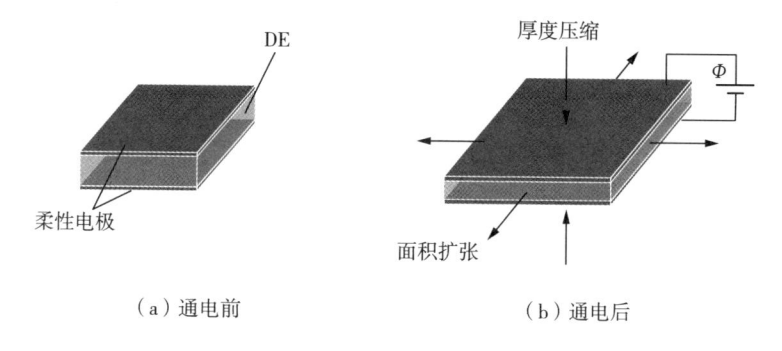

（a）通电前　　　　　　　　　　　　（b）通电后

图 2-1　DEA 的电致变形原理

典型的 DEA 中间为 DE、上下表面为柔性电极。当给两个柔性电极施加电压时,柔性电极表面会均匀排布极性相反的电荷。因正负电荷的吸引,DEA 内部产生 Maxwell 应力,使 DEA 在厚度方向上被压缩、在平面方向上扩张,即驱动行为。DEA 的驱动受力可表示为 $\sigma = \varepsilon_0 \varepsilon_r (V/t)^2$,其中 σ 为 Maxwell 应力,ε_0 为真空介电常数(8.85×10^{-12} F/m),ε_r 为 DE 材料的相对介电常数,V 为电压,t 为 DE 的厚度。在低电压下,当 DEA 产生小变形($<20\%$)时,DE 可视为线弹性材料,弹性模量 Y 为常数。此时 DEA 厚度方向上的应变 S_z 可表示为 $S_z = -\sigma/Y$。当 DEA 中的电场强度增大时,DE 厚度变薄,使用相同的电压会产生更高的电场,如此循环为

正反馈。这种情况会导致一种不稳定模式,即吸合失稳。此时 DE 厚度急剧减小,最终电击穿[1]。除此之外,DEA 还具有褶皱、突跳等多种不稳定的现象。[2-7]目前,对 DEA 稳定性的研究已经有较丰富的理论模型,读者可参考本章参考文献[8]和参考文献[9]中的详细介绍。

在早期研究中,VHB 材料是普遍使用的 DEA 核心材料。这得益于 VHB 材料是成熟的商业产品,制备对应的 DEA 比较容易上手,工艺也比较简单。但是研究人员在研究逐渐深入的过程中发现,上述方法制备的 DEA 尚存在以下不足之处。

(1)为了克服失稳问题,研究人员探索发现在加载电压前先对 DE 施加预拉伸可以抑制失稳,因此 DEA 中总是包括一个刚性框架来对预拉伸后的 DE 进行夹持。此时,刚性框架所占的空间与重量远大于 DE,这与柔性驱动的需求相悖。随着工作时间的增加,预拉伸的薄膜内不可避免地会出现应力松弛的问题,从而影响驱动器的使用效果。另外,刚性框架与 DE 接触位置存在刚-柔材料属性的突变,这可能会产生应力集中,从而导致局部的破坏失效。

(2)由于 DEA 应变的大小与电场强度为二次方相关,因此驱动变形需要很高的电场强度($10\sim150$ V/μm)。DE 的厚度一般为百微米尺寸,对应的驱动电压就要高达数十千伏。这种非常规的超高电压严重限制了 DEA 的应用推广。目前的解决方案是外接庞大的高压增幅装置。降低驱动电压的方法之一是降低其厚度。例如,通过压印工艺可以制备厚度仅为 3 μm 的 DE,从而将驱动电压降至 250 V 以下。然而,该工艺对表面的均匀性提出了更高要求,这也增加了制备的难度。[10]

(3)虽然 DEA 的能量密度最高可达 3000 J/kg,但是能量密度包括了拉伸的机械能,且能量密度只计算了加电压区域的面积。然而,将 DEA 实际运用于各系统中时,未加载电场的区域和其他的辅助外部结构会降低整体的能量密度(<10 J/kg)。因此,其核心部分能量密度尚有不足。

针对上述问题,国内外的研究人员提出了通过将多层 DE 进行堆叠制成叠层 DEA(Multi-layered Dielectric Elastomer Actuator,MDEA)的方法。MDEA 中的每一层与相邻层之间通过柔性电极交替连接起来,形成并联结构;通过降低每层的厚度来降低所需的电压;叠加更多的层数提升输出力。另外,MDEA 的刚性较单层 DEA 有所提升,且无须预拉伸及刚性框架的维系。因此,近十年来,MDEA 是 DEA 领域研究的主流方向之一。

2.2　MDEA 的结构设计与制备方法

对于 MDEA 的结构设计与制备方法,总体上可以分为三类:一是独立单层堆叠式,分别制备单层 DEA,然后直接进行堆叠;二是卷绕轧制式,通过使用预压缩的弹簧作为芯轴或不使用芯轴,将已经涂敷了柔性电极的 DE 卷绕起来,制成同轴多层结构;三是自下而上式,通过使用喷涂、流延涂布、蘸取、喷墨打印、旋涂等工艺,反复制备 DE 和柔性电极,最终得到一体化的 MDEA。以下将按照上述分类具体阐述各种 MDEA 的制备方法。

2.2.1　独立单层堆叠式

独立单层堆叠式是通过将多层(>10 层)已经预先制备好的 DEA 整齐地堆叠起来以制备 MDEA 的方法。这种堆叠得到的 MDEA 的优点是每一层 DEA 都是彼此分离的,MDEA 具有极好的容错性。驱动过程中如果某一层发生击穿,那么可以将其替换,不影响整体效果。但是由于每一层是可分离的,因此这种 MDEA 只能承受在堆叠方向上的压缩作用。

早期的 MDEA 以手工制作为主,结构比较简单,如双螺旋结构的 MDEA[见图 2 - 2(a)][11]。Carpi 等人,首先,通过模具制作硅橡胶软管并切割成螺旋形状,再在螺旋结构的切割面上涂敷电极;其次,将涂敷了电极的螺旋与另一个没有涂敷电极的螺旋交错穿插成双螺旋结构,以保证正负极不会因相连而短路;最后,用硅橡胶将双螺旋结构的外层封装起来以起到保护层和电气隔离的作用,将内部的空腔填充绝缘硅油以起到绝缘的作用。事实上,这些绝缘措施引入了大量不产生电致应变的被动部分,这在一定程度上抑制了 DEA 的变形。这种结构的介电弹性层较厚(0.8 mm),电致应变较小(5%),对应的电场强度为 14 V/μm。由于硅橡胶质地很软,切割时会发生很大变形,难以保证厚度的精度,因此想要得到厚度较薄的结构是有一定难度的。随后,Carpi 等人又设计了圆形折叠 MDEA[见图 2 - 2(b)][12]。具体制备方法:在同一张膜上涂敷电极,得到图 2 - 2(c)所示的结构,然后顺次进行折叠制得 MDEA。这种方法制得的 MDEA 能够在 12.5 V/μm 的电场强度下产生 8% 的轴向应变。为了进一步提高电致应变,该团队又在制备 DE 的硅橡胶基体中添加了 1 wt% 的聚己基噻吩,以提高相对介电常数、降低弹性模量。具体制备方法:首先,制备长条状的 DE

带;在 DE 带两面涂上电极,然后将其弯曲折叠成 MDEA[见图 2-2(d)]。这种方法制得的 MDEA 可以在 10 V/μm 的电场强度下实现最大 10%的轴向应变。这种方法制备过程简单,电极连续,连接可靠,但 DEA 在发生电击穿之后,不能将其中击穿层单独取下,因而存在着互换性上的缺点。

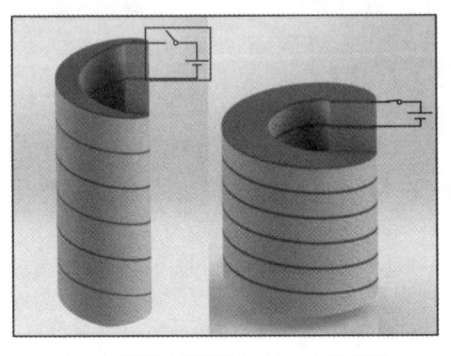 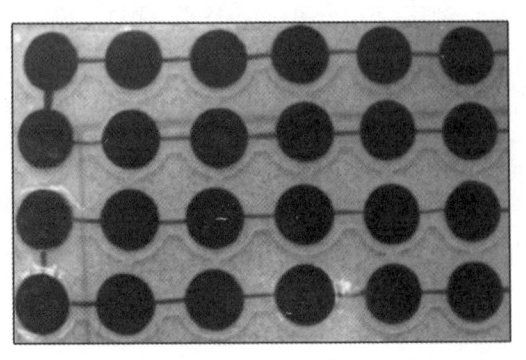

（a）双螺旋结构的MDEA及电致变形　　　（b）涂敷电极之后的圆形截面DEA长条

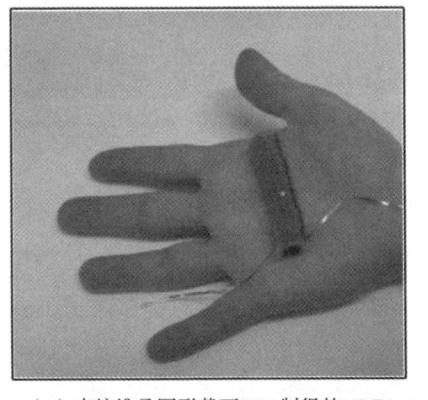 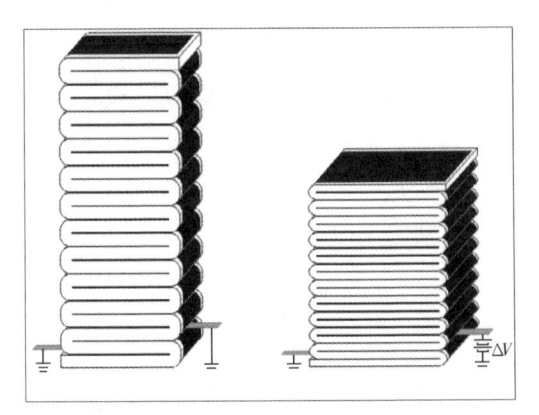

（c）直接堆叠圆形截面DEA制得的MDEA　　（d）直接堆叠长条状DEA制得的MDEA

图 2-2　独立单层堆叠式 MDEA

　　不同于上述只能承受轴向单向压缩作用的 MDEA,Kovacs 等人[13]提出了一种直接堆叠的方法。该方法可制备牵引悬挂重物双向变形的 MDEA。当电压加载在 DE 层时,两层电极之间形成电场。由于电极层内良好的导电性,因此电荷会排布在 DE 层的表面。相对的,DE 层的表面会感应产生相反极性的电荷。这样就会形成电极层与 DE 层之间的偶极子对,这些偶极子对使得两者能紧密地吸引在一起(见图 2-3)。当对 MDEA 加载轴向的拉力时,在 DE 层内,由于 Maxwell 应力的存在,因此拉伸应力能够传递。该方法的关键在于,要使电极层能够传递拉伸应力。这就要求电极层在厚度方向具有较大的刚度和抗拉能力,同时保证在平面方向上具有足够的柔顺性,能够随 DE 发生平面的扩张。换句话说就是,电极层需要具有各向异性的特性。按照这种载荷机制,将碳粉在 DE 表面铺设一层厚度极薄的电极。这些致密颗粒组成的团簇能够承受电极层表面和 DE 层表面的偶极子对的静电吸引力,从而使整体能够传递轴向的拉伸应力。基于这一原理,该团队设计并制备了图 2-4 所示的 MDEA,用于对重物的牵引。这种 MDEA 具有以下特点。一是具有高容错性,如果其中某一层发生了电击穿失效,那么可以用新的 DE 层进行替换。二是在 MDEA 两端完全无约束情况下,可以实现 40% 的压缩应变。当加上紧固件用于连接重物时,由于约束作用压缩应变会减少 20%~30%,因此 MDEA 越长,这种约束作用的影响越小。三是能量密度可以达到 12.9 J/kg。四是具有较好的抗疲劳性能和稳定性。Jung 等人[14]也制备了结构类似的长条状

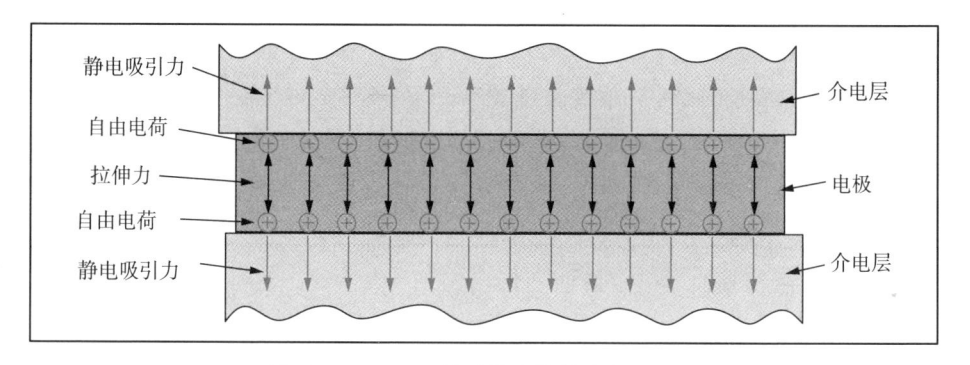

图 2-3 MDEA 传递轴向拉伸应力的原理

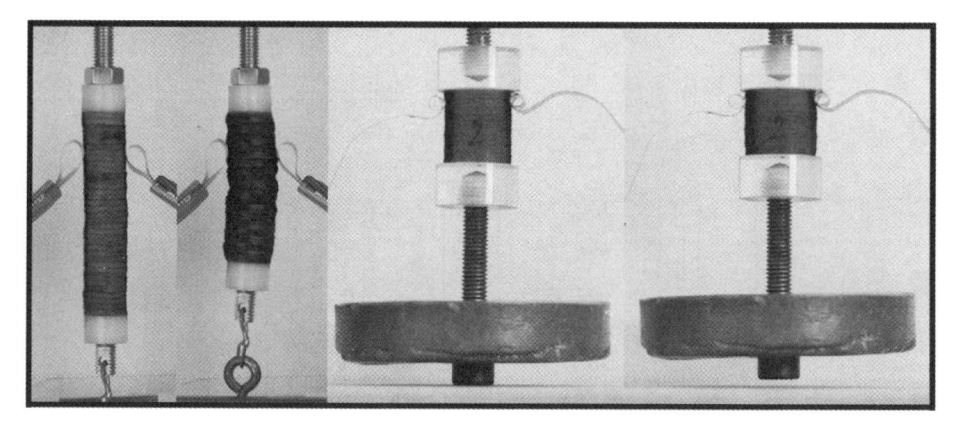

图 2-4 直接堆叠 MDEA 用于提升重物

MDEA,并将两条这样的 MDEA 按照一定的旋角卷绕成双螺旋的结构。该研究结果显示：当旋角为 18°和 24°时,在旋绕的情况下可以分别有 4.7% 和 5.2% 的压缩应变;而在无旋绕的情况下可以分别有 18% 和 23% 的放大效果。

用丁腈橡胶(Nitrile Butadiene Rubber,NBR)作为 MDEA 的介电层材料,可以制备成三种不同截面形状的 MDEA,即圆形 MDEA、矩形 MDEA 和梯形 MDEA。[15]其中,矩形 MDEA 和梯形 MDEA 都是经过一次折叠得到的,能产生较大的电致变形,在 25 V/μm 的电场强度下最大应变为 8%。在阻挡力测试中,20 g 的梯形 MDEA 可以举起 2 kg 的重物。但这两种 MDEA 存在以下问题:MDEA 因有一边没有电场区域而导致加电后表面变形不均匀,且折叠部位产生的沿着轴向的扩张变形使 MDEA 发生了弯曲运动,这大大削减了整体沿轴向的有效压缩变形。另外,这种不均匀的变形使得 MDEA 无法精准地堆叠。为解决这一问题,研究人员放弃了在制备 DEA 时使用折叠工艺,在保证电气绝缘的前提下,尽可能地减小了单层 DEA 上的无电场区域面积,这样制得的 MDEA 在 25 V/μm 的电场强度下最大应变可达到 10%。9.68 g 的 MDEA 在承受 900 g 重物负载的情况下能产生 3.6% 的压缩应变,这等效为 0.75 J/kg 的能量密度。

除了产生轴向应变以外,通过在 MDEA 表面或内部嵌入刚性约束[如拉伸刚度大、弯曲刚度小的纤维或聚对苯二甲酸乙二醇酯(Polyethylene Terephthalate, PET)材料]可以使其加电产生弯曲变形。例如,将多个以聚丙烯酸酯类薄膜(3M VHB 9460)为 DE 材料、炭黑粉末(特密高 Super C65)为柔性电极的 DEA 堆叠制备 MDEA;然后在 MDEA 表面粘贴加筋条(见图 2-5),加电之后,因一侧的扩张受到加筋条的约束,MDEA 产生弯曲变形(见图 2-6)。通过研究不同数目但总面积相同的加筋条排布对 MDEA 应变能的影响可以发现,若将一根加筋条分成 3 根,则可以使弹性应变能增加 150%;若将一根加筋条分成 7 根则可以使弹性应变能增加 250%。

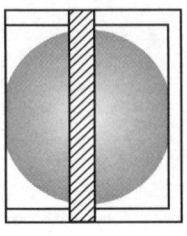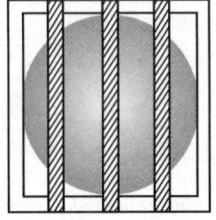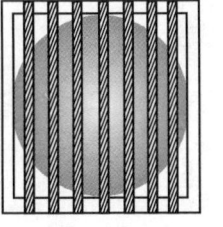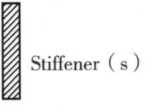

Stiffener（s）

图 2-5 表面粘贴了不同疏密排布的加筋条的 MDEA

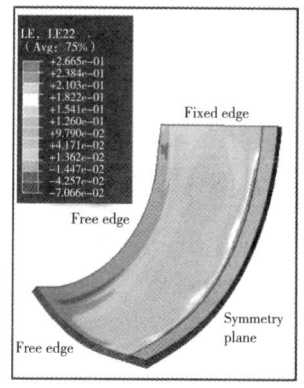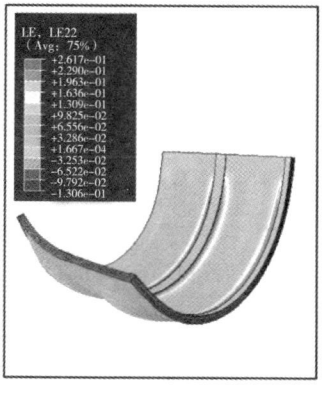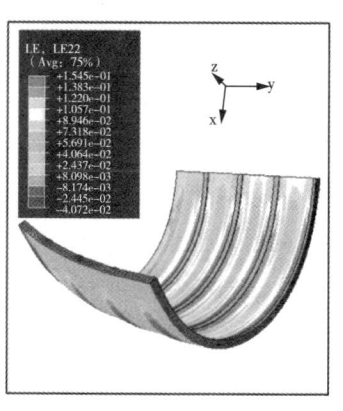

图 2-6　加筋条排布不同疏密程度下,MDEA 的弯曲变形仿真

　　值得注意的是,独立单层堆叠式制备的 MDEA 的变形方式与 DE 材料有关。硅橡胶材料具有较低的表面能,因此黏性较差,各层之间无法承受剪切力。用硅橡胶材料制备的 MDEA 一般产生的是沿着厚度方向的压缩应变。除了对材料进行改性以外,在结构设计上可以通过减小无电场区域面积来增大变形。当使用聚丙烯酸酯类材料(如 3M 公司生产的 VHB 系列薄膜)为 DE 材料时,由于聚丙烯酸酯类材料具有很大的表面黏性,因此直接堆叠可以粘贴为一个整体,从而能够承受层间的剪切力。通过在这种 MDEA 表面或内部嵌入一些柔性的加筋约束(如 PET 材料和纤维),可以实现更复杂的弯曲变形。无论使用哪种材料,采用直接堆叠的方式制备 MDEA 都需要对单一的 DEA 层进行操作。这对于厚度较薄的 DE(一般为几十微米)来说难度很大,因此 DE 的厚度往往都要超过 $100\ \mu m$。这就导致难以实现降低驱动电压的目标,且这样的电致变形量较小。

2.2.2　卷绕轧制式

　　卷绕轧制式是把已经涂敷了柔性电极的 DE 卷绕起来,制成同轴的多层结构。可以采用预压缩的弹簧作为芯轴或不使用芯轴。与上文介绍的独立单层堆叠式一样,卷绕轧制式也是将已预先制成的 DE 卷绕堆叠起来,但考虑到制备方法上的特点(如卷绕轧制可以使用预拉伸后的 DE)和电致变形以轴向扩张为主都有别于独立单层堆叠式,因此在此处将卷绕轧制式单独进行总结。

　　有研究人员将两张预拉伸后的 DE 粘贴在一起(其中的一张 DE 两面都涂敷了连续电极),并将两张 DE 卷绕在预压缩后的弹簧上,制得了具有一个沿着弹簧轴向自由度的 MDEA[见图 2-7(a)]。若 DE 上的电极为非连续的[16],则在卷绕之后电极分成对称的两组,制得一种具有两个自由度的 MDEA[见图 2-7(b)]:一个弯曲自由度和一个沿轴向伸长的自由度。选择性地对两组电极中的某一组加电,MDEA 会在弹簧力的作用下向着与加电电极正对的方向弯曲[见图 2-7(c)]。当两组电极同时加一样大的电压时,MDEA 会沿轴向伸长。这种 MDEA 在 5.9 kV 的电压下最大弯曲角度为 60°;在 5.5 kV 的电压下末端偏离轴线的最大距离为 3.3 cm;在 7.7 kV 的电压下最大阻挡力为 71.68 N;在 6 kV 的电压下,MDEA 可以在不发生击穿(可以重复使用)的情况下,产生 1.15 N 的阻挡力。这种两自由度的 MDEA 也可被当作传感器使用。随着末端的持续偏移,MDEA 的电容值会产生明显的变化。此外,如果将电极分成四个区域分别进行驱动,可以实现两个弯曲加一个伸长自由度的运动。当两个相邻的电极共同作用时,在 5.15 kV 的电压下可以使末端产生 3.5 cm 的偏移量;当一个电极作用时,在 5.75 kV 的电压下可以使末端产生 2.7 cm 的偏移量。使用预压缩的弹簧也可以给 DEA 提供预拉伸应力,制备类似的卷绕型 MDEA。[17]这种 MDEA 可产生 13% 的轴向应变,能在最大应变量下进行最多 3480 次循环加载,且具有较高的刚度(157 N/m)。

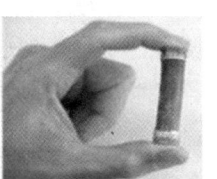

(a) 弹簧芯轴轴向单自由度MDEA

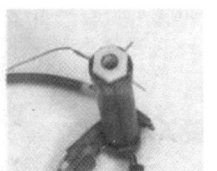

(b) 具有弹簧芯轴的两自由度MDEA

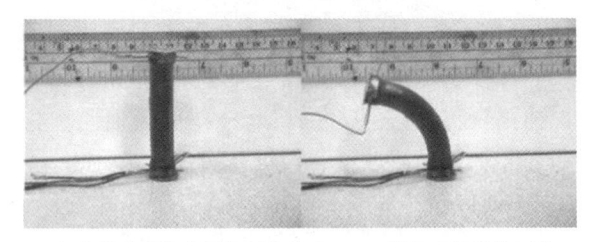

(c) 具有弹簧芯轴的两自由度 MDEA通电后的弯曲变形

图 2-7 卷绕轧制式 MDEA

维持预拉伸的辅助外部结构占据了 MDEA 的大部分重量、降低了总体的能量密度。解决这一问题的方法之一是利用碳纤维增强聚合物（Carbon Fiber Reinforced Polymer，CFRP）制作的轻型壳体结构，用以维持轧制 MDEA 的预拉伸。[18]该研究表明，在 DEA 装配中使用轻质 CFRP 壳不仅提高了整体的结构密度，还将轧制 MDEA 的轴向变形放大为较大的壳体横向变形（见图 2−8）。研究结果表明，CFRP 壳仅占整个 MDEA 总重量的 24.3%，同时其为轧制的 MDEA 提供了高达 35.0% 的轴向预应变。在 33.5 V/μm 的电场强度下，MDEA 的能量密度达到了 DEA 单独工作时能量密度理论值的 30.9%，远高于采用弹簧芯轴维持预拉伸的卷绕型 MDEA（其弹簧芯重量超过总重量的 90%）。

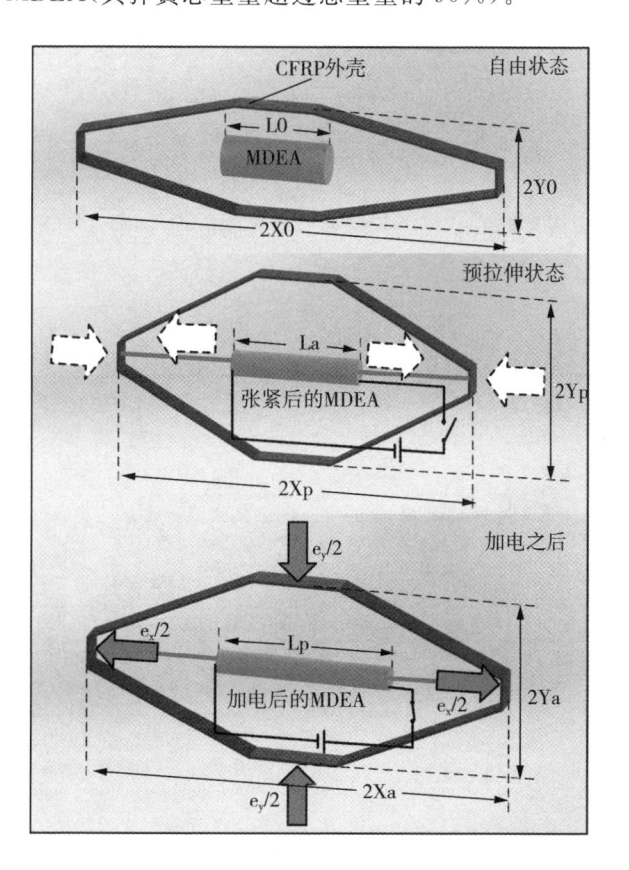

图 2−8　在轻型 CFRP 壳体的预拉伸作用下，
无芯轴的卷绕型 MDEA 的电致变形在径向上得以放大

之前的研究表明，预拉伸可以提高 DEA 的击穿场强，并使其产生更大的电致变形。若将其应用在卷绕型 MDEA 中，就需要使用预压缩的弹簧来维持预拉伸。

然而,在对预拉伸后的 DEA 进行卷绕轧制操作时非常有难度,最终成品率不高,且电致变形一致性难以得到保证。另外,弹簧芯轴和驱动器两端起固定作用的零件也使得整个结构过于复杂,导致 DEA 中许多位置存在应力集中的现象。这种应力集中可能会引起 MDEA 过早的电击穿。使用互穿网络高分子聚合物(Interpenetrating Polymer Networks,IPN)可以有效解决上述问题,其可以在没有外部机构提供预拉伸的情况下获得预拉伸带来的好处。这种方法的一般过程(见图 2-9):首先,将作为初级网络的 DE 进行预拉伸;然后将一种可聚合、交联的液态添加剂引入到预拉伸后的 DE 内,交联成第二网络;其次,释放 DE 的预拉伸,在初级网络的回缩中与其互穿的第二网络达到平衡状态,初级网络维持部分的预拉伸,而第二网络受到压缩应力为初级网络提供维持预拉伸的效果。根据这一原理,使用 VHB 材料作为初始网络、1,6-己二醇双丙烯酸酯作为可交联的液体添加剂来形成第二网络。[19] 由于聚 1,6-己二醇双丙烯酸酯网络比丙烯酸网络刚性高几个数量级,因此少量聚 1,6-己二醇双丙烯酸酯网络足以承受后一网络的高预应变。当复合膜回缩成稳定的几何形状时,VHB 材料与原始几何形状相比仍保持了很大的预拉伸。以重量计为 18.3% 的聚 1,6-己二醇双丙烯酸酯的复合薄膜中,VHB 材料依然保留了 275% 的预应变,能够产生高达 233% 的电致应变。这虽然低于常规预拉伸下 VHB 材料所能够产生的 380% 的电致应变,但远高于其他不经过预拉伸 DE 的电致应变。

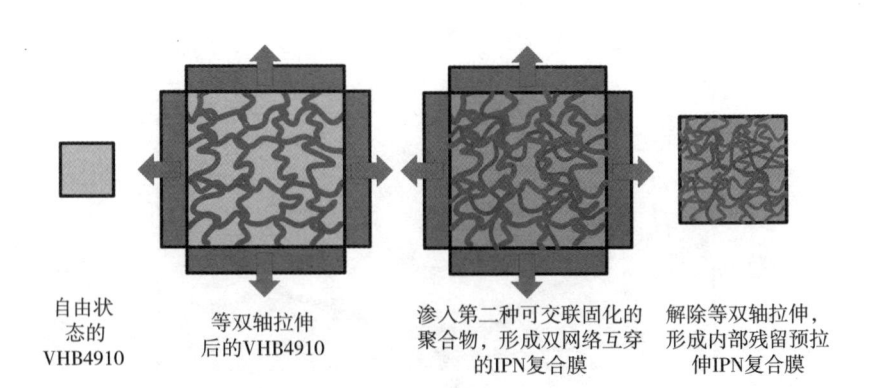

自由状态的 VHB4910

等双轴拉伸后的VHB4910

渗入第二种可交联固化的聚合物,形成双网络互穿的IPN复合膜

解除等双轴拉伸,形成内部残留预拉伸IPN复合膜

图 2-9 由 IPN 卷绕轧制式制备的 MDEA

此外,也可以将一种三官能甲基丙烯酸酯单体引入高度预紧的丙烯酸薄膜(VHB 4910 系列)中,然后固化该单体,形成 IPN 薄膜。[20] 制备过程:以三甲基丙烷三甲基丙烯酸酯和过氧化苯甲酰为自由基聚合的引发剂,将添加剂和过氧化苯甲酰溶于乙酸乙酯中,再将得到的溶液喷洒到固定在框架内的 5×5 倍双向预紧

VHB 4910 薄膜上；经过交联之后得到 IPN 薄膜，涂敷电极之后卷绕轧制得到 MDEA（见图 2-10）。对制得的 MDEA 施加 200 g 重物的拉伸后，加电最大可以产生 9.3% 的轴向应变。

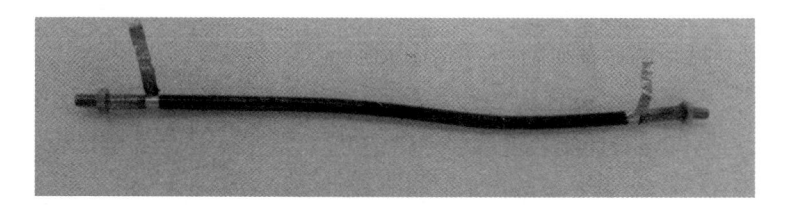

图 2-10 互穿型双网络复合 IPN 膜的制备过程

然而，卷绕轧制式 MDEA 与独立单层堆叠式 MDEA 面临相同的问题，即卷绕时直接对单层 DEA 进行操作，若使用厚度较薄的 DE，则具有很大的操作难度。另外，使用弹簧作为芯轴以维持 DE 的预拉伸同样面临单层 DEA 的问题：一是预拉伸后产生的应力松弛导致 DEA 寿命缩短；二是芯轴等结构与 DE 连接处存在的应力集中，导致过早的电击穿；三是芯轴等结构拉低了 MDEA 整体的能量密度。使用 IPN 作为 DE 材料能够在解决这些问题的同时保留预拉伸的优点，因此将其应用于卷绕轧制式 MDEA 是一种非常具有应用前景的技术。

2.2.3　自下而上式

不同于将已经预先制备完成的单层 DEA 堆叠或卷绕制成多层结构的制备方法，自下而上式是一种一体制备。其通过重复地在已经交联固化的 DE 层和电极层上配置新的单体材料，并使其交联固化，最后成为各层之间不可分割的一体结构。这种方法的优点：一是制备过程完全参数化，一套严格的制备工艺参数可以保证 MDEA 成品性能的一致性；二是可以进行数字化设计使一些复杂多层结构的设计制造成为可能。目前，大部分相关研究都使用硅橡胶类材料作为 DE 材料，并通过加热来缓慢的交联固化。这种一体化制备有多种工艺方法可供选择，主要包括喷涂法、流延涂布法、蘸取法、喷墨打印法、旋涂法等。

（1）喷涂法。喷涂法是一种对容腔内的油墨加压使其通过喷口喷出，形成细小液滴，并在基底上沉积成膜的制备方法。喷口距基底的距离、油墨的黏度、基底的温度及对沉积的膜进行退火处理等都会影响最终的成膜质量。虽然该方法可用于制备纳米级别厚度的超薄膜，但是表面质量却一般。当用于制备 MDEA 的层数过多时，可能会因为误差的积累而无法得到厚度均匀一致的 MDEA。如图 2-11 所示,喷涂法的原理:可调速的直流电机带动转盘转动,流体状态的硅橡胶单体通过喷枪喷涂在转盘的侧壁上,然后在室温下交联固化;固化后,调节转盘的转速,通过掩模板将电极分散液喷涂在 DE 上,通过多次重复以上过程得到多层结构;切割去多余材料,得到 MDEA。[21] 由于喷涂法只能用低黏度流体,所以大部分 DE 在喷涂之前需要稀释或溶解在合适的溶剂中。如果采用其他种类的电极和工艺,那么存在以下问题:一是手刷电极可能存在团聚作用,这会使 DE 的刚度增加,降低MDEA 的性能;二是若使用导电碳膏,则靠近掩模板边缘的位置电极会较厚,导致该处 DE 厚度变薄,容易发生电击穿。为了保证边缘的电气绝缘,需要留出一定宽度的无电场区域。根据分析,当该部分的宽度与单层 DE 层厚度一样时,可以使MDEA 的驱动性能达到最佳。对于引出电极的连接问题,主要有图 2 - 12 所示的三种结构:第一种是在喷涂时就将电极外露;第二种是用探针刺穿进行连接;第三种是切割之后暴露出电极,再进行连接。使用喷枪喷涂会存在中间部位较厚、边缘部位较薄的情况,但使用多个喷枪,且彼此保持一定间距可以得到较好的厚度均匀性。实验结果表明,当 4 个喷枪彼此之间的距离为 25 mm 时,得到的 MDEA 整体厚度最为均匀。在 4.0 kV 的电压下,4 层的 MDEA 可以产生 3.4% 的收缩应变;在3.8 kV 的电压下,长度为80 mm 的 6 层条状 MDEA 能够使末端产生 1.34 mm 的偏移量。共振状态下工作时,在 2.1 kV 的电压下,可以使末端产生 5.86 mm 的偏移量。

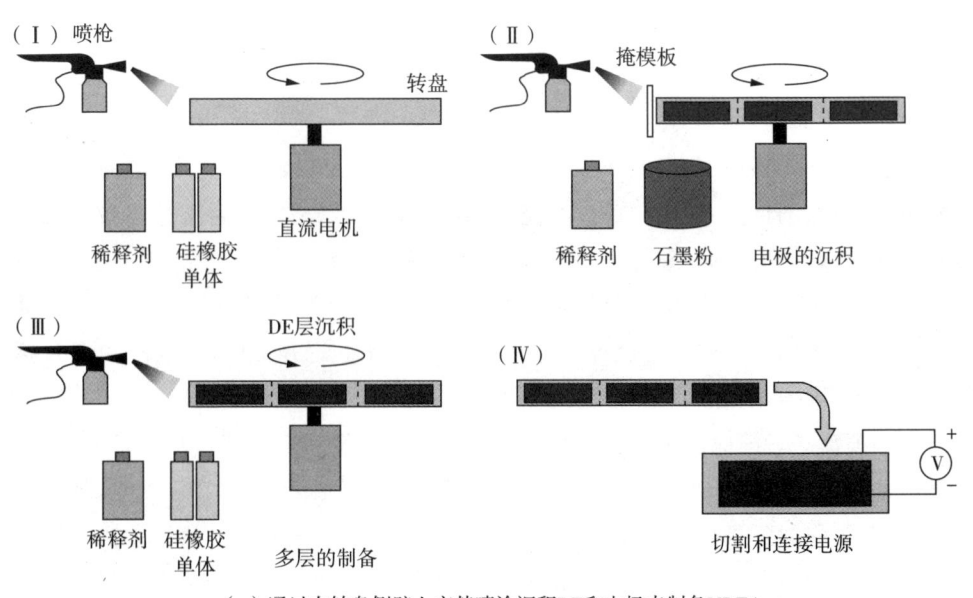

（a）通过在转盘侧壁上交替喷涂沉积DE和电极来制备MDEA

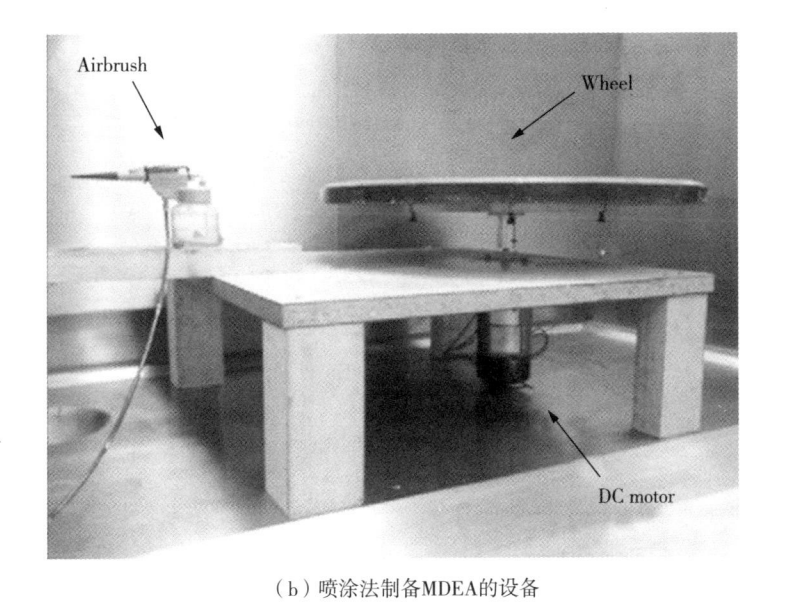

（b）喷涂法制备MDEA的设备

图 2-11　喷涂法制备 MDEA

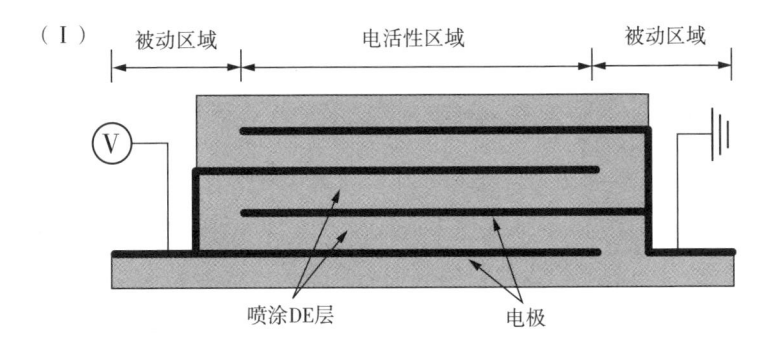

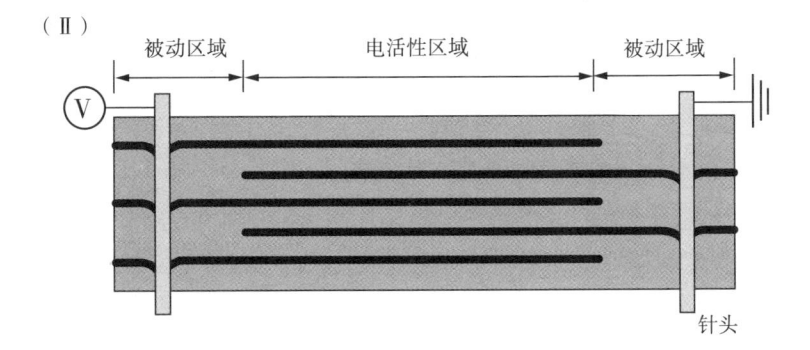

(Ⅲ)

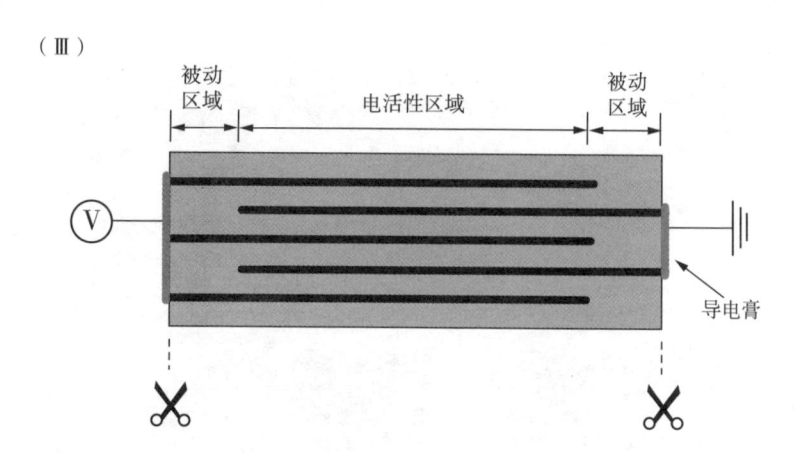

图 2-12 MDEA 中三种不同的电极连接方法

（2）流延涂布法。流延涂布法制备 DE 薄膜的原理（见图 2-13）：在光洁平面倾倒液态的 DE 材料，调整刮刀上叶片与基底之间的距离作为拟设定的单层 DE 的厚度，然后刮刀推动 DE 材料在基底上前进，制得厚度均匀一致的 DE 薄膜。该方法通过调节液态 DE 材料的浓度、叶片间隙、叶片涂布速度等工艺参数来控制膜厚，适用于大批量、规模化和商业化的生产。通过重复的流延涂布 DE 材料，可以得到 MDEA。但由于大部分刮刀使用千分尺来调节叶片位置，因此单层流延厚度一般在 10 μm 以上，且为 10 的倍数。西安交通大学研究团队开发了一种通过逐层流延制备 MDEA 的方法，并将这种 MDEA 用于主动隔振。[22] 他们使用硅橡胶 Ecoflex-0020 作为 DE 材料，Ecoflex-0020 与碳粉的混合物作为电极层材料。制备完成后切割得到图 2-14 所示的 MDEA。将其在液氮中冷冻脆断之后，在显微镜下观察横截面，介电层和电极层厚度如图 2-15 所示。从图 2-15 中可以看出，这种制备方法得到的 MDEA 具有较好的一致性。相比于用碳膏作为电极的 MDEA，该研究使用的掺杂了碳粉的弹性体电极使 MDEA 具有较好稳定性，且研

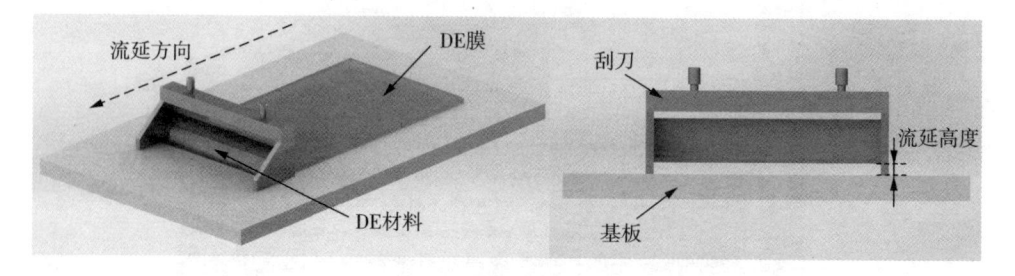

图 2-13 流延涂布法制备 DE 薄膜的原理

究结果显示一年之后 MDEA 的性能没有表现出明显的差异。研究结果还显示,将
此 MDEA 应用于主动隔振,在 17 Hz 下可以实现 34 dB 的减震效果。

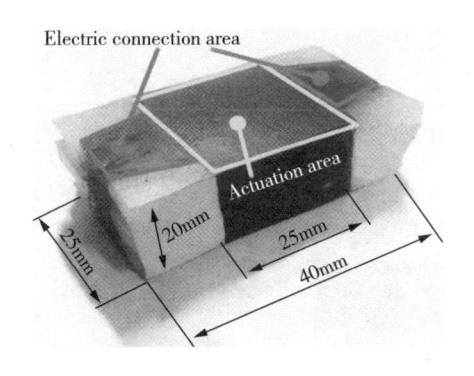

图 2-14　逐层流延制备可用于主动隔振的 MDEA

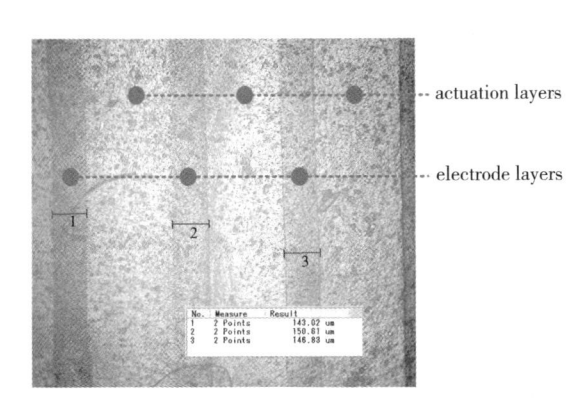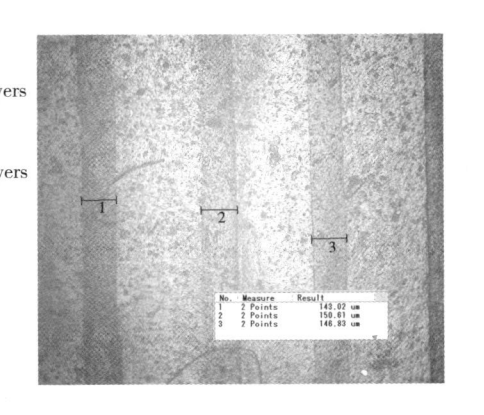

图 2-15　逐层流延制备 MDEA 的横截面的放大图

(3)蘸取法。蘸取法是一种通过将基底沉浸入油墨中并缓慢拉出,在基底上沉
积一层油墨的方法。其成膜质量依赖于油墨的黏度和拉出的速度。对于细长管状
结构,这种方法有独特的优势。液态膜的固化是一个缓慢的自然干燥过程,这使得
这种方法不适合快速的大批量生产。瑞士的研究人员将一根橡胶条交替地在液态
的 DE 材料和电极中蘸取并固化得到管状 MDEA。[23]蘸取法制备管状 MDEA 的
过程如图 2-16 所示。当对蘸取法得到的 MDEA 施加 100 mN 的预拉伸力时,
MDEA 能够在 25.9 V/μm 的电场强度下产生 7.8% 的最大轴向应变。使用相似
的湿法沉积可以实现半自动化连续制造,制备多层、细长、管状的介电弹性体传感
器(Dielectric Elastomer Tubular,DET)。这种制备工艺不会有气泡残留,得到的
MDEA 有很高的击穿场强(可以达到 143.4 V/μm)。该制备方法中的 DE 材料为

聚二甲基硅氧烷(PDMS),电极材料为石墨粉末,最终制备的 MDEA 能量密度达到了 2.45 J/kg。图 2-17 为管状 DET 传感器的横截面放大图,从图 2-17 可见这种制备方法得到的 MDEA 厚度一致性较好。

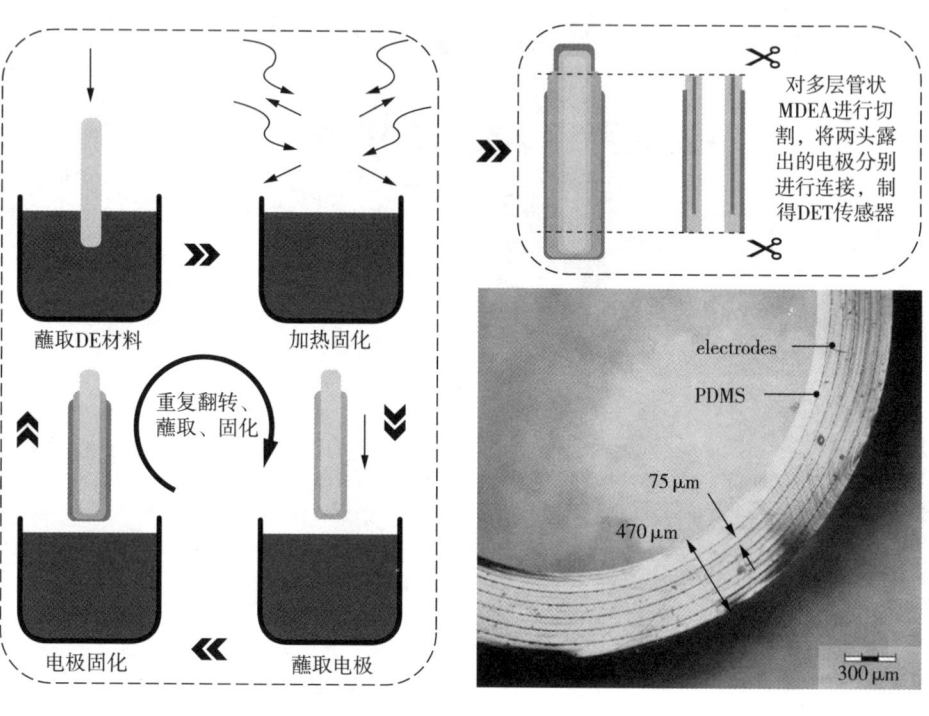

对多层管状 MDEA 进行切割,将两头露出的电极分别进行连接,制得 DET 传感器

蘸取 DE 材料　　加热固化

重复翻转、蘸取、固化

电极固化　　蘸取电极

electrodes

PDMS

75 μm

470 μm

300 μm

图 2-16　蘸取法制备管状 MDEA 的过程　　图 2-17　管状 DET 传感器的横截面放大图

(4)喷墨打印法。喷墨打印法采用了与 3D 打印相类似的原理:从喷头释放出液滴,在基底上沉积固化。通过控制喷头的直径、DE 材料的黏度、喷墨的频率及喷头移动的速度可以制得厚度均匀的薄膜。该方法可用于制备几微米的超薄膜,且表面均匀度可控制在 1 μm 范围内。与喷涂法、流延涂布法、旋涂法等传统方法不同,喷墨打印法具有节约材料、可打印复杂图案、电极不需要掩模板、打印图案分辨率高(20~30 μm)、可打印多种材料等优点。然而,打印耗时长、效率低、设备复杂等缺点使得喷墨打印法在大批量生产中存在局限。此外,除了材料本身的性质影响成膜质量外,液滴之间的距离(简称滴距)也会影响成膜质量。需要注意的是,滴距对成膜质量的影响会随着材料的类型及喷嘴直径的不同而不同。以 NuSil CF18-2186 热固性有机硅弹性体为打印材料,使用喷墨打印法制得的 MDEA 可以在 84 V/μm 的电场强度下产生 6.1% 的面积应变。Kadooka 等人[23]利用如图

2-18所示的三轴移动气压喷墨平台来制备如图 2-19 所示的 MDEA。该方法通过针头先后将 DE 材料和柔性电极挤出，并沉积在约束层基底（3M 810 Magic Tape）上。该方法中针头直径、沉积时的气压、针头与基底之间的距离、针头的移动速度、打印时的行距、基底的温度，以及液滴与基底之间的浸润性都会影响最后的成膜质量。其制备的 6 层 MDEA（每层厚度为 20 μm）尺寸为 10 mm×10 mm，在 12.5 V/μm 的电场强度下，末端能够产生 1.4mm 的偏移量（相当于特征尺寸的 14%）；10 层 MDEA 最大能够产生 19.84 mN 的阻挡力。

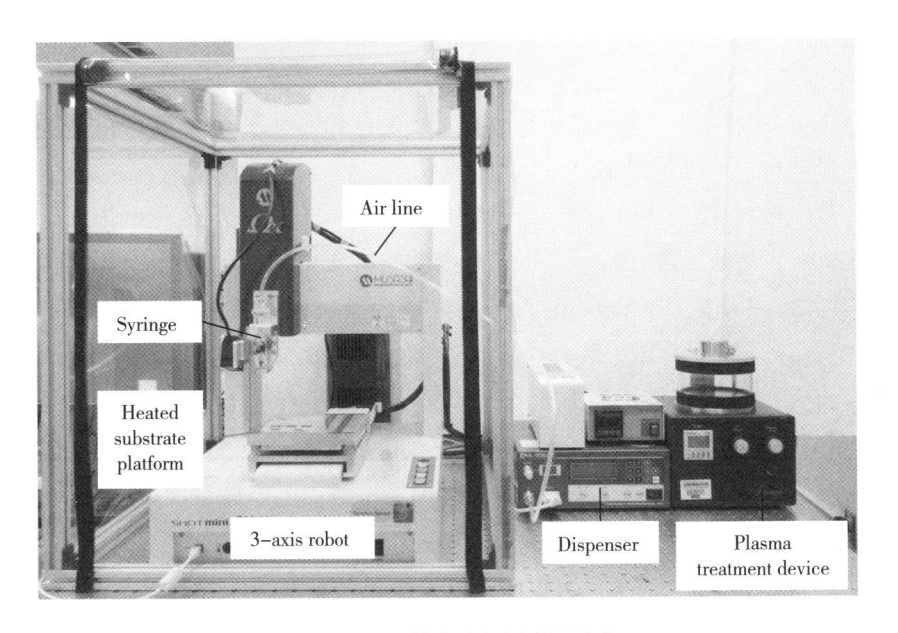

图 2-18　三轴移动气压喷墨平台

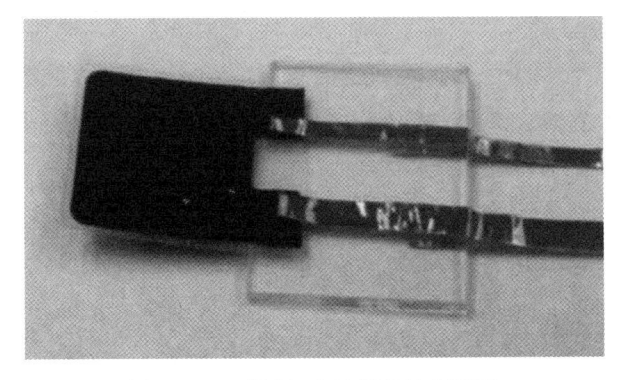

图 2-19　喷墨打印法制备的 MDEA

（5）旋涂法。旋涂法是一种制备理想厚度均匀涂层的标准方法。该方法是将黏流态的 DE 材料倾倒在水平的基板上，基板在电机带动下高速旋转；在离心力作用下，DE 材料流散开来，成为厚度均匀的薄膜。这种方法的成膜质量依赖于 DE 材料的黏度、表面张力等因素，可以通过调节基板转动的速度得到几微米到上百微米的薄膜。这种方法的制膜效率高、成膜质量好，是一种被广泛应用的制备 MDEA 的方法。但这种方法的材料浪费率高达 90% 以上，所以涂膜面积越大，材料成本越高。

Xu 等人[24]以 Ecoflex-0030 为 DE 材料，以分散了多壁碳纳米管（Multi-walled Carbon Nanotubes，MCNTs）的 Ecoflex-0030 混合物为电极，通过逐层旋涂法制备了 MDEA。一般的 MDEA 需要极高的电场强度（>100 V/μm），此研究中为了降低所需的电场强度，在保证不明显改变弹性模量的前提下尽可能地提升介电常数。通过 MCNTs 的均匀分布和 MDEA 并联的形式降低介电常数，最终通过优化 MCNTs 的含量，使得 MDEA 在较低的电场强度（12.5 V/μm）下能够产生 20.33% 的面积应变。Schlaak 等人采用逐层旋涂法制备了超过 100 层的 MDEA（见图 2-20），这种 MDEA 最大可以产生 30% 的应变。该方法制得的 MDEA，单层厚度约为 25 μm，电极层约为 5 μm。他们还比较了两种主要的制备电极的方法（喷涂和用刷子涂敷）。通过测量电极表面电阻随着拉伸量的变化发现，两者的初始面电阻值是相近的，随着拉伸量的增大，喷涂电极面电阻的增大速度是刷子涂敷电极面电阻的 2 倍。因此，当制备大变形的 MDEA 时，采用刷子涂敷效果更好。上述采用逐层旋涂法制备的 MDEA 主要以硅橡胶材料为 DE 材料，在旋涂之后，硅橡胶材料的交联固化一般是通过加热缓慢进行的。这使得制备过程中大部分时间要花费在等待 DE 材料的固化上，因此缩短这段时间对于快速制备 MDEA 具有十分重要的意义。

Duduta 等人[25]提出了一种可以在没有预拉伸情况下实现快速、可编程驱动的 MDEA 及其制备方法。该方法以光固化树脂为 DE 材料，通过逐层旋涂并光固化的方式制备 DE 层，并将沉积了碳纳米管的滤纸在掩模板的辅助下通过压印的方法制备柔顺电极。该方法制得的 MDEA 的断面电镜图如图 2-21(a) 所示。通过断面电镜图可以看出，DE 层的厚度具有很好的均匀性。该方法通过在底部贴一层聚酯薄膜作为被动层来约束 MDEA 的平面扩张，从而可以在不同幅值的电压下，产生不同大小的弯曲变形[见图 2-21(b)]。该方法使用的光固化树脂的主体是聚氨酯丙烯酸酯低聚物（70%），并加入 17.5% 的丙烯酸异癸酯（Isodecyl Acrylate，

IDA)调节黏度、5％的丙烯酸异冰片酯(iso-Bornyl Acrylate,IBOA)作为增韧、5％的 1,6 -己二醇双丙烯酸酯(1,6 - Hexanediol Diacrylate,HDDA)作为主交联剂,1％的三羟甲基丙烷三丙烯酸酯(Trimethylolpropane Triacrylate,TMPTA)作为基交联剂、1％的二甲氧基- 2 -二苯乙酮(Dimethoxy - 2 - Phenylacetophenon,DMPA)和 0.5％的二苯甲酮(Benzophenone,BP)共同作为光引发剂。上述材料经混合、离心搅拌和抽真空后,即可用于旋涂。然后,在无氧环境下用紫外光照射即可交联固化。另外,该方法将电极设计为 4 个区域,通过接通不同的电极 MDEA 可以产生 9 种形式的变形[见图 2 - 21(c)]。

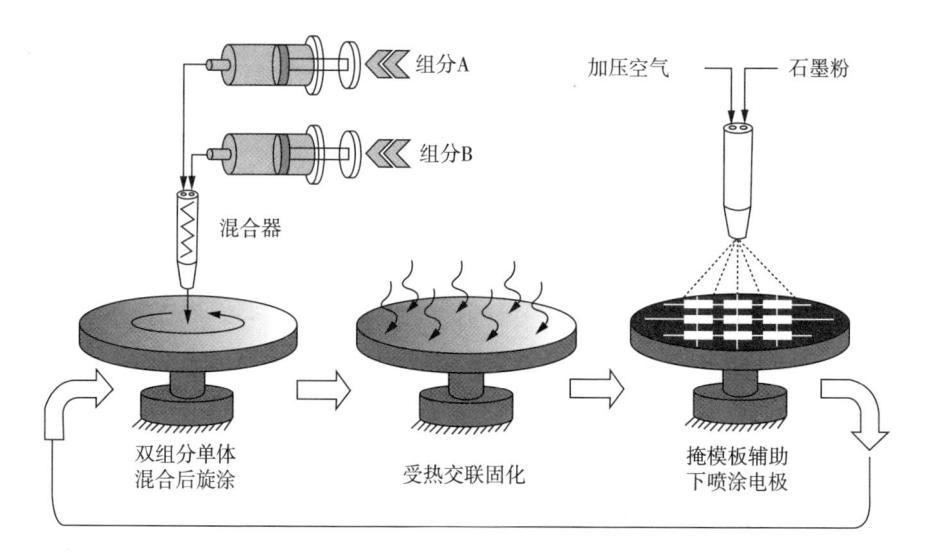

图 2 - 20　逐层旋涂 DE 单体材料、喷涂柔性电极制备 MDEA

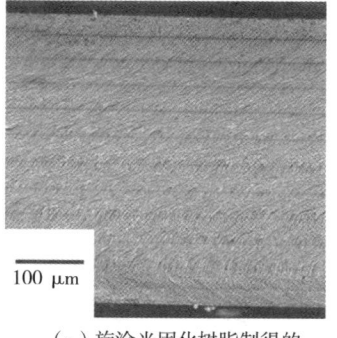

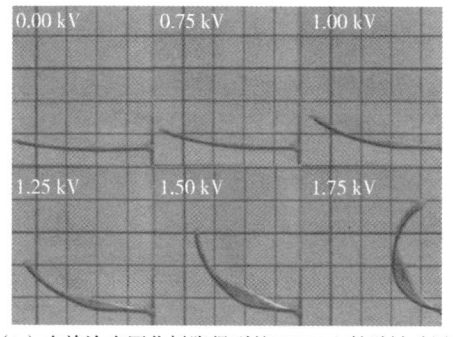

(a) 旋涂光固化树脂制得的 MDEA 的断面电镜图

(b) 在旋涂光固化树脂得到的 MDEA 上粘贴被动层,制得的悬臂梁在不同的电压下产生弯曲变形

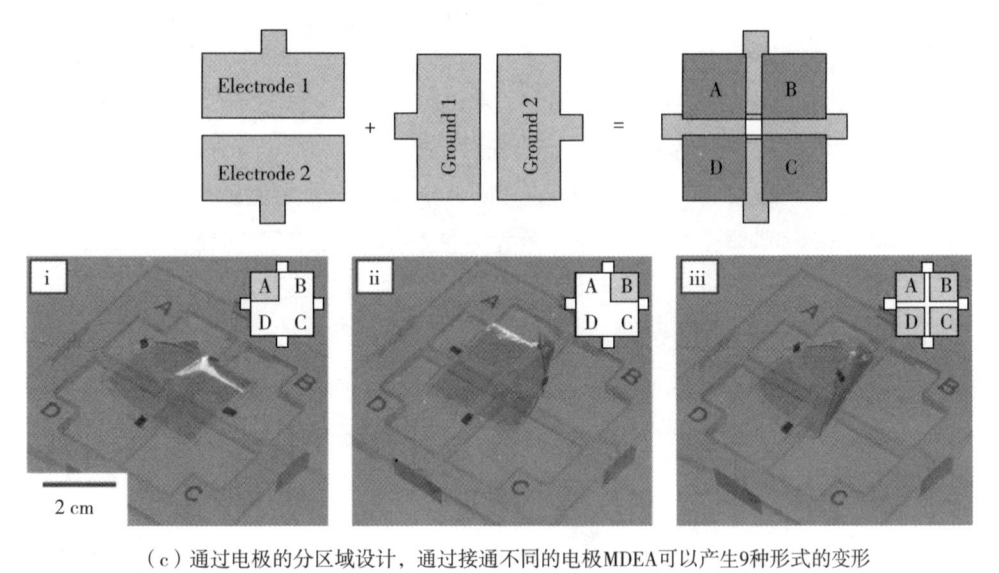

（c）通过电极的分区域设计，通过接通不同的电极MDEA可以产生9种形式的变形

图 2-21　Duduta 等人提出的旋涂制备法

　　Hajiesmaili 等人[26]在 MDEA 表面 3D 打印同心的刚性纤维，当给其加电时，MDEA 可变形为圆锥形（见图 2-22）。该方法制得的 MDEA 直径为 31 mm，鼓起为圆锥形之后中心高度为 8 mm，相当于特征尺寸相对变形为 25%。通过改变 MDEA 表面刚性纤维的排布方式，可以得到多种不同的变形模式（见图 2-23）。Zhao 等人[27]将逐层旋涂得到的 MDEA 卷绕起来可以制成沿轴向变形的直线驱动器。该方法中 DE 材料为 Ecoflex-0030 与 Sylgard 184(Dow Corning)的混合物，电极材料为单壁碳纳米管。单壁碳纳米管电极相比于碳粉类电极，有如下优点：厚度薄，机械柔性好，不会显著限制 DE 的弹性膨胀；碳纳米管之间具有大量间隙，通过这些间隙，各层 DE 有很好的互相黏接作用。该方法得到的直线驱动器在 40 V/μm 的电场强度下最大轴向电致应变为 9.75%，最大能量密度为 0.275 J/kg。

　　目前，大部分关于 MDEA 的研究都是为了降低驱动电压、提高能量密度，因此这

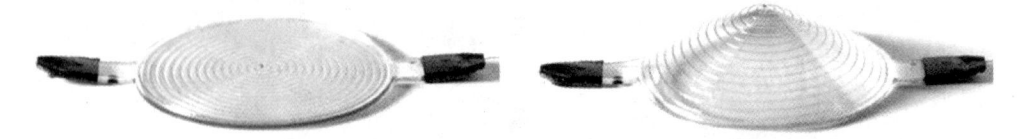

图 2-22　在 MDEA 表面 3D 打印同心的刚性纤维，使 MDEA 变形为圆锥形

Design of the rings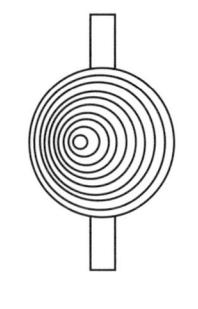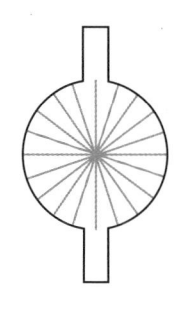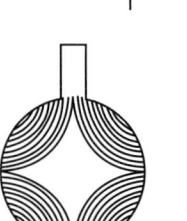

Finite elements analysis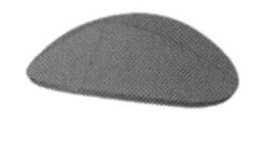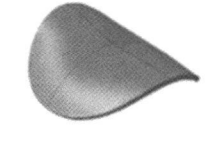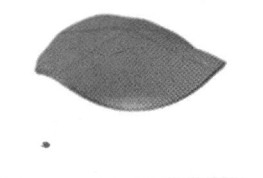

Optical image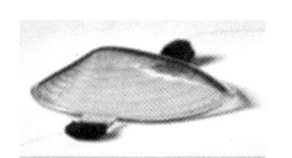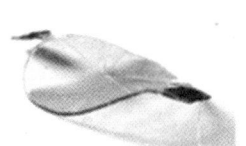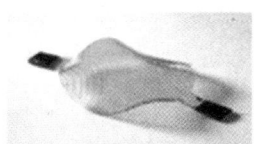

图 2 - 23　通过改变 MDEA 表面刚性纤维的排布方式,可以得到多种不同的变形模式

些研究大多数是重复多层 DEA 的制备,各层的电极从下到上形状一致、位置对正、MDEA 的变形模式通常是沿着电场方向上的压缩变形或垂直于电场方向上的扩张变形。一些 MDEA 的面外相对变形多是通过附加纤维等加筋作用实现。Hajiesmaili 等人[28]提出了一种通过加电变形改变 MDEA 表面高斯曲率的设计。要改变高斯曲率,需要在 MDEA 内部产生变形梯度。该研究通过改变电极的设计,可以使 MDEA 表面产生正、负及正负可变换的高斯曲率。如图 2 - 24 所示,电极自下而上半径逐渐减小,导致扩张变形逐渐减小。在加电时,MDEA 为了协调这种有梯度变化的扩张变形就会发生弯曲,变成穹顶形。在 3.5 kV 的电压下,直径为 22 mm 的 MDEA,中心位置鼓起的高度为 2.5 mm(相当于特征尺寸相对变形为 11.4%)。改变电极排布,将圆形的 MDEA 分为四个象限,1、3 象限的电极从下到上逐层变大,2、4 象限的电极从下到上逐层变小,可以得到马鞍形的负高斯曲率表面(见图 2 - 25)。给这个 MDEA 的不同区域加电,可以使 MDEA 表面的高斯曲率实现正负之间的转换。

通过光固化材料在掩模板辅助下交联,可以制备出具有多层结构的模板;通过填充 DE 材料并交联固化、翻模及其他辅助工艺,可以一步制得上百层的 MDEA。而其他自下而上式的制备方法中,喷涂法、喷墨打印法因最大总体厚度受到积累误差的限制而无法制得上百层的 MDEA,流延涂布法受到刮刀叶片最大调整位置的

限制而无法制得上百层的 MDEA。由于上述制备方法都需要逐层进行制备,因此时间成本较高。

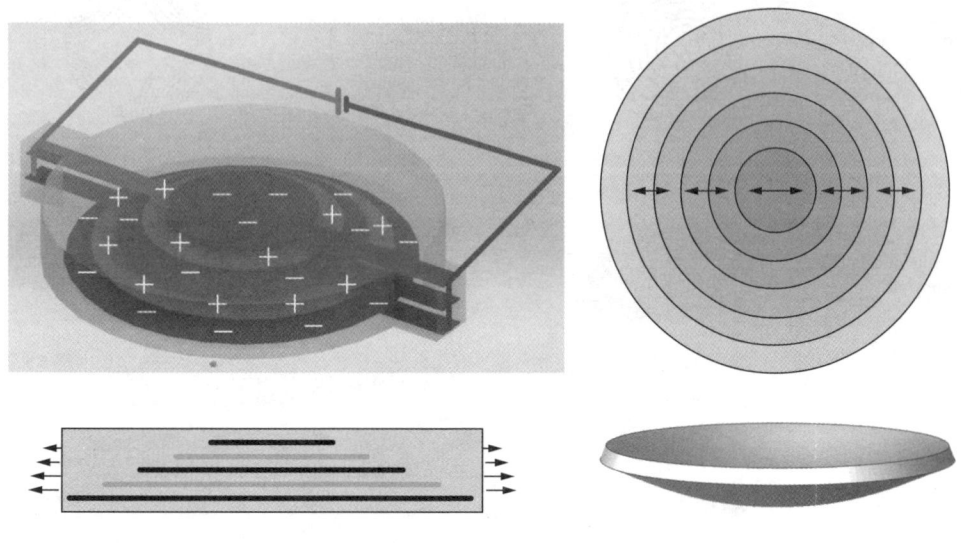

图 2-24　电极呈梯度排布,加电时 MDEA 变形为穹顶形

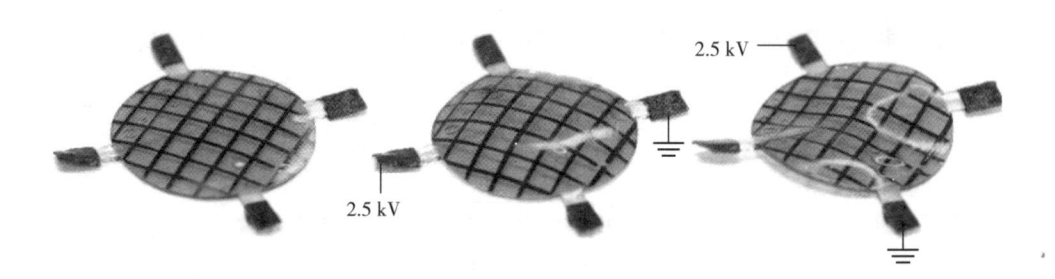

图 2-25　将电极分为四个象限排布,对不同电极加电时,
实现 MDEA 表面高斯曲率正与负的变换

　　研究人员也在探索新的制备方法,实现任意多层、任意总厚度的 MDEA 的一步制备技术。下面以微型 MDEA(见图 2-26)的制备为例,介绍三种方法。

　　方法一如图 2-27 所示。制备过程:将光固化材料涂敷在基底上,通过掩模板进行光固化,得到光固化模板;在光固化模板上倾倒聚二甲基硅氧烷(Polydimethylsi oxane,PDMS),然后将其热固化,再将 PDMS 揭下后,放在另一个基底上;填充电极,用刀片刮掉表面的一层,将 DE 部分暴露;在 DE 表面旋涂一层 PDMS 用以封装。这种制备方法存在的问题:当采用弹性模量较低的 DE 材料时,将多余的柔性电极用刀片刮去这一步骤将非常困难,因为 DE 层容易发生变形。

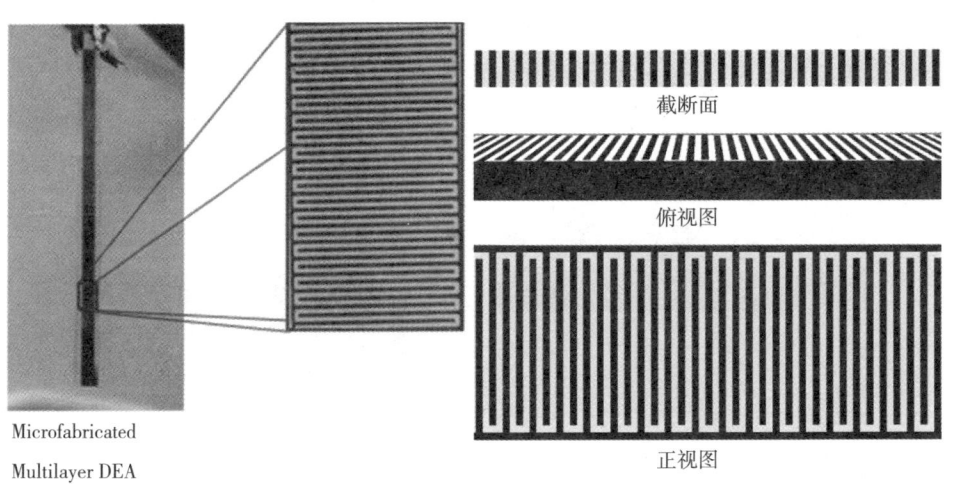

Microfabricated
Multilayer DEA

截断面

俯视图

正视图

图 2-26　微型 MDEA 的图示及电极排布图示

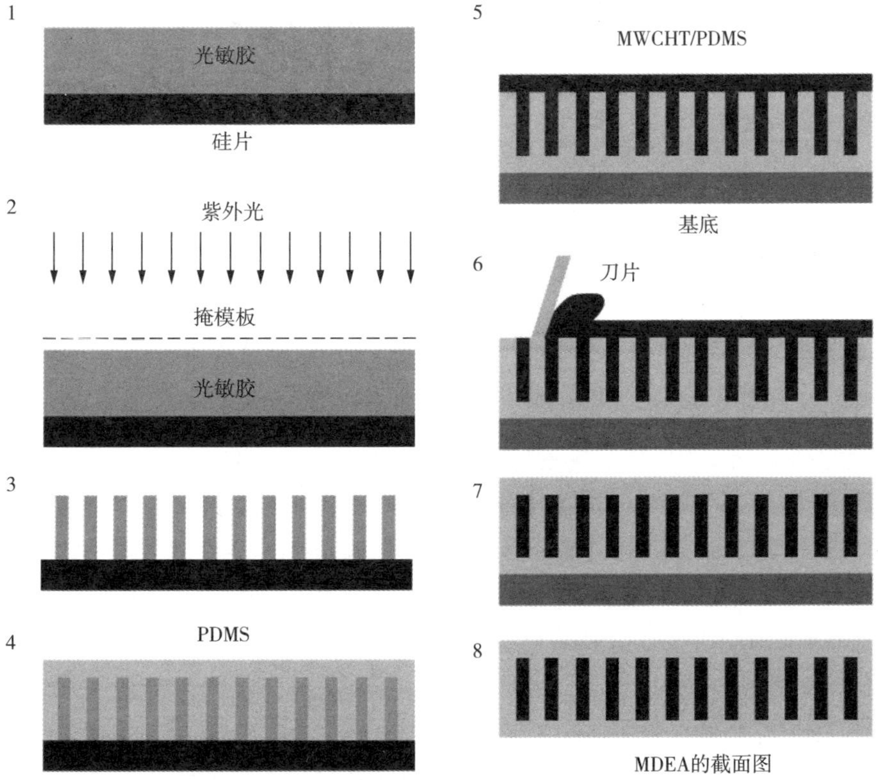

1　光敏胶

硅片

2　紫外光

掩模板

光敏胶

3

4　PDMS

5　MWCHT/PDMS

基底

6　刀片

7

8

MDEA的截面图

图 2-27　基于光固化材料,先翻模 DE 材料,再填充电极

方法二如图2-28所示。该制备方法的步骤与方法一类似,区别在于用光固化模板先制作电极,再填充PDMS。由于在刮去多余柔性电极时弹性模量较大的光固化材料起到了支撑作用,因此解决了方法一存在的问题。

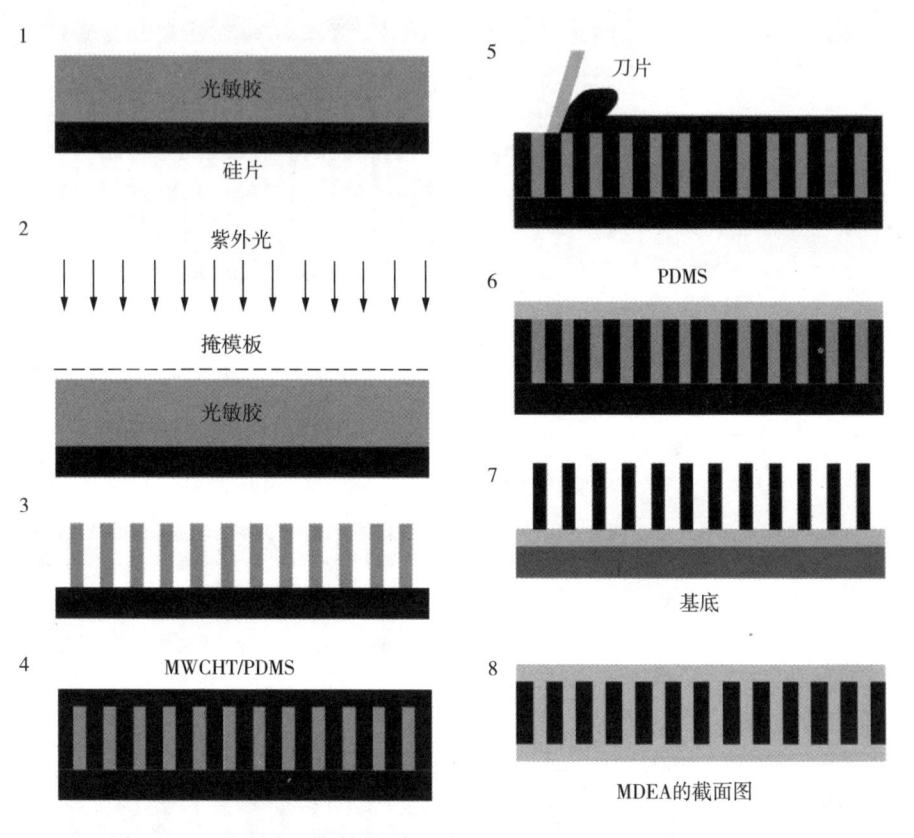

图2-28 基于光固化材料,先翻模电极,再填充DE材料并进行封装

方法三如图2-29所示。先制备空腔的PDMS,再用针管在真空环境下排出空腔的气体并填充电极。这种制备方法所得到的微型MDEA可以在0.5~1.2 kV的电压下,产生6.2%的电致变形。这种制备方法的优点:无尺度效应,不仅可以在微观尺度上使用,而且可以在宏观尺度上应用;在一个步骤中可以制备数百个DE层,因此所需总时间与层数无关。这种制备方法的缺点:需要制备高精度、高分辨率(数十微米级别)的掩模板;由于DE一般具有较大黏度,使其流入狭窄的模板之内并不容易,因此限制了光固化材料制得的模板高度,从而限制了MDEA的宽度(此研究中仅为180 μm);填充DE材料或电极材料的过程中,可能存在填充不充分\混入气泡等问题。

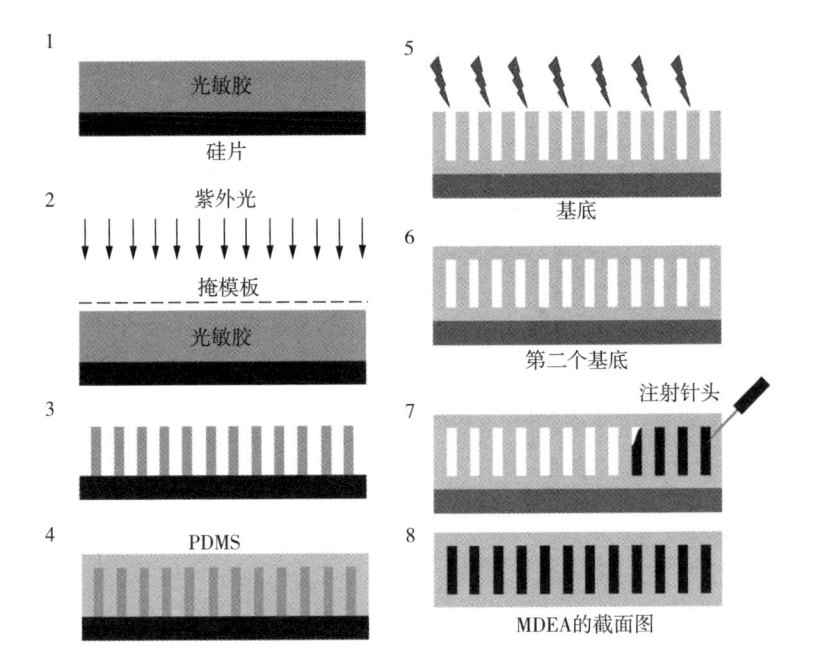

图 2-29　基于光固化材料,先翻模并封装制备 DE 空腔,再使用针头对空腔进行电极填充

综上所述,对本节所列举的 MDEA 结构设计与制备方法的报道研究进行总结对比(见表 2-1)。

表 2-1　MDEA 结构设计与制备方法的对比

DE 材料	电极材料	制备方法	DE 层厚度/ μm	电场强度/ (V/μm)	应变	能量密度/ (J/kg)
Silicone(TC - 5005 A/ B - C,BJB Enterprises Inc.,USA)[12]	硅橡胶/ 炭黑混合物	独立单层 堆叠式	>500	10~15	轴向 8%~15%	无
Acrylic（VHB 4910, IPN)[13]	碳粉	独立单层 堆叠式	60	65	轴向 10%~40%	12.9
Acrylonitrile butadiene rubber(NBR)[15]	碳粉/NBR 混合物	独立单层 堆叠式	200	25	轴向 10%	0.75
Acrylic(VHB 4905)	单壁 碳纳米管	独立单层 堆叠式	500	40~50	相对收 缩量22%	无
Acrylic(VHB 4910,300% ×300% Prestrain)[21]	碳粉	卷绕 轧制式	100	50~60	弯曲 角度90°	无
Acrylic（VHB 4905, 300%×300% Prestrain)	碳膏	卷绕 轧制式	60	64	轴向 13%	无

（续表）

DE 材料	电极材料	制备方法	DE 层厚度/ μm	电场强度/ (V/μm)	应变	能量密度/ (J/kg)
Silicone（BJB TC 5005，35% Axial prestrain）	导电石墨	卷绕轧制式	100	33.5	轴向 6.1%	0.133
Silicone（Dow Corning Silastic 3481）[21]	导电石墨	喷涂法	60	67	轴向 3.4%	无
Ecoflex - 0020[22]	碳粉/Ecoflex - 0020 混合物	流延涂布法	340	10	轴向 4.5%	无
SEBS（Dryflex 500040，VTC Elastoteknik）[23]	炭黑/聚苯乙烯混合物	蘸取法	410	25.9	轴向 7.8%	无
Silicone（Wacker Elastosil 2030）	导电石墨	蘸取法	75	40～60	轴向 <5%	2.45
NuSil CF18 - 2186	炭黑/Bluestar Silbione/异丙醇/异辛烷	喷墨打印法	11	84	面积应变 6.1%	无
Momentive UV Electro 225 - 1 photocured silicone elastomer	喷墨打印法	3.3	99	面积应变 4.7%	无
P（VDF - TrFE - CFE）	MCNTs/硅乳液聚合物	喷墨打印法	15～28	20～37	末端变形 2.87mm	无
Ecoflex - 0030[24]	MCNTs/Ecoflex - 0030 混合物	旋涂法	30	12.5	面积应变 20.33%	无
Silicone（Wacker Elastomer P7670）	导电石墨	旋涂法	25	72	轴向 17%	无
Ecoflex - 0030/Sylgard 184（Dow Corning）[27]	SCNTs	旋涂法	30	40	轴向 9.75%	0.275
Light - cured resin	MCNTs	旋涂光固化	20～76	46	面外相对变形 11.4%～75%	1.42～2.04
PDMS（Dow Corning Sylgard 184）	MCNTs/PDMS 混合物	光固化多层结构模具翻模	20	25～60	轴向 6.2%	无

2.3　本章小结

由于单层的 DEA 存在驱动力不足的问题,且性能受到失稳现象的限制,因此开发 MDEA 是研究的热点。本章归纳了现有的 MDEA 的设计方法,并根据制备方法进行分类。介绍了各种工艺的特点、具体制备方法和材料选择。最后从材料结构、电场强度、驱动应变对各个工艺进行比较。MDEA 无疑是柔性驱动器的主力,未来也会在各个领域发挥其特长。

参考文献

[1] YANG S, ZHAO X, SHARMA P. Avoiding the pull-in instability of a dielectric elastomer film. and the potential for increased actuation and energy harvesting[J]. Soft Matter,2017,13(26):4552 – 4558.

[2] GREANEY P, MEERE M, ZURLO G. The out-of-plane behaviour of dielectric membranes:Description of wrinkling and pull-in instabilities[J]. Journal of the Mechanics and Physics of Solids,2019,122:84 – 97.

[3] LU T, AN L, LI J, et al. Electro-mechanical coupling bifurcation and bulging propagation in a cylindrical dielectric elastomer tube[J]. Journal of the Mechanics and Physics of Solids,2015,85:160 – 175.

[4] LIANG X, CAI S. New electromechanical instability modes in dielectric elastomer balloons[J]. International Journal of Solids and Structures,2018, 132: 96 – 104.

[5] DORFMANN. L,. OGDEN. R. W. Instabilities. of. soft. dielectrics[J]. Philosophical Transactions of the Royal Society A,2019,377(2144):20180077.

[6] GODABA. H, ZHANG. Z. Q, GUPTA U, et al. Instabilities. in. dielectric elastomers:buckling, wrinkling, and crumpling[J]. Soft matter, 2019, 15(36):7137 – 7144.

[7] FU Y. B, LIU J L, FRANCISCO G. S. Localized bulging in an inflated cylindrical tube of arbitrary thickness-the effect of bending stiffness[J]. Journal of the Mechanics and Physics of Solids,2016,90:45 – 60.

[8] LU T，MA C，WANG T. Mechanics of dielectric elastomer structures：A review[J]. Extreme Mechanics Letters，2020，38：100752.

[9] 陈花玲，周进雄. 介电弹性体智能材料力电耦合性能及其应用[M]. 北京：科学出版社，2017.

[10] POULIN A，ROSSET S，SHEA H. R. Printing low-voltage dielectric elastomer actuators[J]. Applied Physics Letters，2015，107(24).

[11] CARPI F，MIGLIORE A，SERRA G，et al. Helical dielectric elastomer actuators [J]. Smart Materials and Structures，2005，14(6)：1210.

[12] CARPI F，SALARIS C，DE ROSSI D. Folded dielectric elastomer actuators[J]. Smart Materials and Structures，2007，16(2)：S300 - S305.

[13] KOVACS G，DüRING L，MICHEL S，et al. Stacked dielectric elastomer actuator for tensile force transmission [J]. SENSORS AND ACTUATORS A-PHYSICAL，2009，155(2)：299 - 307.

[14] JUNG H S，YANG S Y，CHO K H，et al. Design and fabrication of twisted monolithic dielectric elastomer actuator[J]. International Journal of Control，Automation and Systems，2017，15(1)：25 - 35.

[15] CHUC N H，VUONG N H L，KIM D S，et al. Fabrication and Control of Rectilinear Artificial Muscle Actuator[J]. IEEE/ASME Transactions on Mechatronics，2011，16(1)：167 - 176.

[16] PEI Q，ROSENTHAL M，STANFORD S，et al. Multiple-degrees-of-freedom electroelastomer roll actuators[J]. Smart materials and structures，2004，13(5)：N86 - N92.

[17] RAJAMANI A，GRISSOM. M. D，RAHN C D，et al. Wound roll dielectric elastomer actuators：fabrication，analysis，and experiments[J]. IEEE/ASME Transactions On Mechatronics，2008，13(1)：117 - 124.

[18] LAU G K，LIM H T，TEO J Y，et al. Lightweight mechanical amplifiers for rolled dielectric elastomer actuators and their integration with bio-inspired wing flappers[J]. Smart Materials and Structures，2014，23(2)：025021.

[19] HA S M，YUAN W，PEI Q，et al. Interpenetrating polymer networks for high-performance electroelastomer artificial muscles[J]. Advanced Materials，2006，18(7)：887 - 891.

[20] SCHMIDT A，BERGAMINI A，KOVACS G，et al. Multiaxial mechanical characterization of interpenetrating polymer network reinforced acrylic elastomer[J]. Experimental mechanics,2011,51(8):1421 – 1433.

[21] ARAROMI O A，CONN A T，LING C S，et al. Spray deposited multilayered dielectric elastomer actuators [J]. Sensors and Actuators A: Physical, 2011, 167(2):459 – 467.

[22] LI Z Y，SHENG M P，WANG M Q，et al. Stacked dielectric elastomer actuator (SDEA): casting process, modeling and active vibration isolation[J]. Smart Materials and Structures,2018,27(7):075023.

[23] KADOOKA K，IMAMURA H，TAYA M. Experimentally verified model of viscoelastic behavior of multilayer unimorph dielectric elastomer actuators[J]. Smart Materials and Structures,2016,25(10):105028.

[24] XU Z，ZHENG S，WU X，et al. High actuated performance MWCNT/ Ecoflex dielectric elastomer actuators based on layer-by-layer structure [J]. Composites Part A:Applied Science and Manufacturing,2019,125:105527.

[25] DUDUTA M， WOOD R J， CLARKE D R. Multilayer Dielectric Elastomers for Fast，Programmable Actuation without Prestretch[J]. Advanced Materials,2016,28(36):8058 – 8063.

[26] HAJIESMAILI E，KHARE E，CHORTOS A，et al. Voltage-controlled morphing of dielectric elastomer circular sheets into conical surfaces[J]. Extreme Mechanics Letters,2019,30:100504.

[27] ZHAO H C，HUSSAIN A M，DUDUTA M，et al. Compact dielectric elastomer linear actuators [J]. Advanced Functional Materials, 2018, 28 (42):1804328.

[28] HAJIESMAILI E， CLARKE D R. Reconfigurable shape-morphing dielectric elastomers using spatially varying electric fields [J]. Nature Communications,2019,10(1):183.

第3章　DE力电耦合驱动行为的
有限元模拟

DE作为一种典型的电活性软材料,因在电压作用下具有大变形(最大可产生约2000％的面积应变)、快响应及高能量密度等优点而在软体驱动与传感、仿生机器人、光学与声学器件等方面得到了广泛的研究与探索性应用。例如,从潜入马里亚纳海沟(深度超11 km)的仿生狮子鱼,到能够实现空中自由飞行的四旋翼飞行器及在不同壁面工作的软体爬行机器人,再到透明扬声器与可控仿生眼[1-5],DE扮演了不可替代的角色。在这些应用研究中,开展DEA力电耦合建模分析与数值仿真模拟始终是一项关键且核心的内容,从早期的弱耦合模型到基于热力学框架的完全耦合模型[6],研究人员围绕DEA的力电耦合失稳[7]、褶皱失效[8]、非均匀变形与振荡[9]及突弹跳变(snap - through)[10]等方面开展了详尽的理论与实验研究。本章将介绍如何通过有限元方法模拟部分的失稳行为,为驱动器设计与功能应用给予理论上的指导。

3.1　基于Gent自由能模型的UMAT技术

相比于简单的Neo - Hookean自由能模型,Gent自由能模型在较少参数下能够更加准确的模拟超弹性材料的应力-应变关系。图3-1展示了采用Neo - Hookean自由能模型与Gent自由能模型对经典的橡胶单轴拉伸实验(数据来自Treloar的报道[11])的模拟。分析结果表明,在较小的应变范围内,两种模型均能够与实验吻合,但当变形较大($\lambda > 3$)时,Gent自由能模型相比于Neo - Hookean模型更加符合实验现象,这是因为Gent自由能模型[12]中含有表征材料拉伸极限特性的参数$J_{\lim}$,且当该参数取较大值时(如$J_{\lim} = 10000$)Gent自由能模型可退化为Neo - Hookean自由能模型。因此,本节以Gent自由能模型来编写描述DE多场耦合变形规律的Gent -用户材料子程序(User-defined Mecanical Material Behavior,UMAT),其中编写子程序的核心是推导超弹性材料的真实应力σ_{ij}与材料弹性刚度矩阵C_{ijkl}^{m}。

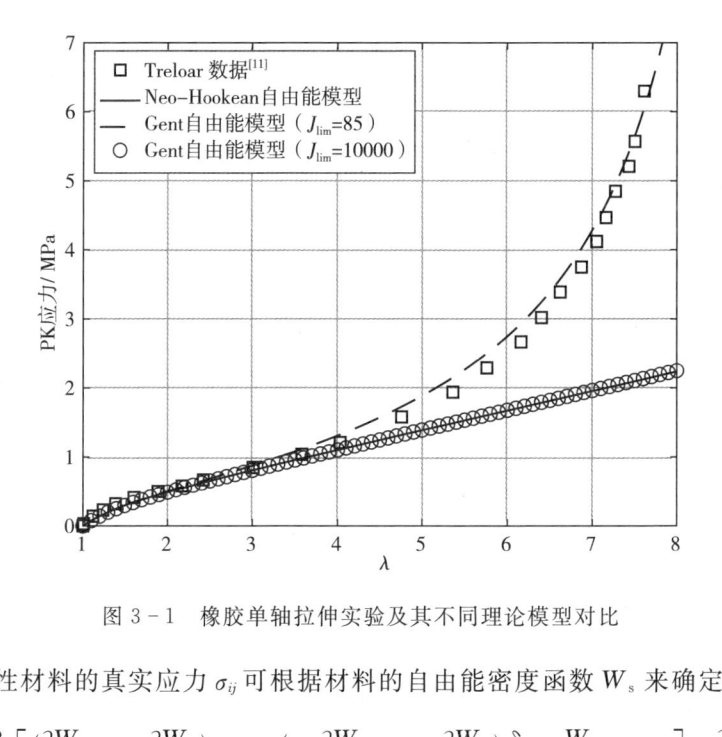

图 3-1　橡胶单轴拉伸实验及其不同理论模型对比

超弹性材料的真实应力 σ_{ij} 可根据材料的自由能密度函数 W_s 来确定,即

$$\sigma_{ij} = \frac{2}{J}\left[\left(\frac{\partial W_s}{\partial \overline{I}_1} + \overline{I}_1 \frac{\partial W_s}{\partial \overline{I}_2}\right)\overline{B}_{ij} - \left(\overline{I}_1 \frac{\partial W_s}{\partial \overline{I}_1} + 2\overline{I}_2 \frac{\partial W_s}{\partial \overline{I}_2}\right)\frac{\delta_{ij}}{3} - \frac{W_s}{\partial \overline{I}_2}\overline{B}_{ik}\overline{B}_{kj}\right] + \frac{\partial W_s}{\partial J}\delta_{ij}$$

$$(3-1)$$

式中,$\overline{I}_1$、$\overline{I}_2$ 分别为超弹性材料的第一和第二偏量应变不变量;J 为体积变形率;$\overline{B}_{ij}$ 为左柯西-格林应变张量偏量。

而材料弹性刚度矩阵 C_{ijkl}^m 与超弹性材料的真实应力 σ_{ij} 满足以下关系:

$$C_{ijkl}^m = \sigma_{ij}\delta_{kl} + \frac{\partial \sigma_{ij}}{\partial F_{km}}F_{lm}$$

$$(3-2)$$

式中,F_{km} 为变形梯度张量。

考虑超弹性材料的可压缩性,Gent 自由能密度函数 W_s 可表示为 $\overline{I}_1$、$\overline{I}_2$、J 的函数,即

$$W_s(\overline{I}_1, \overline{I}_2, J) = -\frac{\mu}{2}J_{\lim}\ln\left(1 - \frac{\overline{I}_1 - 3}{J_{\lim}}\right) + \frac{K}{2}(J-1)^2$$

$$(3-3)$$

将式(3-3)代入式(3-1)和式(3-2)可以获得用于编写 Gent-UMAT 所需的 σ_{ij} 与 C_{ijkl}^m,即

$$\sigma_{ij} = \frac{\mu}{J} \frac{J_{\lim}}{(J_{\lim} - \bar{I}_1 + 3)} \left(\bar{B}_{ij} - \frac{1}{3} \bar{B}_{kk} \delta_{ij} \right) + k (J-1) \delta_{ij}$$

$$C_{ijkl}^m = \frac{\mu}{J} \frac{J_{\lim}}{(J_{\lim} - \bar{I}_1 + 3)} \left[\frac{1}{2} (\bar{B}_{jl} \delta_{ik} + \bar{B}_{ik} \delta_{jl} + \bar{B}_{jk} \delta_{il} + \bar{B}_{il} \delta_{jk}) \right.$$

$$\left. - \left(\frac{2}{3} \bar{B}_{kl} \delta_{ij} + \frac{2}{3} \bar{B}_{ij} \delta_{kl} \right) + \frac{2}{9} \bar{I}_1 \delta_{ij} \delta_{kl} \right] + k (2J-1) \delta_{kl} \delta_{ij}$$

$$+ \frac{2\mu}{J} \frac{J_{\lim}}{(J_{\lim} - \bar{I}_1 + 3)^2} \left[\bar{B}_{ij} \bar{B}_{kl} - \frac{1}{3} \bar{I}_1 \bar{B}_{kl} \delta_{ij} - \frac{1}{3} \bar{I}_1 \bar{B}_{ij} \delta_{kl} + \frac{1}{9} \bar{I}_1^2 \delta_{kl} \delta_{ij} \right]$$

$$(3-4)$$

利用式(3-4)通过改写已有的 Neo-Hookean-UMAT 即可获得 Gent 自由能模型下的 UMAT。为了验证所编写子程序的有效性与准确性,采用 Gent-UMAT 模拟了 DE 在三种变形模式(等双轴变形、单轴变形、纯剪切变形[13])下的理论模型与有限元模型对比(见图 3-2)。分析结果表明,基于上述方法实现的 Gent-UMAT 能够有效地模拟 DE 在电压驱动下的变形规律。其中,理论模型和有限元模拟采用的计算参数依次为材料剪切模量 $\mu = 45$ kPa、材料相对介电常数 $\varepsilon_r = 3.98$、材料的极限拉伸参数 $J_{\lim} = 120$。

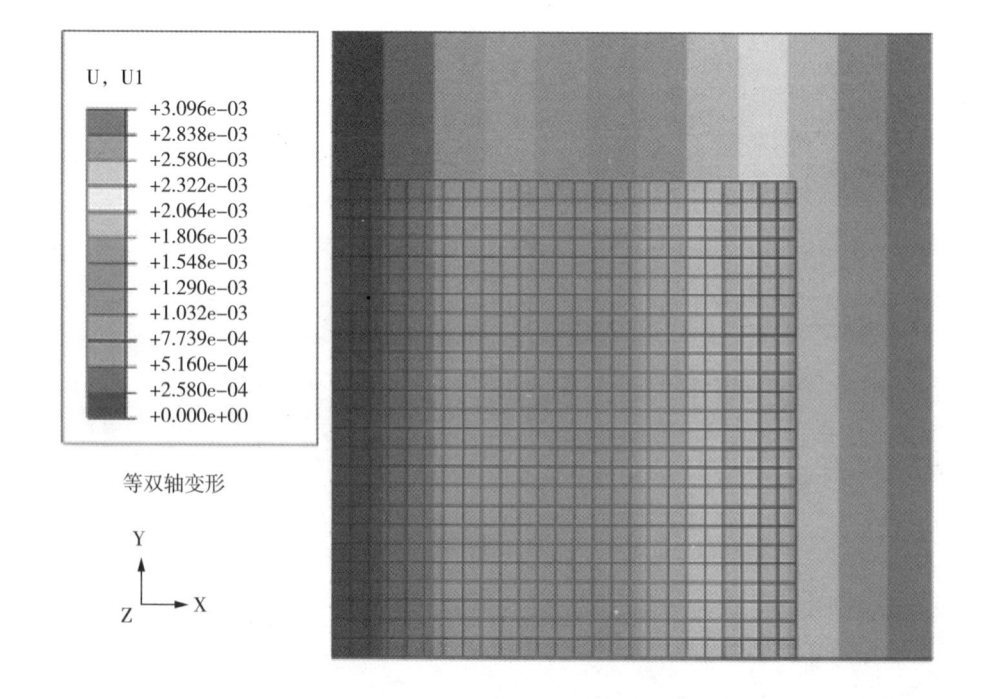

等双轴变形

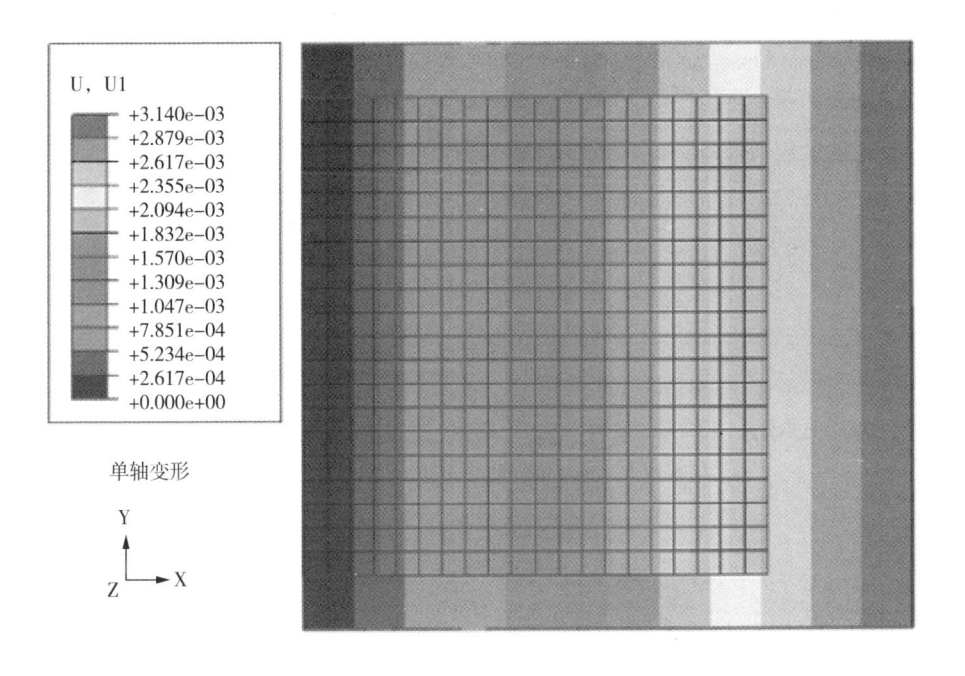

单轴变形

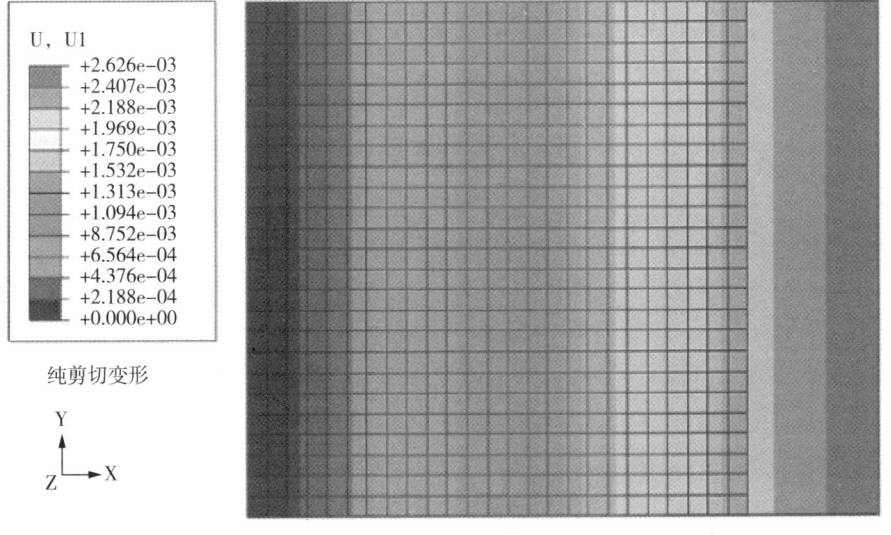

纯剪切变形

（a）理论模型

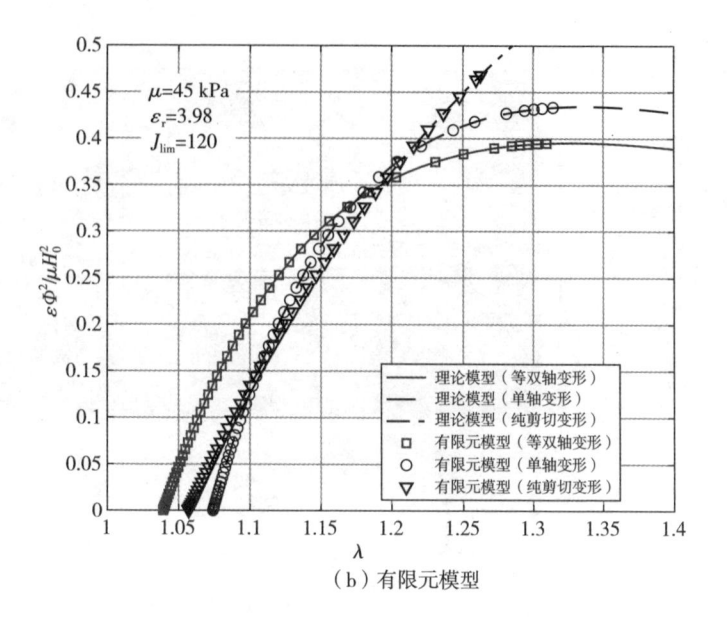

（b）有限元模型

图 3-2 DE 在三种变形模式下的理论模型与有限元模型对比

3.2 基于 Gent-Gent 自由能模型的 UANISOHYPER_INV 技术

ABAQUS 中的各向异性超弹本构子程序（UANISOHYPER）技术可以用来描述超弹性材料的各向异性大变形行为。根据自由能模型形式的不同 UANISOHYPER 可分为 UANISOHYPER_INV（基于应变不变量描述的材料本构）和 UANISOHYPER_STRAIN（基于应变分量描述的材料本构）。DE 材料在电压作用下的收缩与扩张变形恰好是一种典型的各向异性驱动，因此本节介绍 UANISOHYPER_INV 技术在 DE 力电耦合非线性大变形模拟中的应用。

应变不变量描述下超弹性材料的各向异性自由能密度函数 U 可表示为

$$U = U(\bar{I}_1, \bar{I}_2, J, \bar{I}_4, \bar{I}_5) \tag{3-5}$$

式中，$\bar{I}_1$、$\bar{I}_2$ 分别为超弹性材料的第一和第二应变不变量；J 为体积变形率；$\bar{I}_4$、$\bar{I}_5$ 分别为超弹性材料的异性方向。

利用右柯西-格林应变张量 C 及其偏量形式 $\bar{C} = J^{-2/3}C$、材料的异性主方向 A

（在 DE 材料中即为电场施加方向），J、$\bar{I}_4$、$\bar{I}_5$ 可依次表示为 $J=(\det C)^{1/2}$、$\bar{I}_4=A \cdot \bar{C} \cdot A$、$\bar{I}_5=A \cdot \bar{C}^2 \cdot A$。

由介电高弹体理论可知[14]，在理想模型下 DE 材料的各向异性自由能密度函数可表示为

$$U=W_s-\frac{\varepsilon E^2}{2J}=W_s-\frac{\varepsilon}{2}\bar{E}_K C_{KL}^{-1} \bar{E}_L \qquad (3-6)$$

式中，W_s 为 DE 材料的应变能密度函数；εE^2 为 DE 材料的静电能密度，在理想模型假设下材料的介电常数 ε 与驱动变形无关；E 和 $\bar{E}$ 分别为 DE 材料在驱动构型和参考构型下的真实电场与名义电场。由于可以将 DE 材料的电场施加方向定义为异性主方向，因此名义电场 $\bar{E}$ 可表示为 $\bar{E}=EA$，其中 $\bar{E}$ 为名义电场强度。考虑二阶张量 C 满足如下的特征方程：

$$C^3-I_1 C^2+I_2 C-J^2 I=0 \qquad (3-7)$$

则在理想模型下 DE 材料的各向异性自由能密度函数可表示为

$$U=W_s(\bar{I}_1,\bar{I}_2)-\frac{\varepsilon}{2}\bar{E}^2(\bar{I}_5-\bar{I}_1 \bar{I}_4+\bar{I}_2) \qquad (3-8)$$

因此，一般确定了超弹性材料的应变能密度函数 W_s，通过 U 分别对应变不变量 $\bar{I}_1$、$\bar{I}_2$ 及材料的异性方向 $\bar{I}_4$、$\bar{I}_5$ 求偏导数，即可得到编写 UANISOHYPER_INV 所需的公式。

由橡胶材料的单轴拉伸实验可知[见图 13-2(a)]，聚合物中的高分子链在小变形时呈现缠绕状，但在大变形时高分子链被极度拉伸最终呈现应变刚化特性，因此简单的 Neo-Hookean 自由能模型无法准确描述聚合物材料的大变形行为，而含有材料拉伸极限参数的 Gent 自由能模型更加准确可靠。然而实验中发现含有 2 参数的 Gent 自由能模型依旧与实验结果存在偏差，而含有 3 参数的 Gent-Gent 自由能模型在相比之下更加精准。图 3-3 为 VHB 4910 弹性体膜薄单轴拉伸实验[15]与模型对比（其中，三种模型采用相同的计算参数）。分析结果表明，3 参数的 Gent-Gent 自由能模型与实验结果更加吻合。因此，在编写 DE 材料的 UANISOHYPER_INV 子程序时选用 Gent-Gent 自由能模型作为 DE 材料的应变能密度函数 W_s，具体形式为

$$W_s=-\frac{\mu}{2}J_{\lim}\ln(1-\frac{\bar{I}_1-3}{J_{\lim}})+c_0\ln\frac{\bar{I}_2}{3} \qquad (3-9)$$

式中，$J_{\lim}$ 为材料的拉伸极限常数；μ 和 c_0 为材料的力学参数，二者与材料剪切模量的关系为 $\mu_0 = \mu + 2c_0/3$。[16]

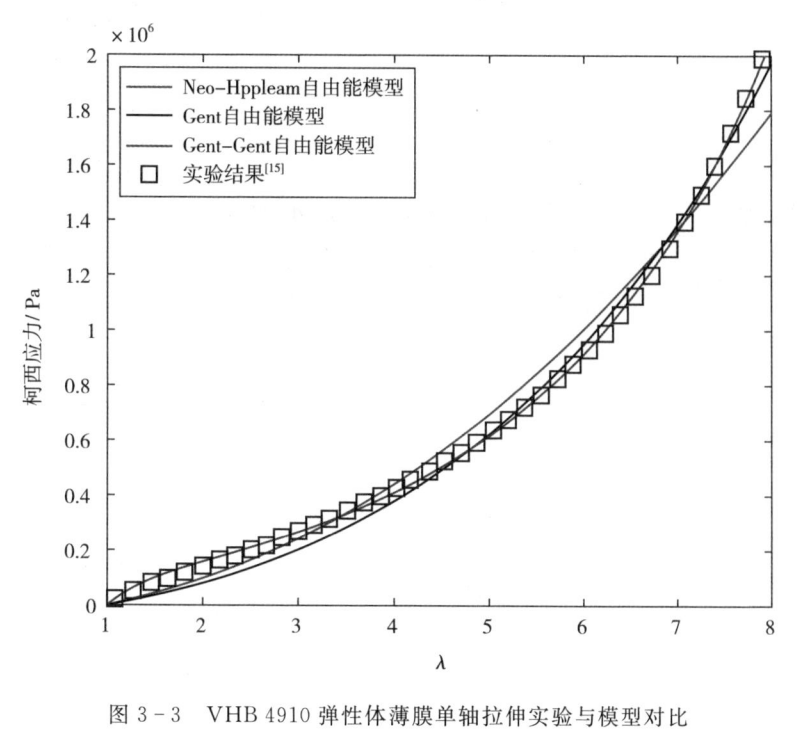

图 3-3　VHB 4910 弹性体薄膜单轴拉伸实验与模型对比

　　为了验证基于 Gent-Gent 自由能模型的 UANISOHYPER_INV 子程序的正确性，图 3-4 以平面 DEA 为研究对象，对比了理论模型与有限元模型的结果。其中，基于 Gent-Gent 自由能模型的平面 DEA 电致变形控制方程为

$$\frac{\varepsilon \Phi^2}{\mu H^2} = \frac{J_{\lim}(\lambda^{-2} - \lambda^{-8})}{J_{\lim} - (2\lambda^2 + \lambda^{-4} - 3)} - \frac{2c_0}{\mu} \frac{\lambda^6 - 1}{2} \frac{\lambda^6 - 1}{\lambda^{-2} + \lambda^4} \tag{3-10}$$

式中，Φ 为施加在 DE 薄膜上的电压；H 为 DE 薄膜在初始状态下的厚度；λ 为 DE 在面内水平方向的变形率，根据不可压缩性可知 DE 薄膜在厚度方向的变形为 $1/\lambda^2$。

　　分析结果表明，有限元模型的结果与理论模型的结果完全吻合，但由于有限元模型采用静态分析类型，因此有限元只能计算到 DEA 出现力电失稳的时刻。因为一旦 DEA 达到力电失稳位置后正反馈效应将导致 DE 薄膜的厚度急剧下降，最终导致电击穿失效。

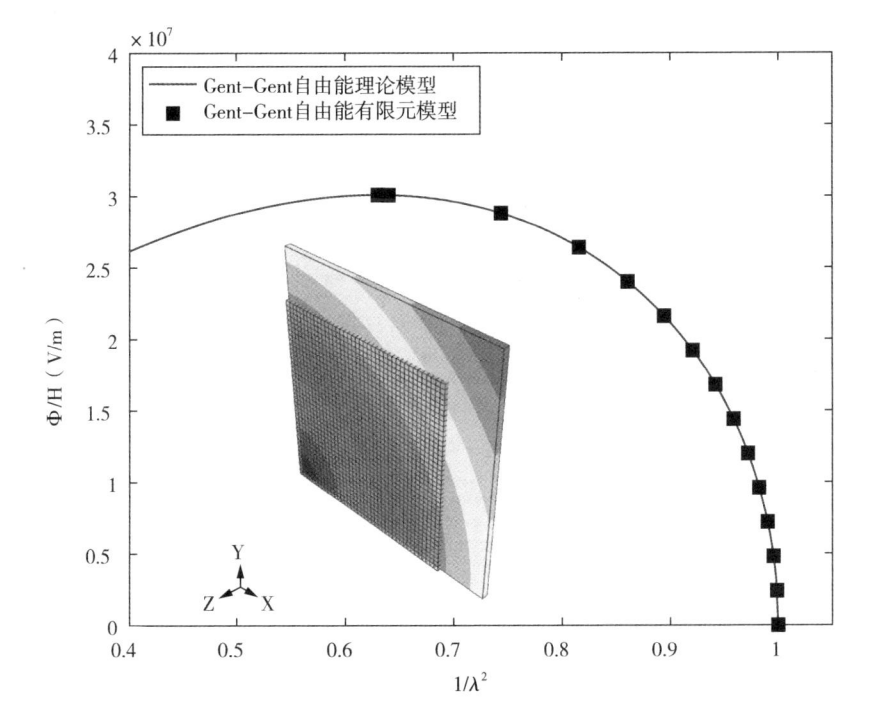

图 3-4　平面 DEA 的电致变形规律

3.4　基于 UANISOHYPER_INV 技术的 DEA 力电失稳大变形模拟

3.4.1　DEA 在气电混合下的力电失稳大变形

球形 DEA 在腔内压力与外加电压耦合作用下可以产生膨胀/收缩变形,通过精准调控可以实现 DEA 的突弹跳变,驱动结构在动态激励下具有显著的振动响应行为,因此这种驱动结构在球形可变扬声器与软体机器人[17]等方面具有重要的应用潜力。图 3-5 为球形 DEA 的力电失稳大变形原理示意[18]。原理:将 DE 薄膜安置在空腔顶部并充入空气,当腔内气压达到 P_{B} 时关闭充气阀门,此时 DE 气球处在平衡状态 Ⅰ;当 DE 薄膜施加电压后,在腔内气压与电压共同作用下 DE 气球产生突弹跳变(此时空腔内的气压变化为 P_{C}),当驱动电压撤销后 DE 气球收缩至平衡状态Ⅱ（此时空腔内的气压为 P_D），相比于平衡状态Ⅰ，DE气球在平衡状态Ⅱ拥有更大的体积。

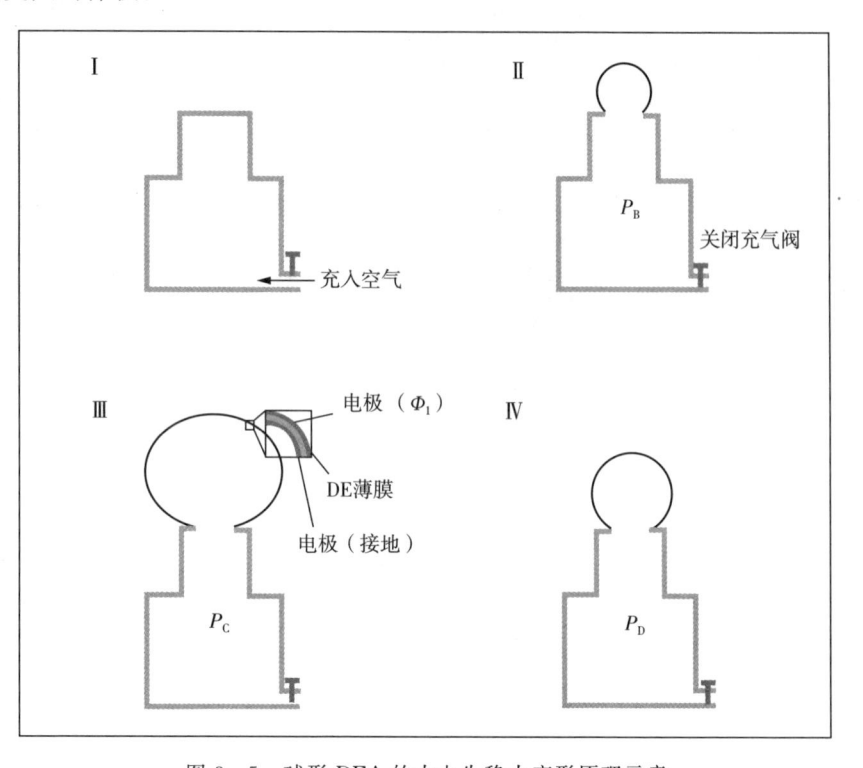

图 3-5　球形 DEA 的力电失稳大变形原理示意

为了验证 UANISOHYPER_INV 在球形 DEA 驱动变形中的应用，分析了球形 DEA 仅在气压作用下 DE 气球体积随加载气压之间的关系（见图 3-6）。分析结果表明，基于3参数的 Gent-Gent 模型相比于 Gent 模型能够更加精准的模拟 DE 气球在气压作用下的变形规律。采用 UANTSOHYPER_INV 子程序对球形 DEA 在封闭空腔内的力电失稳大变形开展分析并与有限元模型结果进行对比（见图 3-7）。图中，散点代表了实验结果，虚线与实线代表了有限元结果。DEA 从初始稳定状态 BB 开始，随着电压的增加 DE 气球体积逐渐增大（见图中散点与红线），此时腔内的压力变化缓慢（见图中实线）；当驱动电压达到 4.5 kV 时，DE 气球的体积急剧增加（见图中虚线）而空腔内的气压急剧减小（见图中黑线）；当电压加载至 5.5 kV 后再逐渐减小时，DE 气球体积逐渐减小而空腔内的压力逐渐回升，并在电压减小为 0 时 DE 气球到达新的平衡状态 DD。图 3-8 为球形 DEA 在三种驱动状态下的有限元模型结果与相应的实验照片。

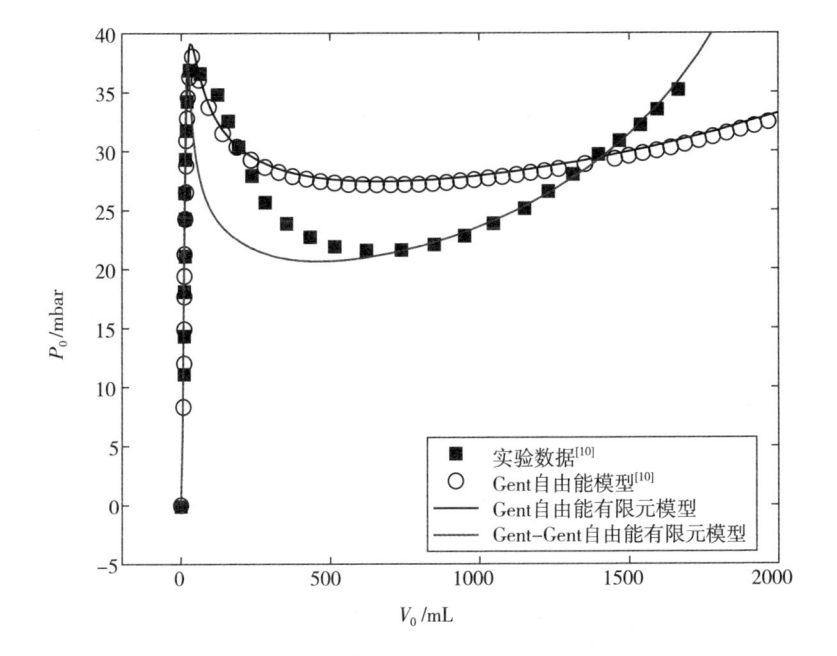

图 3-6　球形 DEA 在气压作用下大变形规律

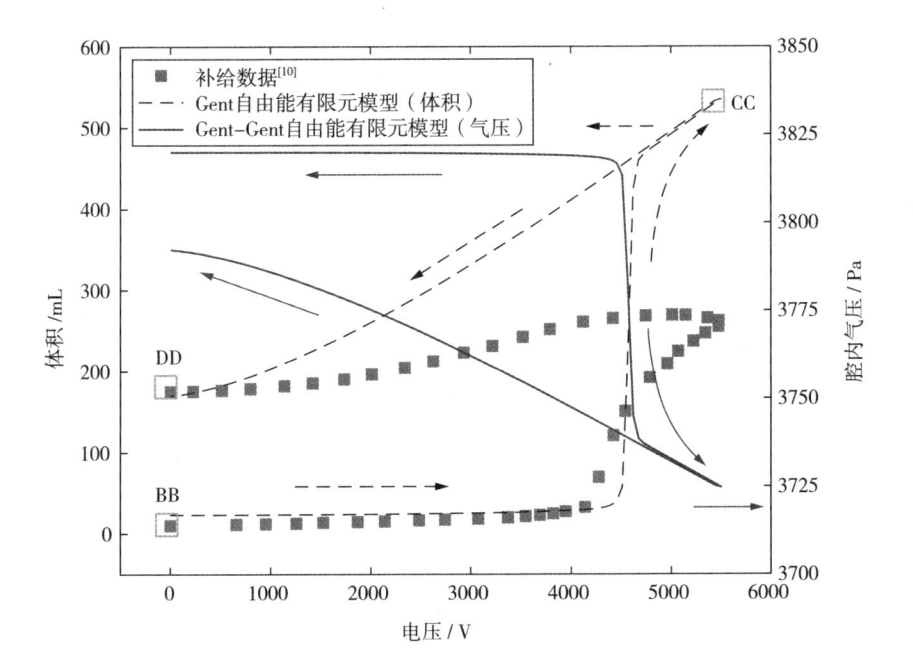

图 3-7　球形 DEA 的力电失稳大变形实验与有限元模型结果对比

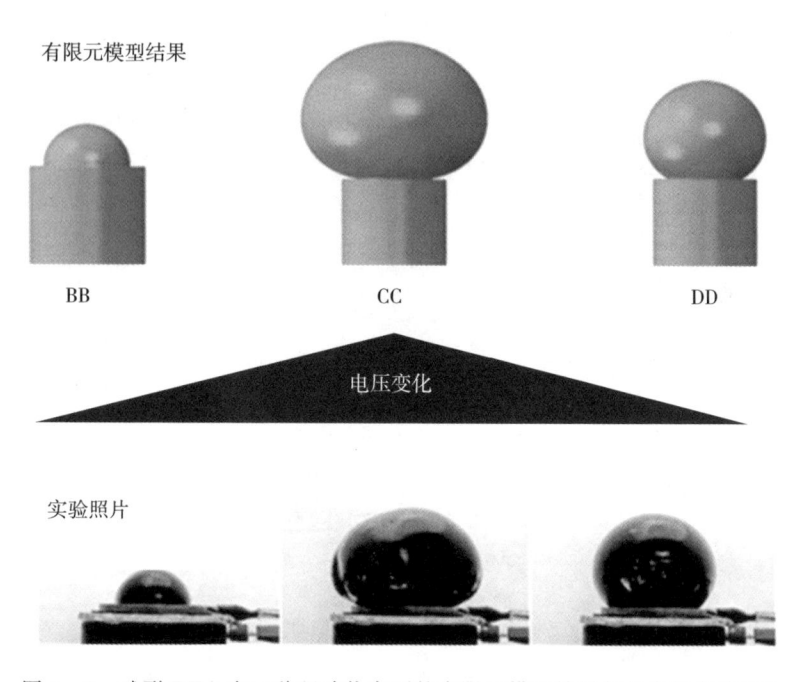

图 3-8　球形 DEA 在三种驱动状态下的有限元模型结果与相应的实验照片

　　与球形 DEA 驱动变形规律类似变形的另一种典型结构是管状 DEA[19]。这种驱动结构能够在电压驱动下产生高达 2000% 的面积应变,因此在微流体控制、仿生机械手等领域具有广阔的研究与应用价值。图 3-9 为在重物、气压和电压共同作用下管状 DEA 大变形原理示意,图 3-10 利用 UANISOHYPER_INV 子程序

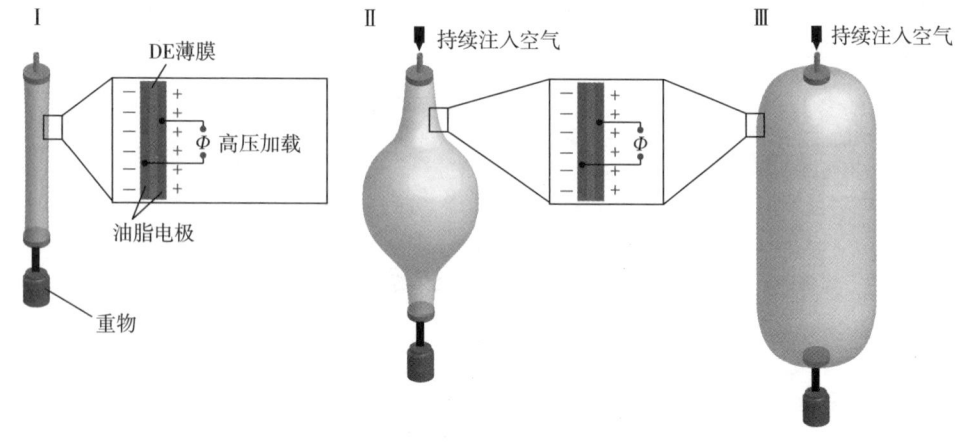

图 3-9　在重物、气压和电压共同作用下管状 DEA 大变形原理示意

模拟了在恒定电压(2.51 kV)下,管状 DEA 腔内体积随气压的变化规律。从图 3-10 可以看出,管状 DEA 在气压作用下的变形曲线与球形 DEA 一样均呈现先增后降再增的变化规律。图 3-11 为管状 DEA 在不同气压下的有限元模型结果与相应的实验照片。此外,通过有限元模型模拟了在密闭条件下管状 DEA 在电压与气压耦合作用下产生力电失稳变形的规律及其腔内压力的变化(见图 3-12)。

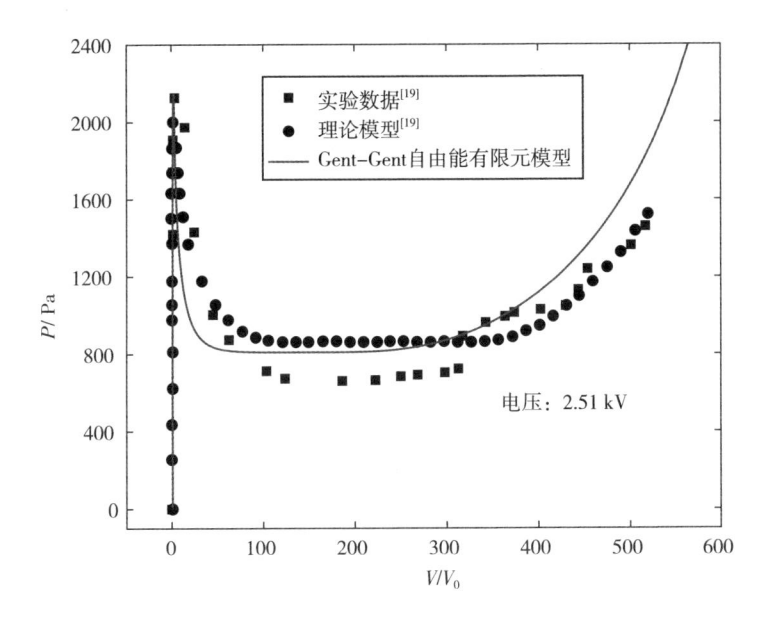

图 3-10　在恒定电压下,管状 DEA 腔内体积随气压的变化规律

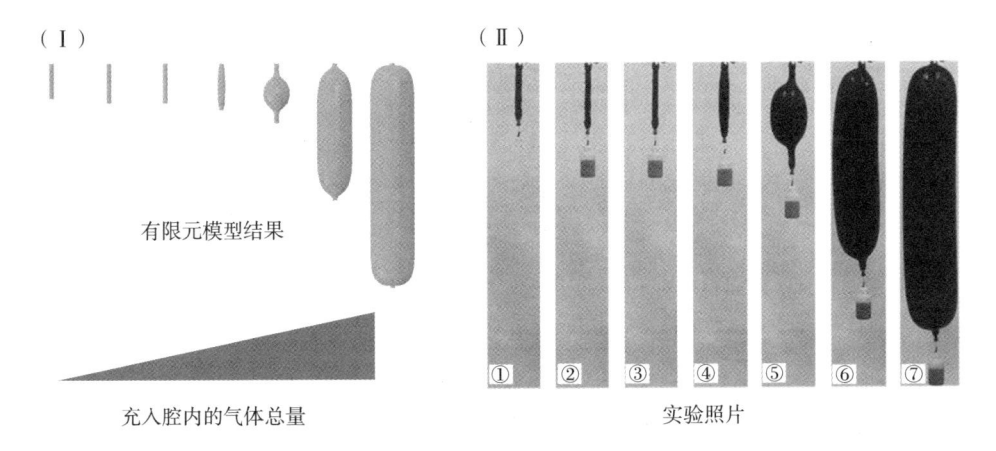

图 3-11　管状 DEA 在不同气压下的有限元模型结果与相应的实验照片

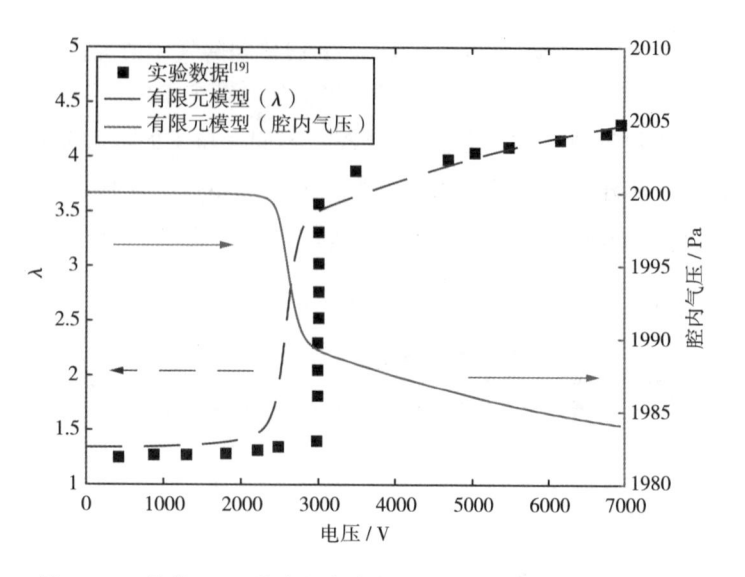

图 3-12　管状 DEA 的力电失稳变形实验与有限元模型结果对比

通过上述分析可以看出,球形 DEA 与管状 DEA 在气压与电压混合作用下可以产生突跳变形,而实现这种驱动过程的本质是通过电压改变了 DEA 空腔内的气压。

3.4.2　触发型双稳态驱动系统

球状 DEA 在气电耦合作用下可以实现双稳态驱动。图 3-13 通过两个球状 DE 气球与空腔串联实现了一种触发型双稳态驱动系统。其中,施加电压的 DE 气球定义为触发器(简称 TA),被驱动的 DE 气球定义为快速变形器(简称 HSA),根据需要这两个 DE 气球采用不同的弹性体材料与体积。初始状态下,在空腔气压的作用下体积较小的 HSA 气球产生极大变形而体积较大的 TA 气球产生较小变形(见图 3-14 中 AA 状态);当向 TA 气球逐渐施加电压时,TA 气球在气电耦合下体积逐渐增加,但由于整个驱动过程中空腔与外界无气体交换,因此空腔内的压强减小,HSA 气球体积逐渐减小;当电压在 2.2 kV 附近时,HSA 气球体积急剧减小(见图 3-14 中 BB 至 CC 状态的变化);随着电压的增加,HSA 气球在 4 kV 的电压时到达图 3-14 中 DD 状态;随后电压逐渐减小,HSA 气球体积逐渐增加;当电压减小到 1.7 kV 时,HSA 气球体积急剧增加(见图 3-14 中 EE 至 FF 状态的变化);当电压减小为 0 时,HSA 气球与 TA 气球再次恢复到初始的 AA 状态。图 3-15 为在触发型双稳态驱动过程中 TA 气球与 HSA 气球的体积随电压的变化规律,图 3-16 为在触发型双稳态驱动过程中空腔气压与系统总体积随电压的变化规律。分析结果表明,体积较大的 TA 气球在电压激励下产生的变形使空腔气压产生突变,从而导致体积较小的 HSA 气球产生快速的突弹跳变到达新的状态。通过改进空腔的结构与尺寸,这种驱动原理在远程、快速、无接触驱动方面具有重要的应用价值。

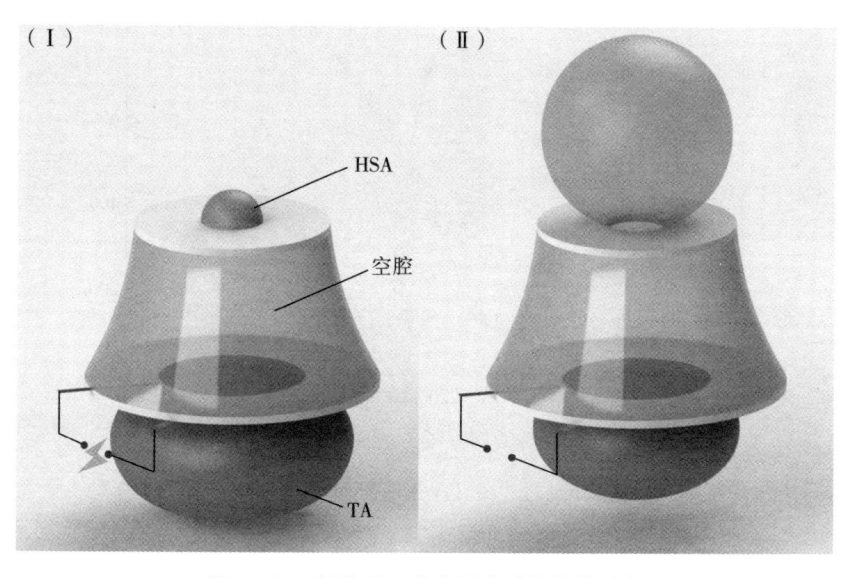

图 3-13　触发型双稳态驱动系统结构示意

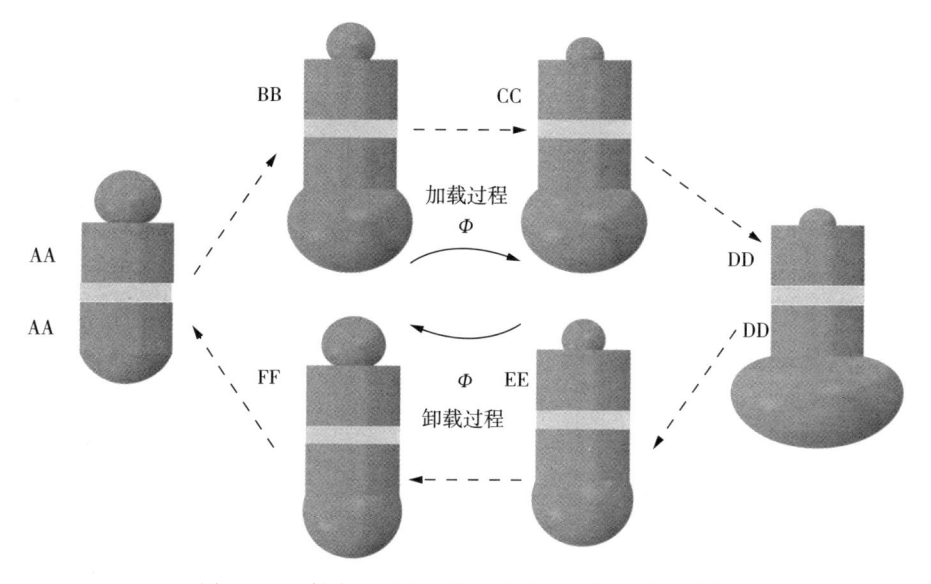

图 3-14　触发型双稳态驱动原理的有限元模型结果

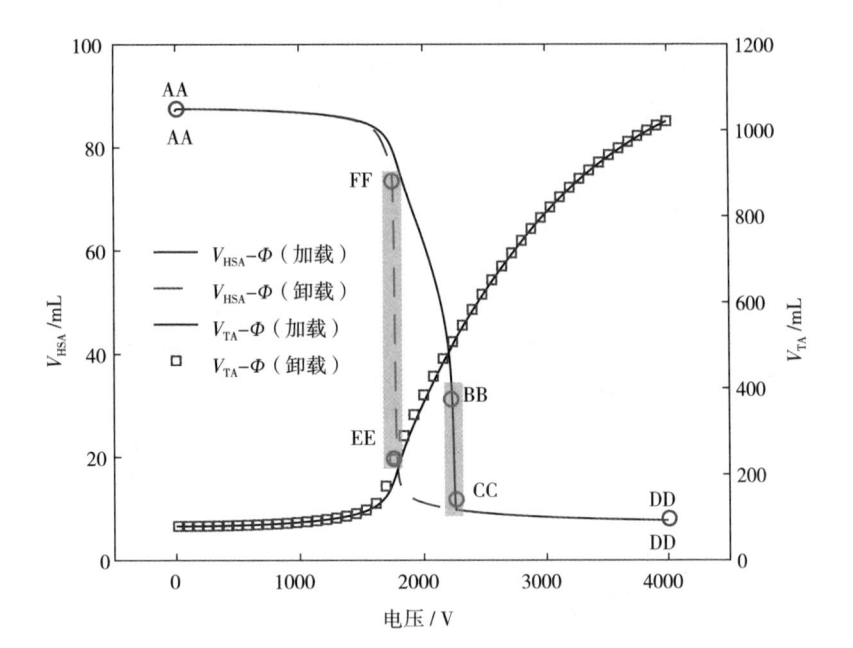

图 3-15　在触发型双稳态驱动过程中 TA 气球与 HSA 气球的体积随电压的变化规律

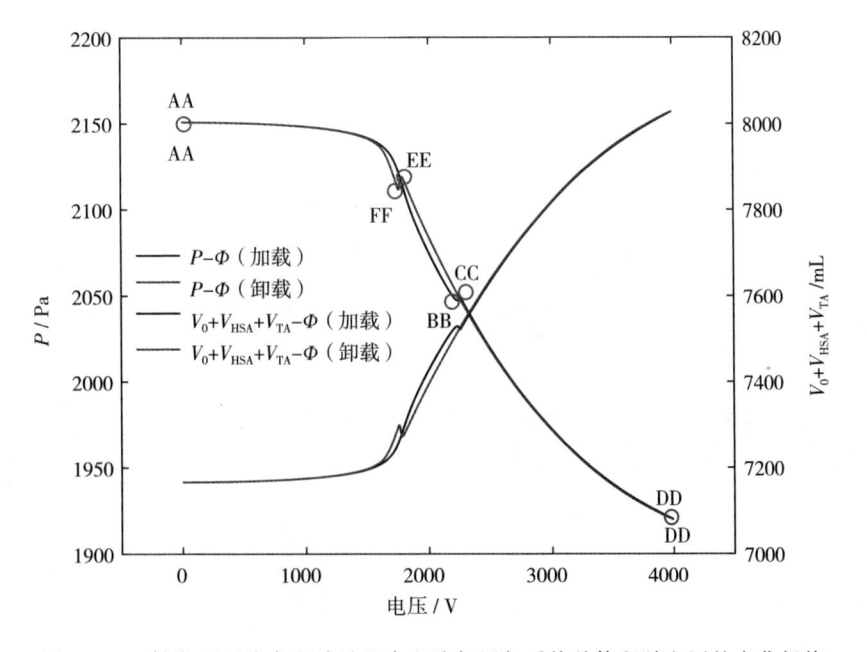

图 3-16　触发型双稳态驱动过程中空腔气压与系统总体积随电压的变化规律

3.4.3　可逆型双稳态驱动系统

图 3-17 采用与图 3-13 类似的驱动系统,通过电压的驱动可实现一种可逆型双稳态驱动。实验中两个 DE 气球使用相同的材料与尺寸。初始状态下,在空腔气压的作用下一个 DE 气球产生较大变形,另一个 DE 气球产生较小变形(见图 3-17)。通过调控两个 DE 气球的加载电压,每个 DE 气球在两个稳定状态之间均可以实现自由切换,且在每一个稳定状态下均不需要持续的电压激励。图 3-18～图 3-20 采用 UANISOHYPER_INV 技术对这种可逆型双稳态驱动过程进行了模拟与分析,其中图 3-18 为可逆型双稳态驱动系统的有限元模型。

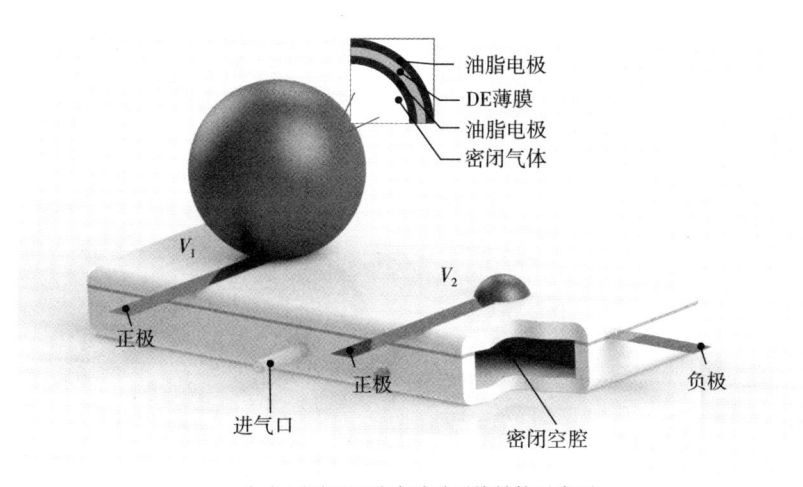

（a）可逆型双稳态致动系统结构示意图

图 3-17　可逆型双稳态驱动系统结构示意

初始状态时,在腔内气压作用下两个 DE 气球产生变形,调控气压使得 A 气球产生较大变形、B 气球产生较小变形(见图 3-19 和图 3-20 中 0A 和 0B 状态),对于该过程中的分析可以使用 Abaqus 软件中弧长法静力学分析来实现。当 B 气球施加电压激励时,在气电混合下 B 气球产生突弹跳变到达 1B 状态,由于在整个驱动过程中空腔与外界无气体交换,因此在 B 气球发生突弹跳变的同时 A 气球体积减小至 1A 状态。随着驱动电压减小,B 气球体积逐渐减小,空腔内压逐渐增加,到驱动电压彻底撤销后 A 气球和 B 气球到达图 3-19 和图 3-20 中新的稳定平衡状态 2A 和 2B。此时,如果再对 A 气球实施相同的电压加载过程,A 气球与 B 气球将由稳定平衡状态 2A、2B 再次回到初始稳定状态 0A、0B。图 3-19 为 DE 气球在驱动过程中腔内气压与气球体积的变化规律,图 3-20 为 DE 气球在不同驱动状态下的体积变化。

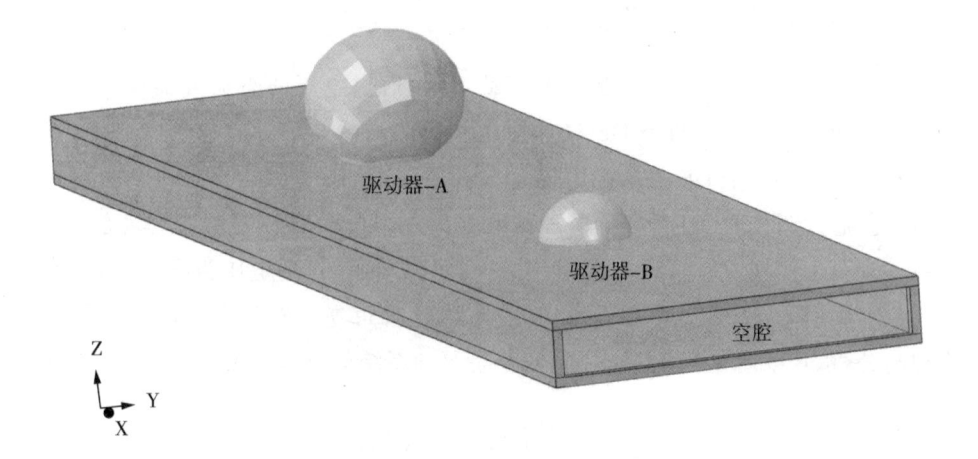

图 3-18 可逆型双稳态驱动系统的有限元模型

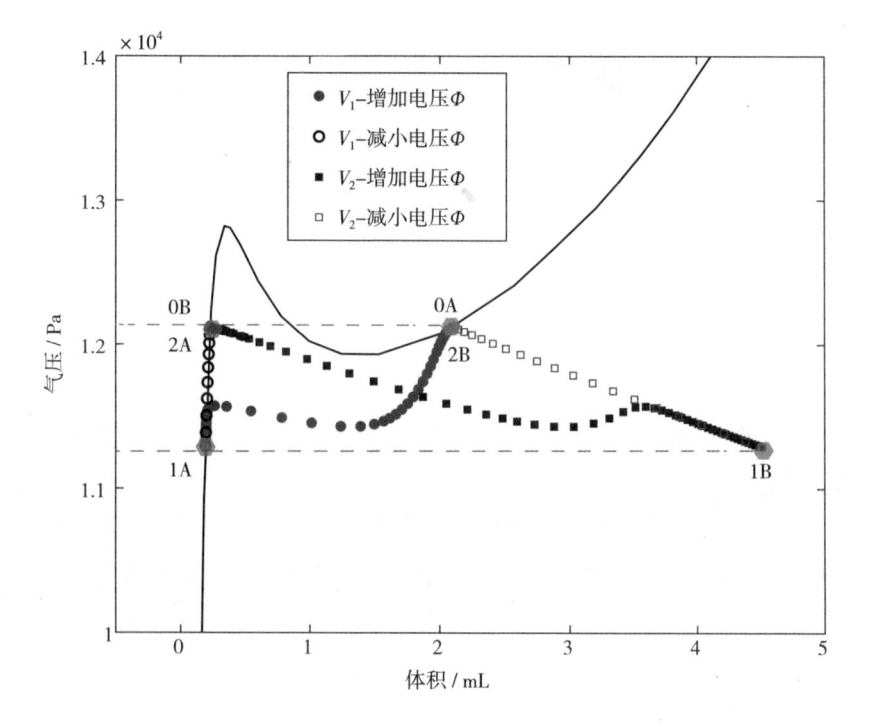

图 3-19 DE气球在驱动过程中腔内压力与气球体积的变化规律

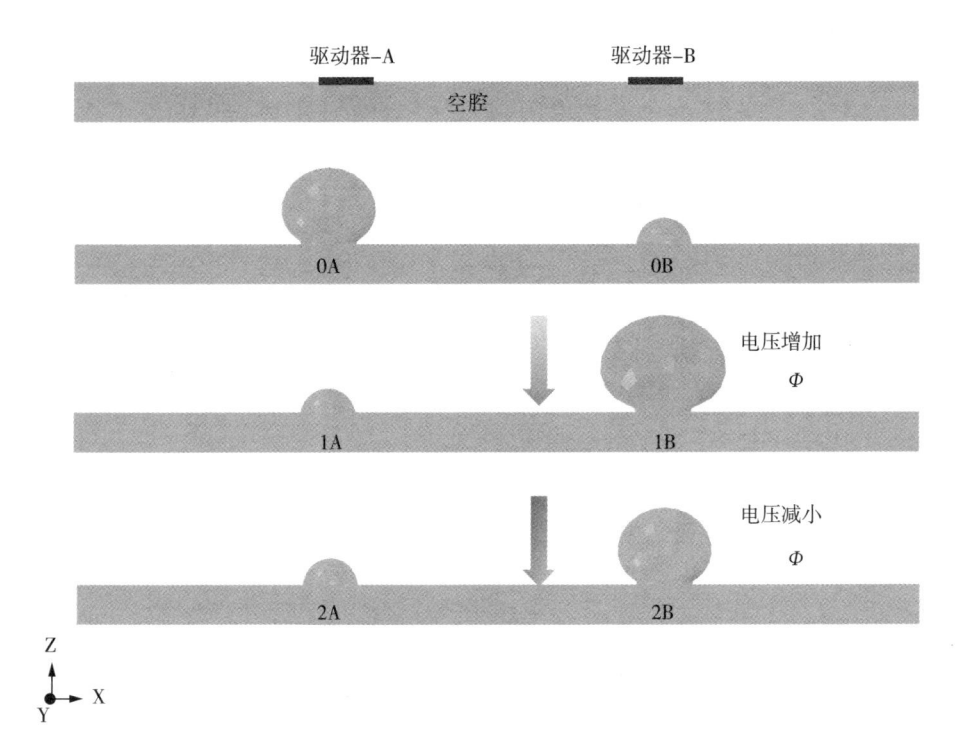

图 3 - 20　DE 气球在不同驱动状态下的体积变化

3.5　本章小结

通过理论建模开展 DE 复杂驱动行为的定性与定量分析仍是一个挑战,因此基于有限元理论开展数值仿真模拟成为 DE 研究的一个重要方向。DE 驱动具有非线性多场耦合大变形特点,但现有商用有限元软件中的材料库模型无法准确模拟 DE 的复杂变形。目前,主要通过 Abaqus 软件的二次开发与 COMSOL 软件的多场耦合分析技术来实现 DE 的多物理场耦合变形。本章分别以 Gent 与 Gent - Gent 两种自由能模型介绍 UMAT 与 UANISOHYPER_INV 在 DE 力电耦合变形模拟中的实现过程及其应用,从而丰富和发展 DE 理论,并为今后 DEA 的设计与应用提供新的研究方法与思路。

参考文献

[1] LI G R, CHEN X P, ZHOU F H, et al. Self-powered soft robot in the Mariana Trench[J]. Nature,2021,591(7848):66 – 71.

[2] CHEN Y F,ZHAO H C,MAO J,et al. Controlled flight of a microrobot powered by soft artificial muscles. [J]. Nature,2019,575(7782):324 – 329.

[3] GU G Y, ZOU J, ZHAO R K, et al. Soft wall-climbing robots[J]. Science Robotics,2018,3(25):eaat2874.

[4] CHEN B, SUN W, LU J, et al. All-solid ionic eye[J]. Journal of Applied Mechanics,2021,88(3):031016.

[5] KEPLINGER C, SUN J Y, FOO C C, et al. Stretchable, transparent, ionic conductors[J]. Science,2013,341(6149):984 – 987.

[6] WISSLER M, MAZZA E, KOVACS G. Electromechanical coupling in dielectric elastomer actuators[J]. Sensors and Actuators A:Physical,2007,138 (2):384 – 393.

[7] ZHAO X H,SUO Z S. Method to analyze electromechanical stability of dielectric elastomers[J]. Applied Physics Letters,2007,91(6):061921.

[8] ZHU J, KOLLOSCHE M, LU T, et al. Two types of transitions to wrinkles in dielectric elastomers[J]. Soft Matter,2012,8(34):8840 – 8846.

[9] ZHU J, CAI S Q, SUO Z G. Resonant behavior of a membrane of a dielectric elastomer[J]. International Journal of Solids and Structures,2010, 47 (24): 3254 – 3262.

[10] LI T F, KEPLINGER C, HUANG J S, et al. Giant voltage-induced deformation in dielectric elastomers near the verge of snap-through instability [J]. Journal of the Mechanics and Physics of Solids,2013,61(2):611 – 628.

[11] TRELOAR L R G. Stress-strain data for vulcanized rubber under various types of deformation[J]. Rubber Chemistry and Technology, 1944, 17 (4): 813 – 825.

[12] GENT A. A new constitutive relation for rubber[J]. Rubber chemistry and technology,2012,69(1):59 – 61.

[13] LI B,CHEN H,ZHOU J. Modeling of the muscle-like actuation in soft

dielectrics:deformation mode and electromechanical stability[J]. Applied Physics A,2013,110(1):59 - 63.

[14] 毛国勇,曲绍兴. 介电高弹体结构与器件力电耦合稳定性研究综述[J]. 中国科学 B 辑,2008,38:957.

[15] PATRICK L,GABOR K,SILVAIN M. Characterization of dielectric elastomer actuators based on a hyperelastic film. model[J]. Sensors and actuators:A. Physical,2007,135(2):748 - 757.

[16] ALIBAKHSHI A, HEIDARI H. Nonlinear dynamics of dielectric elastomer balloons based on the Gent-Gent hyperelastic model[J]. European Journal of Mechanics/A Solids,2020,82:103986.

[17] CAO C J,GAO X,CONN A T. A magnetically coupled dielectric elastomer pump for soft robotics [J]. Advanced Materials Technologies,2019,4 (8):1900128.

[18] KEPLINGER C,LI T F,BAUMGARTNER R,et al. Harnessing snap-through instability in soft dielectrics to achieve giant voltage-triggered deformation[J]. Soft Matter,2012,8(2):285 - 288.

[19] LU T,AN L,LI J,et al. Electro-mechanical coupling bifurcation and bulging propagation in a cylindrical dielectric elastomer tube[J]. Journal of the Mechanics and Physics of Solids,2015,85:160 - 175.

第4章 DEA 的电阻抗模型研究

目前,DEA 的模型研究主要集中在力学及力电耦合方面,对其电学建模研究比较少。由于 DEA 在应用中不可避免的涉及能量转换效率、电路控制、能耗匹配等问题,因此对其电学特征的建模分析必不可少。本章将介绍 DEA 现有的电学模型,并从阻抗匹配的角度进行建模的理论分析。

4.1 DEA 的电学模型分类

从 2008 年起,DEA 的理论建模逐渐成为该领域的热门方向,研究人员提出了考虑材料的几何非线性、力学非线性、耦合机制、结构失稳、黏弹性、漏电流等的 DEA 模型。但是这些 DEA 模型都是以力学建模为基础进行扩展,缺少以电学元件为基础的建模分析。究其原因,主要是在驱动过程中,DEA 总是受信号发生器与信号放大器生成的电压驱动,且可以产生安全稳定的电流值,即使负载变化,其输出功率依然可以保持恒定,因此 DEA 与电源之间的阻抗匹配问题可以忽略。在实际应用中,DEA 往往与小型化的电池升压模块或者摩擦发电机进行组合,DEA 的阻抗特性与供电系统互相制约影响,这样形成的电路系统中电流与电压会随着驱动变形而发生变化。这就导致 DEA 的实际承载电压与预期电压存在差异。因此,需要从电阻抗角度进行电学模型的分析。

早期的探索中,韩国成均馆大学的研究人员[1]将柔性电极视为理想电极,认为 DEA 等效电路为 DE 层电阻与其电容并联的结构。基于该模型,他们提出了一种 DEA 的自传感方法,即驱动器上无须任何额外的传感装置,便可感应作用在其上的力。这是因为 DEA 的阻抗可以随作用力的变化而变化。该方法中,DE 层电容和电阻的表达式分别为

$$C_p = \varepsilon_r \varepsilon_0 \frac{A}{t} \qquad (4-1)$$

$$R_p = \rho \frac{t}{A} \qquad (4-2)$$

式中,A 为驱动器两侧重叠电极的面积,单位为 m^2;t 为介电层的厚度,单位为 m。

同时,韩国成均馆大学的研究人员还证明了介电层电容 C_p 与介电层电阻 R_p

的乘积是一个常数。

后来,Foo 等人[2]提出了 DE 的耗散模型,他们将 DEA 等效为一个电阻和电容并联的结构。该模型考虑了 DE 薄膜的漏电流现象,即由电源流出的电荷,部分会聚集在 DE 材料上下表面,少量电子和离子在施加电场作用下通过 DE 薄膜引起电流泄露。

2018 年,德国柏林工业大学的研究人员[3]在上述模型的基础上增加了对电极电阻的考虑,利用该电学模型设计出一款阻抗和位置控制器。阻抗和位置控制器的基本原理:DEA 在电压和外力的作用下产生应变,应变会引起阻抗改变(多层堆叠式 DEA 在厚度方向的应变宏观表现为厚度的增大或减小)。对该样品增加闭环控制模块调节驱动电压以实现多层 DEA 的阻抗和位置控制。随后,Le Floch 等人[4]对金属薄膜电极的 DEA 整体结构的电阻抗谱进行了研究,并考虑了金属电极和 DE 界面阻抗。他们经过分析得出,在驱动电压频率高于 100 Hz 时,金属电极和 DE 界面阻抗可以忽略不计。由此可见,从耗散角度和阻抗角度都可以进行电学模型的建立,可以根据工艺和材料不同分别进行建模研究。

4.2　电阻抗模型建立

由于 MDEA 是研究的热点方向,因此本节以 MDEA 为研究对象进行建模介绍。当层数设置为 1 时,MDEA 的模型简化为单层的 DEA 模型。一般来说,DEA 可以建模为简单的电容器,电学上电容器电容的计算公式为

$$C = \varepsilon_0 \varepsilon_r \frac{A}{t} \qquad (4-3)$$

式中,A 为电容器极板的正对面积,单位为 m^2;t 为介电层厚度,单位为 m。

式(4-3)说明,驱动器的电容值 C 与电容器极板的正对面积 A 成正比,与介电层厚度 t 成反比。之前有研究人员对单层 DEA 的电学模型进行了研究,但未能完全表示出驱动器几何结构参数与阻抗的严格对应关系。本节考虑了 DE 的介电损耗,建立了多层 DEA 的电学模型。多层 DEA 结构上为单层 DEA 堆叠而成,等效电路为"单层元件"的并联形式[见图 4-1(a)],每个单层元件的等效电路由驱动器电极电阻 R_e、介电层的电容 C_p 和其对应的介电层电阻 R_p 组成。同时还考虑了导线与驱动器断面连接处的接触电阻 R_c。此时,电容计算公式中 A 为电极重叠面积,t 为介电薄膜厚度。因此,接触电阻 R_c 的经验公式、电极电阻 R_e 的计算公式和介电层电阻 R_p 的计算公式分别为

$$R_c = \frac{K}{(0.102F)^m} \tag{4-4}$$

式中，K、m 为与接触材料和接触类型有关的系数；F 为接触压力，单位为 N。

$$R_e = R_s \frac{l}{w} \tag{4-5}$$

式中，R_s 为电极表面电阻，单位为 Ω/m，可通过四探针测量仪测量得到；l 为电极的长度，单位为 m；w 为电极的宽度，单位为 m。

$$R_p = \rho \frac{t}{A} \tag{4-6}$$

式中，ρ 为电介质薄膜的电阻率，单位为 $\Omega \cdot m$，可通过宽频介电阻抗谱仪测量得到。

　　式(4-5)电极电阻为驱动器电极重叠面积电阻与引线电极电阻的代数和。在多层 DEA 每层介电薄膜厚度均匀且一致性好的情况下，图 4-1(a)中间层电极电阻 R_e 中流过的电流是最外层电极电阻 R_e 的 2 倍。根据这一假设，可将中间层电阻拆分为 $2R_e$ 并联的形式，并得到图 4-1(b)所示的电路图，进而将电阻 R_e 进行串联计算得到图 4-1(c)所示的等效电路电阻合并图，进一步简化计算得到图 4-2所示的多层 DEA 的最终简化电路图，图 4-2 中 n 表示多层 DEA 的层数。

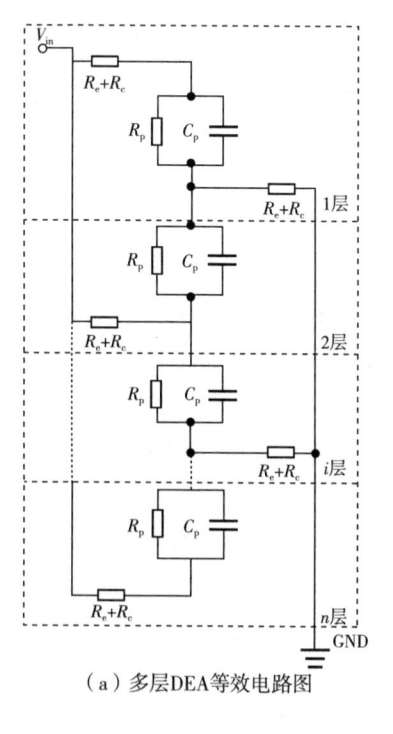

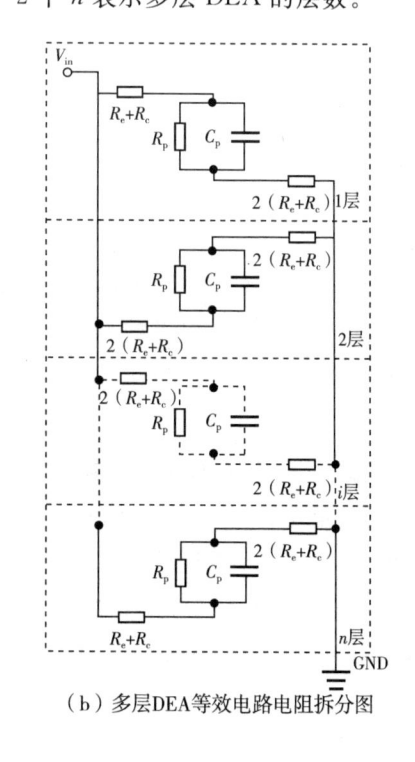

（a）多层DEA等效电路图　　　　　　　（b）多层DEA等效电路电阻拆分图

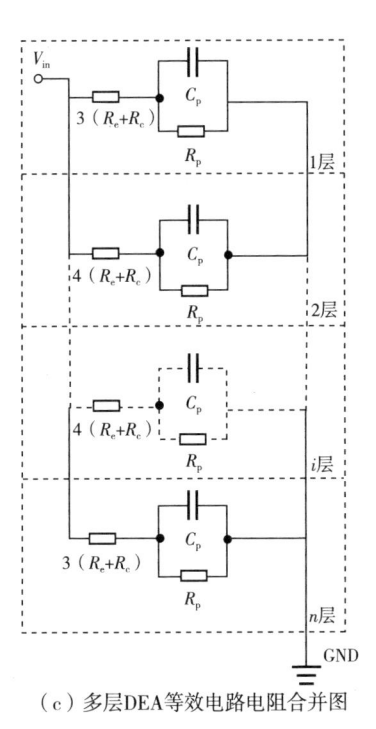

（c）多层DEA等效电路电阻合并图

图 4-1　多层 DE 驱动器等效电路简化过程图

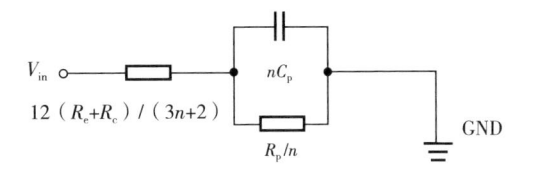

图 4-2　多层 DEA 的最终简化电路图

4.3　电阻抗模型分析与实验验证

4.3.1　验证方法介绍

当施加驱动电压使 DEA 变形时，DEA 的电容因面积增大和厚度减小而增大。考虑测试过程中 DEA 的电容、电阻、总阻抗等电学参数随 DEA 变形而变化，故 DEA 的电阻抗模型实验验证方法分为低压测试法和高压测试法。低压测试法也称为电压法,即将 DEA 与定值电阻串联,通过高压放大器给 DEA 和定值电阻施加不同频率的电压,通过监测电源电压与定值电阻两端的电压来验证 DEA 电阻抗模型。这种测试方法不适合高压测试,原因是当给 DEA 施加高电压进行测试时,测试过程中需要不断调节电源电压频率;当电压频率在 DEA 共振频带时,DEA 发生共振,影响测试结果的准确性。高压测试法也称为电流法,即给 DEA 施加高电压,通过监测高压放大器电流监测口的电流信号来验证 DEA 电阻抗模型。这种测试方法不适合低压测试,原因是给 DEA 施加低电压时,电流监测后输出的电流信号信噪比低,采集的电流数据不准确,致使实验误差比较大。

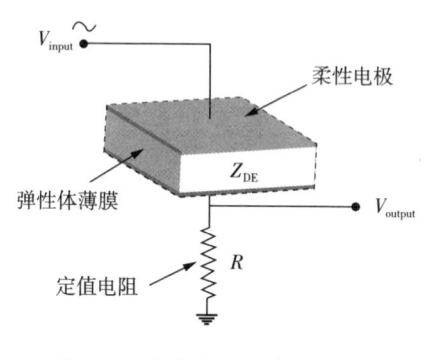

图 4-3　容抗分压电路原理示意

1. 电压法

电压法验证电阻抗模型的基本原理:通过在 DEA 和公共接地之间串联一个电阻器 R,输入电压为 200 V(忽略 DEA 的变形),不断调整输入电压的频率,监测定值电阻的分压情况。如图 4-3 所示,该电路可视为一个容抗分压电路。

由于容抗是交流信号频率的函数,因此 DEA 的容抗可表示为

$$X_c = \frac{1}{2\pi f C} \tag{4-7}$$

式中,X_c 为容抗,单位为 Ω;f 为输入电压的频率,单位为 Hz;C 为 DEA 的电容,单位为 F。

考虑电极电阻、DE 的漏电流等因素,将驱动器的电阻抗表示为容抗的函数,即 $Z_{DE} = f(R_s, R_p, X_c)$,则输出电压可表示为

$$V_{output} = \frac{R}{R + Z_{DE}} V_{input} \tag{4-8}$$

该电路可以解释为所建模型的高通滤波器,即电源端为输入端、定值电阻端为输出端,则其一般方程定义为

$$A(f) = 20\log\left(\left|\frac{R}{R + Z_{DE}}\right|\right)$$
$$\varphi(f) = \varphi(V_{output}) - \varphi(V_{input}) \tag{4-9}$$

式中，$A(f)$ 为高通滤波器的增益；$\varphi(f)$ 为高通滤波器的相移，单位为°。

通过实验测量可以得到不同电压频率下 DEA 的幅频、相频特性曲线，依据曲线数据可以验证多层 DEA 的静态电阻抗模型。

以单层 DEA 电阻抗模型为例，研究 DEA 串联定值电阻后定值电阻的分压情况。单层 DEA 阻抗为

$$Z_{DE} = R_e + \frac{R_p}{\sqrt{1+(wCR_p)^2}} \qquad (4-10)$$

设串联系统施加的电源电压为

$$V_{in}(t) = A\sin(wt+\varphi) + A \qquad (4-11)$$

可推导出定值电阻两端的电压为

$$V_R(t) = \gamma A\sin(wt+\varphi+\theta+\xi) + \frac{\beta R}{R_p}A \qquad (4-12)$$

式中，$\gamma = \dfrac{R}{R_e + R + \dfrac{R_p}{\sqrt{1+(wCR_p)^2}}}$；$\tan\theta = -\dfrac{(R_e+R)CwR_p}{R_e+R_p+R}$，$\tan\zeta = wCR_p$，且 $0 < -\tan\theta < \tan\zeta$。

2. 电流法

对于上述理论模型也可采用电流法进行验证，即在 DEA 两端施加一定的电压信号后，监测驱动器中通过的电流信号，将采集到的电流信号与由模型计算的理论电流信号进行对比，来验证 DEA 的电阻抗模型多层 DEA 简化电路如图 4-4 所示。

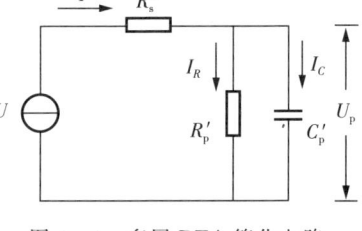

图 4-4　多层 DEA 简化电路

根据基尔霍夫电流定律得

$$C_p'\frac{dU_p}{dt} + \frac{U_p}{R_p'} = \frac{U-U_p}{R_s'} \qquad (4-13)$$

上述微分方程通解表达式为

$$U_p(t) = Ae^{\frac{R_s'+R_p'}{C_p'R_s'R_p'}dt} + e^{-\int\frac{R_s'+R_p'}{C_p'R_s'R_p'}dt}\int\frac{U}{C_p'R_s'}e^{-\int\frac{R_s'+R_p'}{C_p'R_s'R_p'}dt}dt \qquad (4-14)$$

当给 DEA 施加一个阶跃电压 $U = U_{in}\varepsilon(t)$ 时，上述表达式变为

$$U_{\mathrm{p}}(t)=\frac{U_{\mathrm{in}}R_{\mathrm{s}}'}{R_{\mathrm{s}}'+R_{\mathrm{p}}'}(1-\mathrm{e}^{-\frac{R_{\mathrm{s}}'+R_{\mathrm{p}}'}{R_{\mathrm{s}}'R_{\mathrm{p}}'C_{\mathrm{p}}'}t}) \qquad (4-15)$$

由局部电压 $U_{\mathrm{p}}(t)$ 计算可得干路电流表达式为

$$I(t)=\frac{U_{\mathrm{in}}}{R_{\mathrm{s}}'+R_{\mathrm{p}}'}\Big(1+\frac{R_{\mathrm{p}}'}{R_{\mathrm{s}}'}\mathrm{e}^{-\frac{R_{\mathrm{s}}'+R_{\mathrm{p}}'}{R_{\mathrm{s}}'R_{\mathrm{p}}'C_{\mathrm{p}}'}t}\Big) \qquad (4-16)$$

监测高压放大器电流通道的电流信号,根据电流信号计算得到 R_{s}'、R_{p}'、C_{p}' 等参数值,再将其与理论计算结果比较,从而验证 DEA 的电阻抗模型。

4.3.2 电阻抗模型参数获取

1. 电极电阻与接触电阻

DEA 的电阻主要包括电极电阻和 DE 的电阻,这些电阻分别取决于组成材料的体积电阻率和材料用量。对于电极电阻而言,电极厚度取决于制造工艺,并且不容易测量,通过测量电极电阻来比较不同材料的电阻率也是十分困难的。

DEA 的电极电阻主要取决于组成材料的体积电阻率和电极的结构参数。由于电极厚度取决于制造工艺且不容易测量,因此可通过测量电极的表面电阻来测量电极厚度。实验结果已证明通过该方法得到的数据可以很好地量化薄层电介质或绝缘材料的电学性能。表面电阻代表每平方面积电介质表面对正方形的相对两边之间表面泄漏电流所产生的电阻。对于一个厚度为 d、长度为 L、宽为 w、体积电阻率为 ρ 的匀质薄层电极,其沿着长度方向的电阻为 $R=\rho\dfrac{L}{wd}$,电极表面电阻为 $R_{\mathrm{s}}=R\dfrac{w}{L}=\dfrac{\rho}{d}$。从上式来看,表面电阻的物理单位是 Ω,而它的常用单位是 Ω/sq 或 Ω/m。由于正方形表面的表面电阻与其体积电阻一致,且与正方形的大小无关,因此表面电阻也可以定义为任何尺寸正方形电极的体积电阻,单位是"欧姆每平方",类似于"每纵横比的欧姆",进而可以用表面电阻计算驱动器电极的体积电阻。

下面通过测试不同尺寸导电薄带的电阻值来验证式(4-5)电极电阻的计算公式。制备宽度不同、覆盖层和基底层均为 $50~\mu\mathrm{m}$ 的 PDMS186、中间夹层为 3 倍浓度碳纳米管(Carbon Nanotubes,CNT)电极层的匀质长条状导电薄带,导电薄带长度 L_{s} 的尺寸为 $10\sim60~\mathrm{mm}$。将导电薄带与一个 $2~\mathrm{M}\Omega$ 的高压电阻串联,给串联后的系统施加 $200~\mathrm{V}$ 的直流电压,测试高压电阻两端的分压情况,计算得到不同长度导电薄带的电阻值。在实际测试中导电薄带电阻应包含电极电阻和导线与导电薄

带断面处接触电阻两部分,故导电薄带电阻表达式为

$$R = R_s \frac{L_s}{w} + 2R_c \qquad (4-17)$$

式中,R_s 为电极表面电阻,单位为 Ω/m;L_s 为导电薄带长度,单位为 m;w 为导电薄带宽度,单位为 m;R_c 为接触电阻,单位为 Ω。

将电阻值用式(4-17)进行拟合,拟合结果见表 4-1 所列。从拟合结果可以看出,宽度为 9 mm 的导电薄带表面电阻值与四探针测量仪测试结果基本一致,而拟合得到的宽度为 4 mm 的导电薄带表面电阻值明显高于四探针测量仪测试结果,这说明 CNT 转印工艺在制备尺寸较小的电极时转印难度会相对大一些,转印效果也会随之差一些。另外,有硅橡胶覆盖作保护层的导电薄带与无保护层的导电薄带的表面电阻值基本相同,但是接触电阻值要高一个数量级。这是因为覆盖层在起到保护电极作用的同时也增加了断面处电流通过的难度,所以对 DEA 电阻抗建模时需要考虑接触电阻。

表 4-1　表面电阻和接触电阻拟合值

电阻值/kΩ		表面电阻 R_s	接触电阻 R_c
导电薄带宽度 w	4 mm	147.50	198.80
	9 mm	40.16	88.58
	9 mm(无覆盖层)	41.15	9.11

在上述实验的基础上,测试特定电极图案的电极电阻来进一步验证式(4-17)的正确性。采用与导电薄带相同的制备和测试方法得到图 4-5 所示"Z"形导电图案的电阻,实验测试结果和理论计算结果见表 4-2 所列。从表 4-2 可以看出,对于"Z"形图案电阻的实验测试结果与理论计算结果误差在 5% 以内,属于可接受范围。

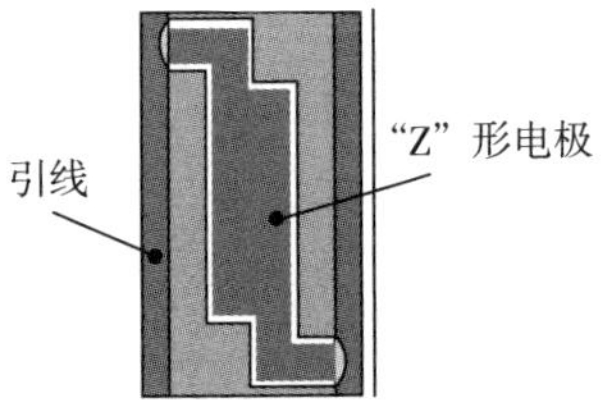

图 4-5　"Z"形导电图案

表 4-2　"Z"形导电图案电阻的实验测试结果与理论计算结果

电阻 R/MΩ	实验测试	理论计算	误差
短"Z"形	1.31	1.36	3.8%
长"Z"形	1.39	1.40	0.7%

2. 电介质电阻率和相对介电常数

在验证 DEA 电阻抗模型前需要对模型公式中材料的属性参数进行测量。使用模具浇注一个厚度为 3 mm 的 PDMS 186 硅橡胶块体（其固化条件是先在 80 ℃下固化 0.5 h，然后冷却至 60 ℃，再在 120 ℃下二次固化 1 h），然后裁出一个直径为 10 mm、高度为 2 mm 的圆柱体用于测量电阻率和相对介电常数（测试仪器为宽频介电阻抗谱仪，型号为德国 Novocontrol Concept 80，测试样品的上下表面需要喷金处理）。测试结果如图 4-6 所示，PDMS 186 的相对介电常数约为 2.7，而电阻率随频率变化明显，这里取频率在 1 kHz 以下的电阻率为 8×10^{11} $\Omega\cdot cm$。

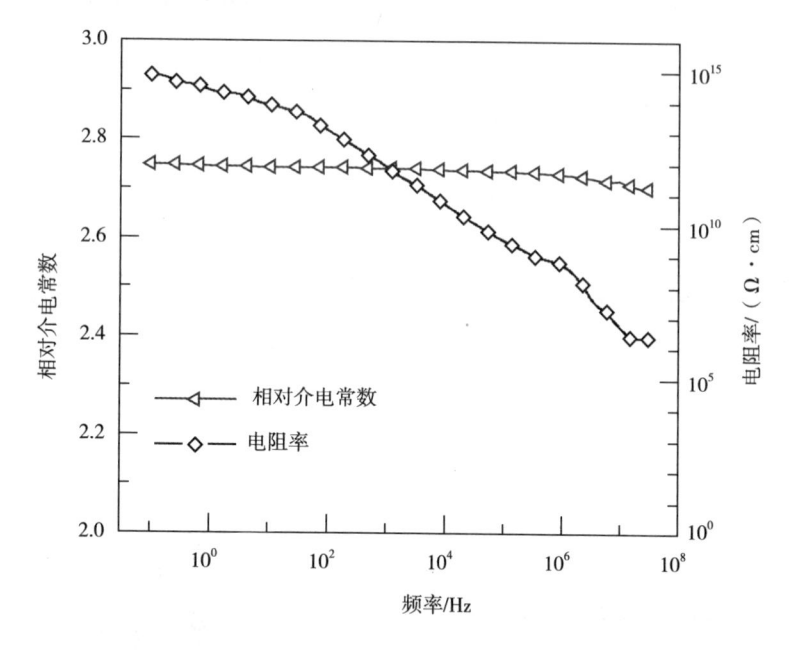

图 4-6　PDMS 186 相对介电常数和电阻率随频率变化曲线

4.3.3　分压法实验验证

采用分压法对多层 DEA 理论模型进行实验验证：分别从 DEA 层数、每层薄膜厚度、电极形状和密度 4 个方面去验证模型。

首先，制备电极分散液体积为 0.75 mL，电极尺寸分别为 25 mm×9 mm、15 mm×9 mm、15 mm×15 mm，层厚为 50 μm 的单层 DEA，将其与一个 2 MΩ 的高压定值电阻串联，由信号发生器和高压放大器给 DEA 施加 0～200 V 的正弦波电压,使用高压探头和示波器监测定值电阻两端电压和电源电压(见图 4-7),利用 Scope 上位机软件将示波器电压数据保存至计算机,对数据进行后处理时定值电阻两端电压和电源电压幅值比和相位差可由式(4-12)和(4-13)计算得到。

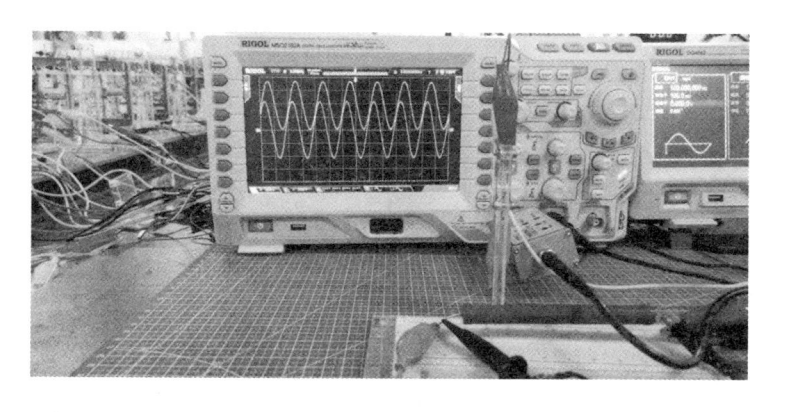

图 4-7　示波器监测定值电阻两端电压和电源电压

根据多层 DEA 理论模型推导出模型元件参数(见表 4-3)。实验过程中,采集频率为 10 Hz、25 Hz、50 Hz、75 Hz、100 Hz、250 Hz、500 Hz、750 Hz、1000 Hz 时电源电压与定值电阻的分压数据,并使用 MATLAB 软件中的"cftool"工具对其进行拟合。不同尺寸 DEA 阻抗模型实验与理论计算结果如图 4-8(a)所示。从图 4-8(a)可以看出,理论模型计算结果与实验测试结果一致,但是随着驱动电压频率的增加,DEA 的电容值对高压定值电阻的分压影响明显。这说明 DEA 在中低频驱动电压下的阻抗主要受电容参数影响,在高频驱动电压下的阻抗主要由电阻参数决定。

表 4-3　50 μm 层厚 DEA 电阻抗模型元件参数

元件参数	25 mm×9 mm	15 mm×9 mm	15 mm×15 mm
R_t	0.199 MΩ	0.199 MΩ	0.199 MΩ
R_e	0.564 MΩ	0.515 MΩ	0.486 MΩ
R_p	1.78 GΩ	2.96 GΩ	1.78 GΩ
C_p	107.5 pF	64.5 F	107.5 F

其次,制备电极分散液体积为 0.75 mL,电极尺寸为 25 mm×9 mm,层厚分别为 50 μm、75 μm、100 μm 的单层 DEA,采用同样的方法进行实验数据采集,并将理

论模型计算结果与实验测试结果进行比较,其中 25 mm×9 mm 电极尺寸 DEA 电阻抗模型元件参数见表 4-4 所列,不同层厚 DEA 理论模型计算结果与实验测试结果如图 4-8(b)所示。从图 4-8(b)可以看出,相同频率下 DEA 的层厚越大阻抗越大。

表 4-4　25 mm×9 mm 电极尺寸 DEA 电阻抗模型元件参数

元件参数	50 μm	75 μm	100 μm
R_t	0.199 MΩ	0.199 MΩ	0.199 MΩ
R_e	0.564 MΩ	0.564 MΩ	0.564 MΩ
R_p	1.78 GΩ	2.67 GΩ	3.55 GΩ
C_p	107.5 pF	71.7 pF	53.8 pF

最后,制备电极分散液体积为 0.75 mL,电极尺寸为 25 mm×9 mm,层厚为 50 μm,层数分别为 2、3、4 的多层 DEA,其理论模型中的元件参数与单层 DEA 参数相同,按照相同实验操作得到不同层数 DEA 理论模型计算结果与实验测试结果如图 4-8(c)所示。

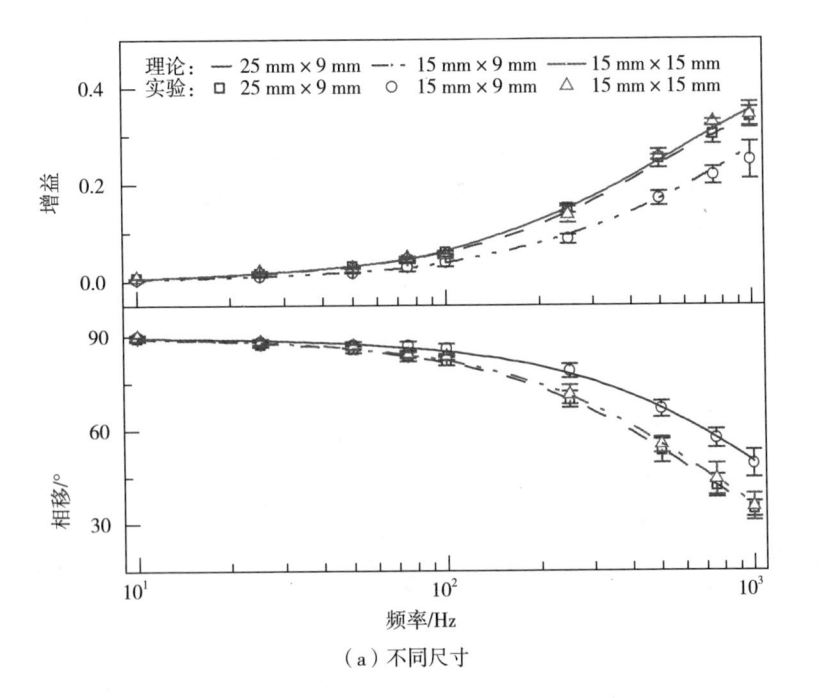

(a) 不同尺寸

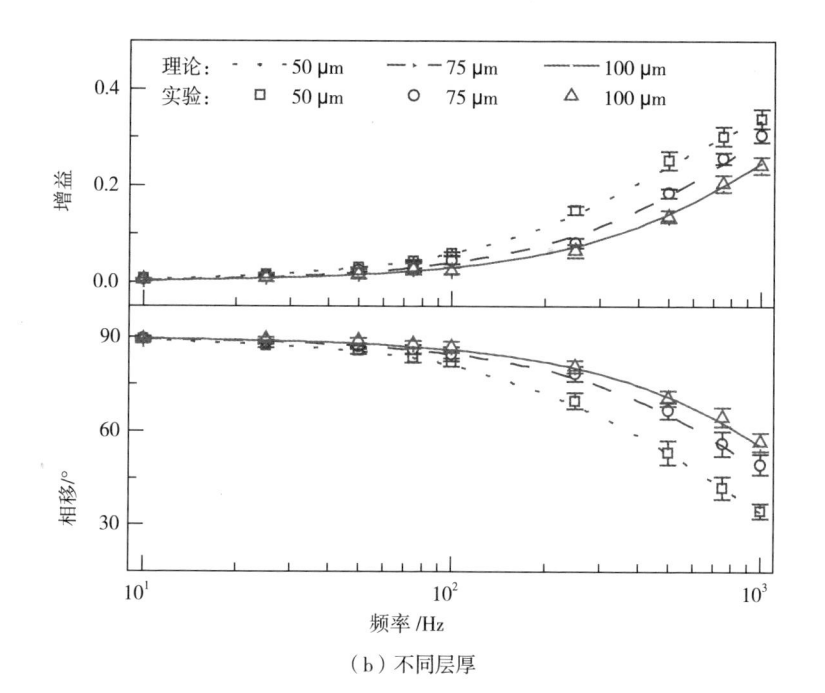

（b）不同层厚

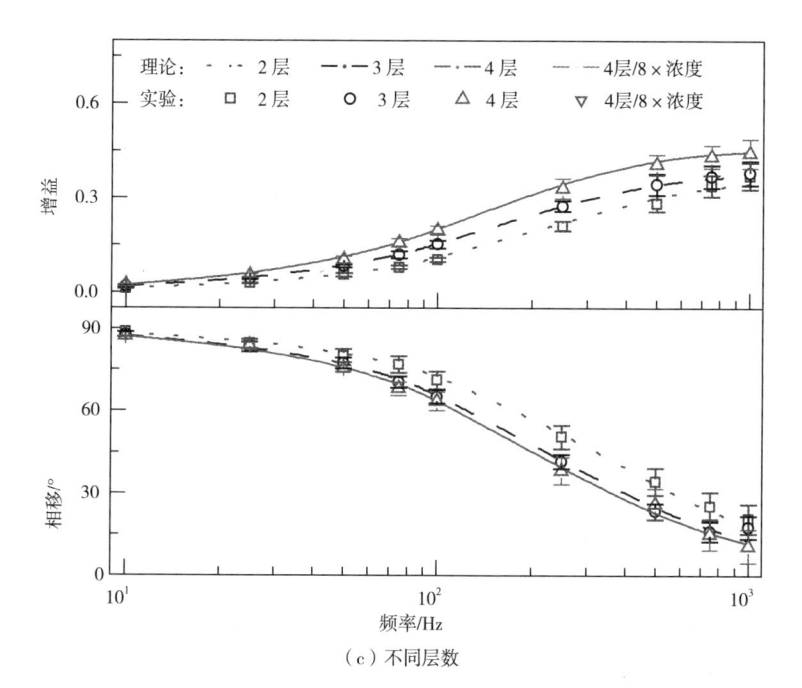

（c）不同层数

图 4 - 8　不同参数 DEA 理论模型计算结果与实验测试结果

4.3.4 电流法实验验证

电流法适用于 DEA 输入电压较高的测试环境,原因是施加在 DEA 上的电压较高时,DEA 中通过的电流较大,采集的电流信号信噪比较高,测试结果更准确。使用 TREK 610E 高压放大器给 5 层 DEA 施加幅值为 1000 V、频率为 1 Hz 的方波信号,用示波器显示高压放大器电流监测口输出的电流信号,其实验测试过程和结果如图 4-9 所示。将采集的电流随时间变化曲线与式(4-16)计算结果进行比较。根据电学模型计算得到 DEA 时间常数 $\tau = RC = 0.2894537$ ms;采用斜率法计算得到 DEA 理论充电时长和实际充电时长分别为 1.03278 ms 和 1.2098765 ms。因为理论充电时长约为时间常数的 3.6 倍,所以计算得到 DEA 实际的时间常数为 0.336 ms;由实际峰值电流和实际时间常数计算得到 5 层 DEA 的实际电极电阻为 0.508 MΩ、实际电容为 575.3 pF,模型计算得到的电极电阻为 0.531 MΩ、电容为 535.2 pF。两者电极电阻和电容的误差分别为 4.52% 和 6.97%,在可接受范围内。

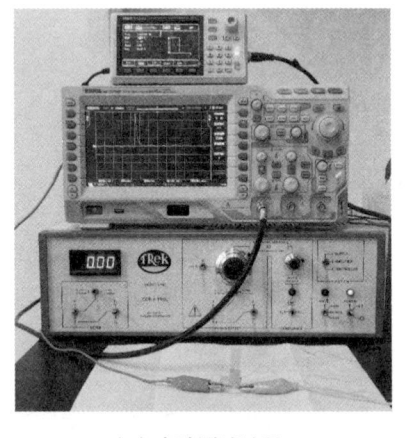

（a）实验测试过程

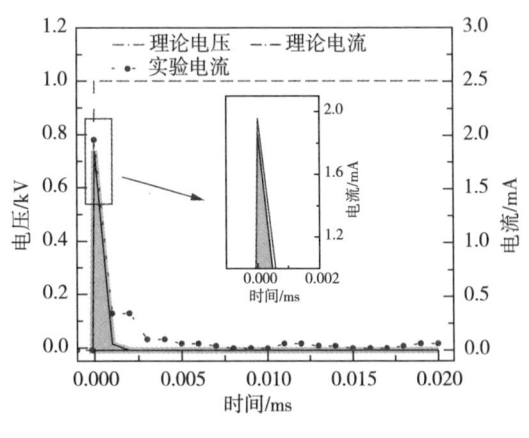

（b）实验测试与理论计算结果

图 4-9　电流法测试 DEA 中通过的电流

4.4　本章小节

DEA 电学模型的研究成果远不如其力学模型的研究成果丰富,但是对 DEA 电学模型的研究又是实际应用中必不可少的内容。本章介绍了基于 DEA 电极电阻和接触电阻建立多层 DEA 的电学模型,通过化简得到其简化电路模型及整体阻抗表达式,随后采用电压法和电流法分别对不同尺寸、层厚、层数 DEA 的电阻抗进行实验验证。验证结果表明,该理论模型计算结果与实验测试结果拟合良好,可作为后续 DEA 在负载方面研究的理论参考。

参考文献

[1] CHUC N H,THUY D V,PARK J,et al. A dielectric elastomer actuator with self-sensing. capability[C]. Electroactive Polymer Actuators and Devices (EAPAD)2008. SPIE,2008,6927:260 – 267.

[2] FOO C C,CAI S Q,KOH S J A,et al. Model of dissipative dielectric elastomers[J]. Journal of Applied Physics,2012,111(3):1 – 13.

[3] HOFFSTADT T, MAAS J. Adaptive sliding mode impedance and position control for dielectric elastomer transducers[C]. Electroactive Polymer Actuators and Devices(EAPAD)2018. SPIE,2018,10594:167 – 181.

[4] LE FLOCH P,MOLINARI N,NAN K W,et al. Fundamental Limits to the Electrochemical Impedance Stability of Dielectric Elastomers in Bioelectronics [J]. Nano Letters,2020,20(1):224 – 233.

第 5 章　基于 DE 柔性驱动的蒙皮结构

近年来,具有变形功能的飞行器受到了广泛关注,变形机翼更是其中的研究热点。目前,变形机翼存在变形不连续、制造工艺复杂、结构质量重、变形响应时间长等缺点。因此本章介绍了一种具有主动变形能力的柔性蒙皮结构,利用具有电致变形能力的 DEA 作为变形机翼的蒙皮材料,并基于此对蒙皮驱动单元进行制备、对其性能进行优化并引入变刚度的功能。

5.1　柔性变形机翼的概念

变形机翼已经成为未来先进航空飞行器的重要特征和发展方向。与固定式机翼不同,变形机翼可以根据不同的飞行任务和飞行环境改变机翼形状,进而获得最优的飞行性能。利用变形机翼可使一架飞机高性能地执行多种任务,高效地完成通常需要不同飞机执行的不同属性的任务或组合型任务,同时在飞行过程中改变机翼的气动外形可以适应不同的飞行环境,从而达到最优效能。

伴随着材料、传感器、计算机、微机电系统、气动、控制等技术的不断进步和完善,涌现了许多新型柔性变形机翼技术。柔性变形机翼的研究在国外已经开展了很多年,英国、法国、德国等相继投入巨资开展研究,一些柔性变形结构已经完成基础原理演示实验,其中部分柔性变形结构已经进入飞行测试阶段。

早在 20 世纪 80 年代中期,美国的 Rockwell 公司就提出了一种主动柔性机翼的设计,并用以提高飞机飞行时的气动特性。在 20 世纪 80 到 90 年代,美国开展过两次自适应变形飞机变形机翼的研究,即 MAW(Mission Adaptive Wing)计划和 AFW(Active Flexible Wing)计划。MAW 计划研究了变弯度翼,其利用机械驱动系统提供驱动力,并将一层柔性蒙皮材料覆盖在飞机机翼表面,实现了飞机机翼前、后缘控制面的光滑过渡。该计划在 F-111 飞机上进行了实验,后来因为其机械结构较为复杂,未能在实际中应用。AFW 计划在 F-16 的模型上进行了风洞实验探索研究,其通过前、后缘控制面的结构变形来提高飞机的机动性。2001 年,美国国家航空航天局(National Aeronautics and Space Administration,NASA)提出了一种新型柔性变形飞机。该飞机在不同条件飞行过程中可以随时灵活改变机翼翼展、后掠角大小,如鸟类一样灵活。NASA 制作了该柔性变形飞机的仿真动画,并引发了全世界范围的关注。[1]

在机翼的连续变形过程中,机翼的蒙皮一方面要具有足够的强度和刚度,承受飞行器飞行过程中的气动载荷;另一方面还必须在机翼弦长方向具有较高的弹性,能够实现大变形,满足机翼前、后缘上下偏转时产生的拉伸或压缩变形的要求。因此,研究既能承受载荷,又能实现大变形的蒙皮结构是变形结构研究中的关键技术之一。目前,普遍采用的蒙皮材料是高强度的合金和纤维增强的复合材料。这种蒙皮材料可以承受张力、压力和剪切力的组合作用,并能够使记忆蒙皮表面空气动力学载荷传递至飞行器的承载结构中。所以在使用柔性蒙皮材料代替刚性蒙皮材料时,既要能够满足机翼大尺度变形的要求,又要有刚性蒙皮承载能力,还要以机翼驱动小驱动力产生大变形的能力。

在飞行实际要求中,柔性蒙皮材料应具有良好的弹性、柔性、韧性、耐腐蚀性、耐磨损性,强变形能力,长寿命周期等特性。根据以上特性要求,当前研究的蒙皮材料主要包括合成多稳态复合材料、形状记忆合金材料及聚合物材料等。

多稳态复合材料具有多个稳定形态和弹簧式转换方式。多稳态复合材料可以通过很小的驱动力产生大幅度的变形。研究新型的多稳态复合材料蒙皮结构或许可以实现机翼蒙皮的多自由、大尺度变形,并能够承受较高的刚度。

形状记忆合金材料是一种可通过冷却或加热处理等方式产生相变,进而变形或恢复原始形状的金属材料。这类材料在热、电、光等载荷作用下转变为低刚度状态,可在小驱动力下产生大变形并在冷却后保持形状,再次施加载荷可恢复至原始形状。例如,以形状记忆聚合物为基体、刚性单元为增强体的复合材料[2],由形状记忆聚合物基体和纤维增强复合材料构成的弹性记忆复合材料。南京航空航天大学的研究团队[3]扩展了弹性纤维增强形状记忆聚合物材料的制备方法和力学性能,并利用这种形状记忆聚合物材料和主动蜂窝结构制作出不同类型的变形机翼结构。但是,采用形状记忆聚合物材料制作的蒙皮在变形过程中存在响应时间的问题,而且其高频次变形的可靠性仍需验证。关于该材料的研究可参考综述文章详细介绍。[4]其他柔性蒙皮材料研究还包括一种类似鱼鳞的多单元分段式蒙皮结构,这种蒙皮结构能够满足变形机翼的变形要求;一种可大尺度伸缩弯曲的梯形波纹状蒙皮结构,这种蒙皮结构由正交各异性纤维复合材料制作而成,在变形方向上刚度小、变形大,在非变形方向上刚度大,可承载较大气动载荷[5]。

随着新型柔性智能材料和变形机构的发展,柔性智能变形飞机的变形机翼技术正处于实用化发展的阶段。加强柔性蒙皮材料的延展性和承载性等方面的研究,进而更快地进入新型智能变形飞机的研究领域,对国防安全领域、生活服务方面都有着至关重要的作用。

5.2 柔性变形机翼蒙皮结构的设计及制备工艺

基于 DEA 的柔性特征,可以结合其输出特征与机翼的变形设计柔性机翼蒙皮。在 DEA 的制备中,电极的属性对输出有很大的影响。理想的电极不仅需要有足够的柔性,同时在变形中导电功能也需要得到保持。实验发现,将 Wacker ELASTOSIL®LR 3162A/B 混合硅橡胶稀释剂按质量比为 1∶1 搅拌混合均匀,经过加热固化到 DE 材料表面后可以作为 DE 材料电极。这种 DE 材料电极的导电性能好,且应变量可以达到 500%,因此选择该电极作为蒙皮驱动单元的电极材料。同时,根据机翼变形对应变的需求,选择 3M 公司生产的 VHB 系列的聚丙烯酸酯作为 DE 材料。

机翼设计方面,在 UIUC 翼型坐标数据库中,选择典型的 Clark - Y 作为要设计结构的翼型参考。[6]考虑到对机翼结构的指标要求,将 Clark - Y 翼型飞机机翼设计成四段而不是一个整体,从而使结构有两个自由度可实现其弯曲变形的性能要求。图 5 - 1(a)为翼型各部分名称,图 5 - 1(b)为 Clark - Y 翼型简图,利用 Getdata 软件获取机翼翼型的坐标数据,再根据坐标数据用 Solidworks 软件对机翼翼型进行内部骨架的设计[见图 5 - 1(c)]。图 5 - 1(d)为机翼骨架打印实体。

（a）翼型各部分名称

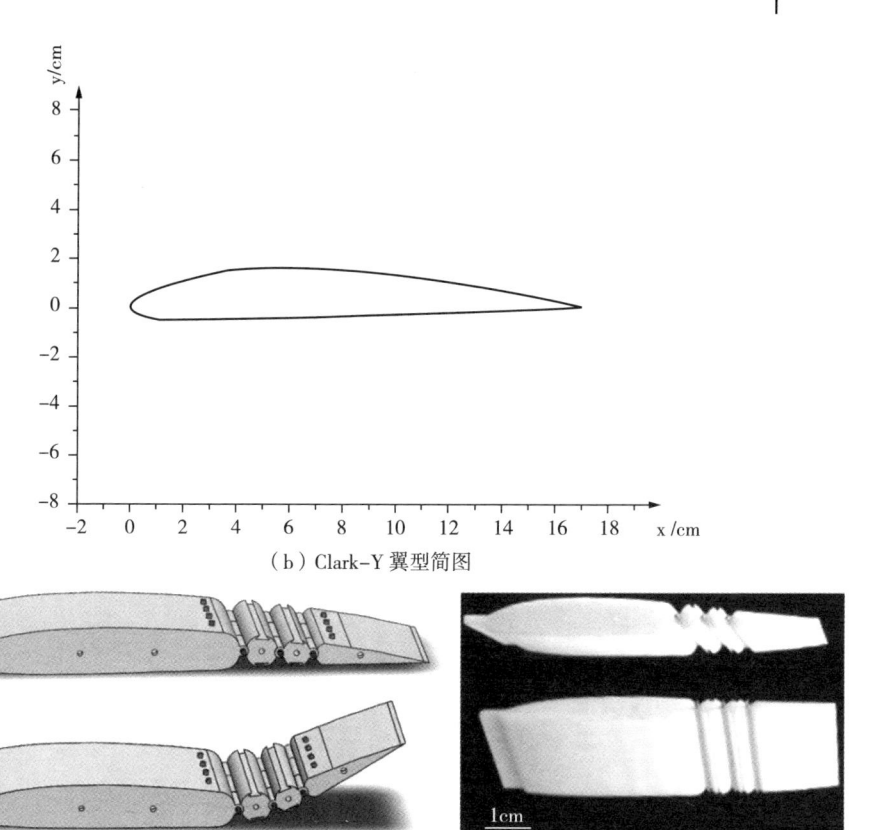

（b）Clark-Y 翼型简图

（c）机翼骨架三维图　　　　　　　　（d）机翼骨架打印实体

图 5-1　机翼骨架

为降低驱动电压,选择的蒙皮驱动单元厚度为 $275\sim500\ \mu$m,根据蒙皮结构制作流程制作蒙皮结构。

（1）机翼骨架制造。根据机翼模型用 Solidworks 软件将机翼骨架设计出来;以 8000 光敏树脂为机翼骨架材料,采用 SLA 光固化成型工艺制造机翼骨架;将3D 打印出来的机翼骨架浸泡在无水乙醇溶液中 $5\sim10$ min,并用 400♯砂纸打磨其表面粗糙部分至光滑平整。

（2）蒙皮驱动单元制备。配制电极溶液:用电子天平称取等量的 Wacker ELASTOSIL®LR 3162 A/B 组分,加入同一烧杯中,并用滴管吸取 OS-20 稀释剂加入此烧杯中;把烧杯放进真空脱泡搅拌机中,充分搅拌 10 min。制备多层蒙皮:用等双轴拉伸机拉伸 VHB 4910 聚丙烯酸酯薄膜,预拉伸倍数为 4×4 倍;用金属框黏结固定等双轴拉伸机拉过的 VHB 4910 聚丙烯酸酯薄膜,使其保持住预拉伸倍数;按照所需加电区域的形状裁剪离型纸,并把裁剪后的离型纸光面贴在 VHB

4910 聚丙烯酸酯薄膜上,然后涂抹电极溶液;揭掉离型纸,在电极引脚区域贴上铜线,引出电极,完成单层膜的制备;重复上述步骤,制备三个单层膜,叠加在一起,利用 VHB 4910 聚丙烯酸酯薄膜的黏性把三个单层膜黏成一个三层 VHB 4910 聚丙烯酸酯薄膜、四层电极的一个整体;把所需的加电部分的薄膜裁剪下来,获得尺寸为 50 mm×35 mm 的机翼蒙皮。

(3)变形飞机柔性蒙皮结构组装。通过转轴将机翼骨架连接起来,机翼骨架由内翼、外翼、圆柱连接铰链三部分构成;内翼和外翼上各有四个定位小孔,通过定位销可以将蒙皮驱动单元固定在机翼骨架上,从而结合成一个机翼蒙皮结构整体。蒙皮剪切条主要作用是限制蒙皮径向收缩及在圆柱连接铰链上的固定;将变形飞机机翼蒙皮结构进行加电验证,蒙皮在加千伏级电压输出时会产生电致变形,使得蒙皮结构产生明显的弯曲变形效果,变化角度最大可以达到 45°。该结构能够满足变形机翼的变形要求。后续实验中采用这种蒙皮制备工艺对不同预拉伸倍数、不同蒙皮层数的蒙皮结构进行性能测试。

蒙皮结构组装后示意如图 5-2 所示。

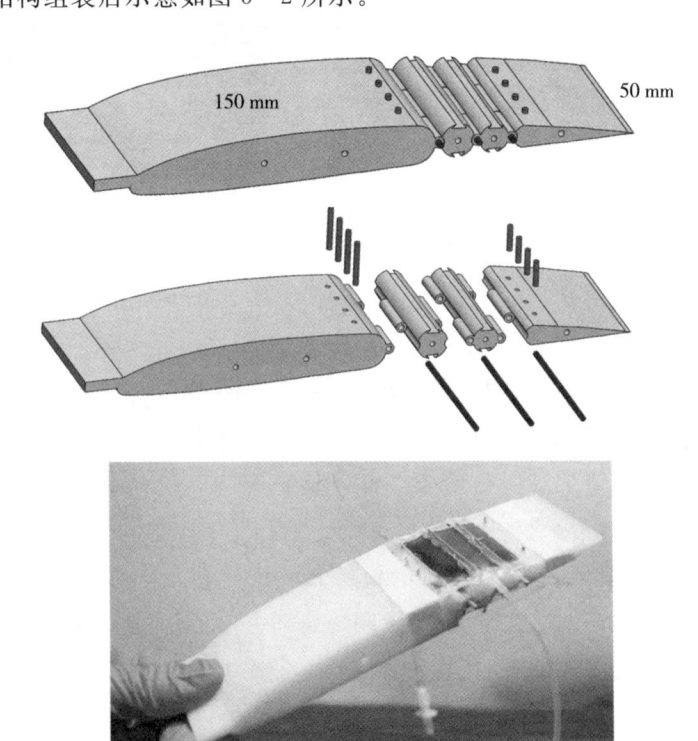

图 5-2　蒙皮结构组装后示意

5.3　柔性蒙皮结构性能研究

在对蒙皮结构进行参数测试前,为保证蒙皮结构有较大的弯曲角度,对蒙皮结构上的蒙皮驱动单元的性能进行测试,还对蒙皮结构弯曲变形性能进行了测试。

5.3.1　蒙皮驱动单元电致变形性能测试

按照上述的制备工艺制备出尺寸为 50 mm×35 mm、厚度为 0.3875 mm 的蒙皮驱动单元,在蒙皮驱动单元下方挂一 450 g 的重物保持其预拉伸倍数不变,然后对蒙皮驱动单元前后表面加电进行电致变形性能测试。蒙皮驱动单元加电变形实验结果如图 5-3 所示。实验结果表明,蒙皮驱动单元在加 6500~7000 V 电压时击穿,击穿时其变形量最大(30.3%)。

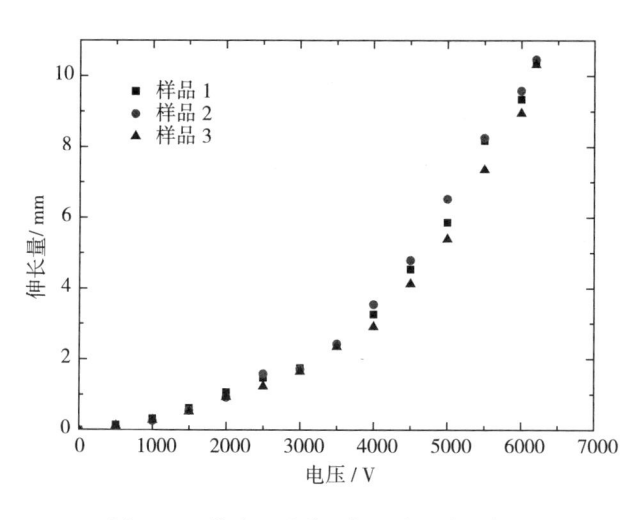

图 5-3　蒙皮驱动单元加电变形实验结果

5.3.2　蒙皮驱动单元力学性能测试

如图 5-4 所示,用万能材料实验机对蒙皮驱动单元进行力学性能测试:将材料的基本尺寸参数设置在万能材料实验机测试软件内,通过万能材料实验机对蒙皮驱动单元的拉伸测出其拉力与位移的关系,读取生成蒙皮驱动单元的力学性能参数。

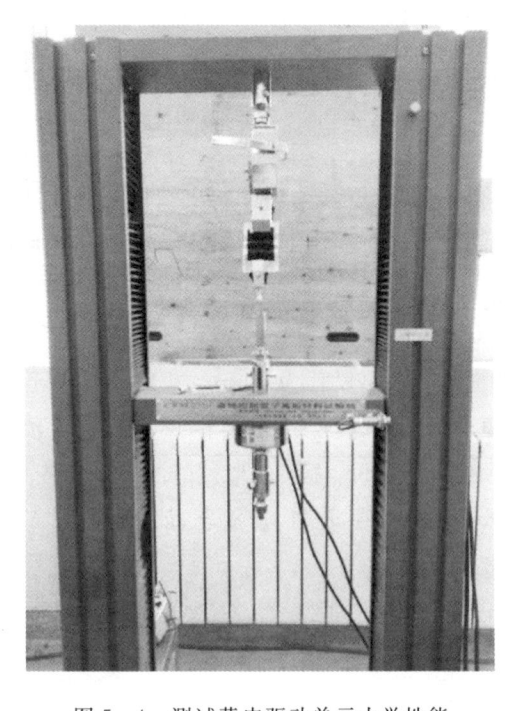

图 5-4 测试蒙皮驱动单元力学性能

处理实验数据得到蒙皮驱动单元性能参数见表 5-1 所列。

表 5-1 蒙皮驱动单元性能参数

DE 蒙皮驱动单元	参数	物理意义
L_1	50 mm	初始长度
L_2	35 mm	初始宽度
H	两层：275 μm 两层：387.5 μm 两层：500 μm	初始厚度
μ	1.035 MPa	蒙皮驱动单元剪切模量
ε	4.7	相对介电常数

5.3.3 蒙皮结构弯曲变形性能测试

蒙皮结构弯曲变形由蒙皮驱动单元加电变形导致,其弯曲变形程度取决于蒙皮驱动单元电致变形能力。影响蒙皮电致变形性能的因素主要是蒙皮驱动单元层数和蒙皮驱动单元预拉伸倍数两个方面。因此,本小节将从这两个方面出发对蒙皮结构进行测试。

DEA 的预拉伸倍数越大,变形能力越强。由于 VHB 材料在预拉伸倍数为 5×5 时容易撕裂、稳定性较差,单层蒙皮驱动力较小,在加电情况下不足以使蒙皮结构产生弯曲变形,因此本小节将研究预拉伸倍数为 3.5×3.5、4×4、4.5×4.5 时的多层蒙皮结构弯曲变形性能。

表 5-2 为不同预拉伸不同层数蒙皮结构测试条件,一共 9 个样品,每个样品至少制备 3 组以上的蒙皮结构,利用蒙皮结构测试平台测试其弯曲及驱动力。

表 5-2　不同预拉伸不同层数蒙皮结构测试条件

样品编号	1	2	3	4	5	6	7	8	9
预拉伸倍数	3.5×3.5	3.5×3.5	3.5×3.5	4×4	4×4	4×4	4.5×4.5	4.5×4.5	4.5×4.5
蒙皮驱动单元层数	2	3	4	2	3	4	2	3	4

在测试中,信号发生器经过电压放大器信号放大后,将放大后的电压施加在蒙皮驱动单元表面,一侧蒙皮驱动单元产生面内扩张,另一侧蒙皮驱动单元收缩带动蒙皮结构发生弯曲变形。通过相机记录蒙皮结构弯曲变形,并上传至工作站进行数据分析。不同层数不同预拉伸倍数下蒙皮结构变形角度如图 5-5 所示。

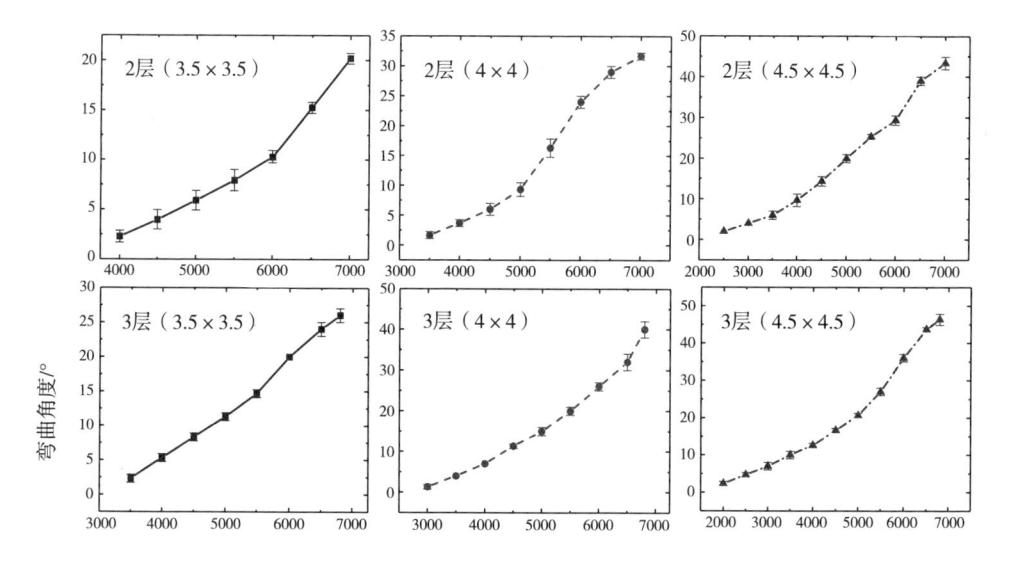

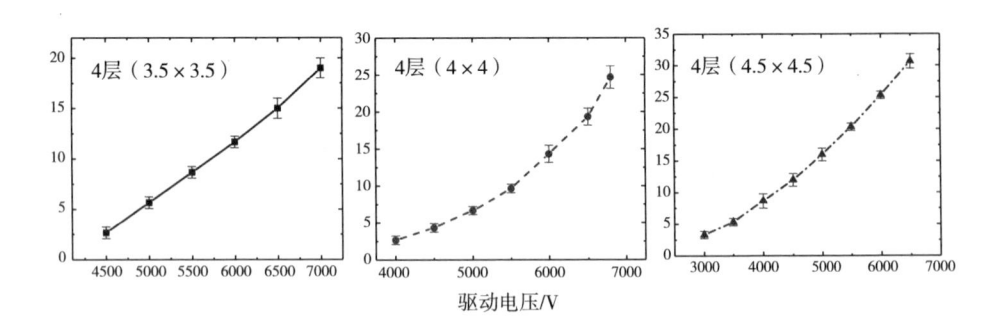

图 5-5 不同层数不同预拉伸倍数下蒙皮结构变形角度

在蒙皮结构上侧蒙皮驱动单元加电情况下,蒙皮结构产生向下弯曲,因力传感器的阻挡,蒙皮结构始终保持水平,其驱动力由力传感器测出。

不同层数不同预拉伸倍数下蒙皮结构驱动力如图 5-6 所示。从所测得的数据可以分析得出以下结论。在相同层数蒙皮结构性能测试中,随着预拉伸倍数的增加,弯曲变形角度增大。在相同预拉伸倍数下,变形角度的关系是 3 层蒙皮驱动单元驱动蒙皮结构产生的变形角度最大,4 层蒙皮驱动单元驱动蒙皮结构产生的变形角度次之,2 层蒙皮驱动单元驱动蒙皮结构产生的变形角度最小,因此 3 层蒙皮为蒙皮结构弯曲变形角度最优解,变形所能达到的最大角度为 45°。在相同层数蒙皮样机性能测试中,随着预拉伸倍数的增加,驱动力增大。在相同预拉伸倍数下,驱动力的关系是 3 层蒙皮驱动单元所驱动蒙皮结构产生的驱动力最大,4 层蒙皮驱动单元所驱动蒙皮结构产生的驱动力次之,2 层蒙皮驱动单元所驱动蒙皮结构产生的驱动力最小。

图 5-7 为蒙皮结构在单位电压下弯曲角度/驱动力增长率。从图 5-7 可以看出,蒙皮结构在不同电压下的增长率基本相同(电压-驱动力、电压-弯曲角度线性度良好)。可以注意到,这种蒙皮结构可以蒙皮驱动单元电致变形改变其在准线性路线中的位置。斜坡定义为每个电压增量上的角度或阻挡力的比率。

在机电耦合过程中,VHB 材料具有非线性驱动的缺点。但是在蒙皮结构测试中,弯曲角度和驱动力呈现出准线性输出且稳定性良好。其主要有以下两个原因:第一,蒙皮驱动单元的纯剪切设计,使有机玻璃条束缚住水平方向的变形,防止其产生颈缩,从而增大了蒙皮驱动单元的硬度;第二,由于蒙皮驱动单元表面覆盖电极不是液体的,而是可固化的柔性电极,因此其驱动变形是 DE 应变能力和电极应变能力共同作用的结果。

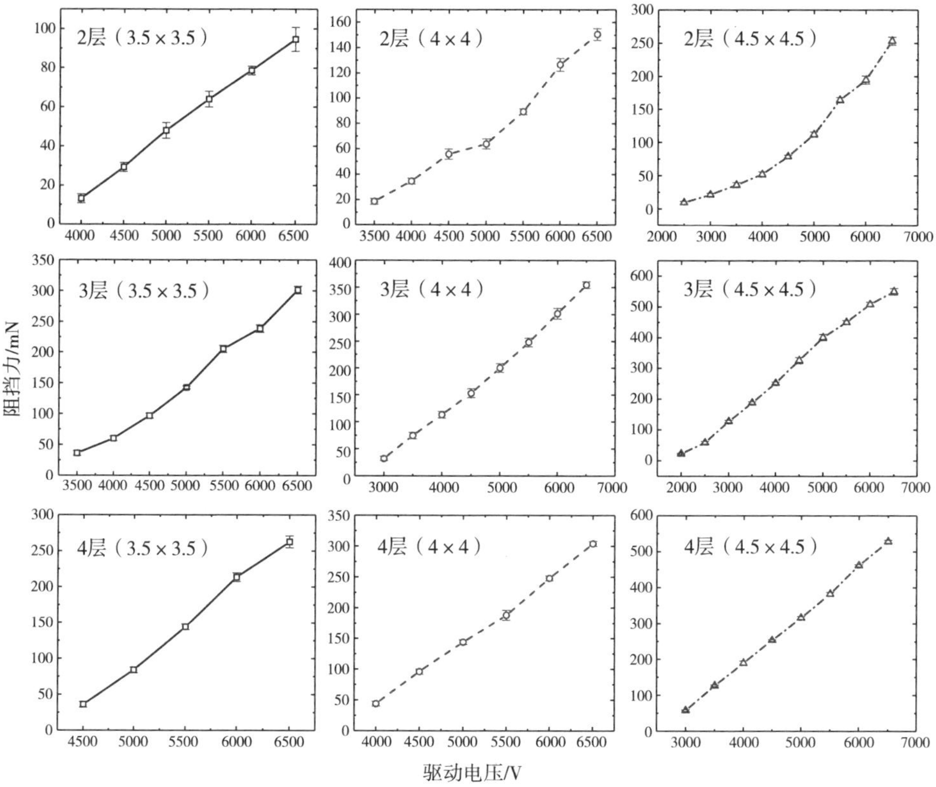

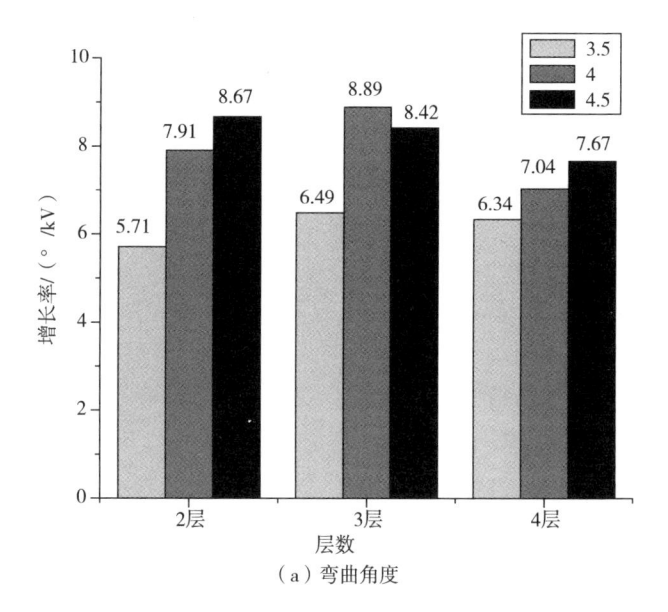

图 5-6　不同层数不同预拉伸倍数下蒙皮结构驱动力

（a）弯曲角度

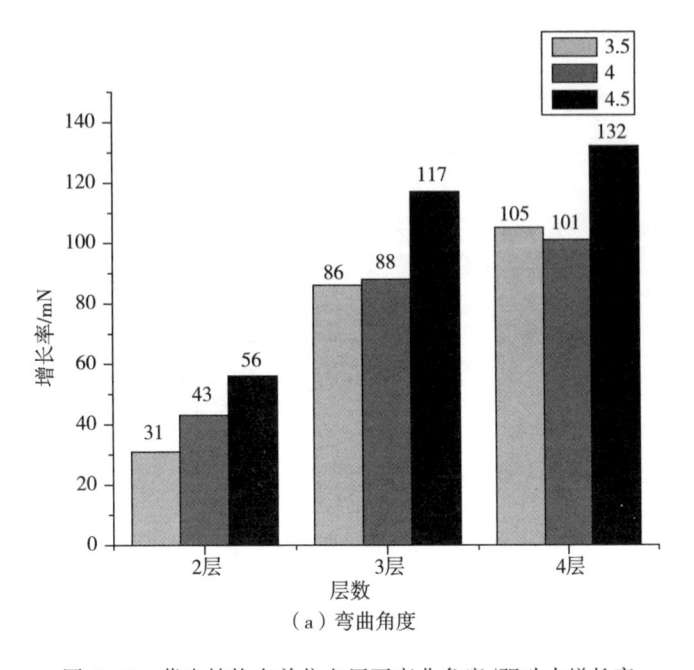

图 5-7　蒙皮结构在单位电压下弯曲角度/驱动力增长率

5.4　蒙皮结构变形理论分析

　　5.3 节对蒙皮结构的驱动性能进行了测试,为了便于理解本节对电-气动弹性耦合进行理论分析。

5.4.1　空气动力学仿真分析

　　针对飞行环境,模拟了变形机翼上的气动弹性压力。在 ANSYS Work BENCH 17.0 中,通过将机翼骨架设置为 PVC 材料、DE 蒙皮驱动单元设置为 Yeoh 和 Pron 力学模型创建三维模型。将 DE 蒙皮驱动单元固定在机翼骨架上,再用扫描法对模型进行网格划分。采用全自动法将流场网格划分在流固界面上。然后,设置仿真参数为 25 ℃空气、1 bar 压力、k - epsilon 湍流流体模型。

　　分别对 4 个速度(3 m/s,10 m/s,15 m/s,20 m/s)下蒙皮结构上蒙皮的相应压力(见表 5-3)及其分布进行仿真分析。从仿真结果可以得出,在规定的风速下,气压均匀地分布在外部表面或蒙皮驱动单元内部。因此,在物理建模中,我们将气动弹性压力耦合到蒙皮结构机电模型中。

表 5 - 3　不同速度下蒙皮的相应压力

速度/(m/s)	3	10	15	20
蒙皮的相应压力/Pa	96.36	20.07	13.58	22.00

5.4.2　蒙皮结构多场耦合模型分析

根据制作工艺,蒙皮驱动单元的原始尺寸为 $l_1 \times l_2 \times h$,将其拉伸到尺寸 $L_1 \times L_2 \times H$,并通过黏接有机玻璃条来保持预拉伸。此时,内部产生了力量 P' 限制 DE 的颈缩。然后,将蒙皮驱动单元与机翼骨架组装好。若边界力 P 在水平方向1。施加一个电压 Φ,则蒙皮驱动单元变形到尺寸 $\lambda_1 L_1 \times L_2 \times \lambda_3 H$,上下两个表面电荷累积为 $\pm Q$。

电极、负载、有机玻璃、DE 材料构成了一个热力学系统。在加电变形过程中,当平面内尺寸 δL_1、δL_2 增大时,δh 厚度减小,随着热力学系统自由能的增加,电荷也随之增加 $\delta\Psi$。因此有

$$\delta\Psi = \delta F - P\delta L_1 - P'\delta L_2 - \Phi\delta Q \tag{5-1}$$

假设亥姆霍兹自由能 $\hat{W} = F/(l_1 l_2 h)$,拉伸 $\lambda_2 = L_2/l_2$、$\lambda_3 = H/h$,真应力 $\sigma_1 = P/(L_2 H)$、$\sigma_2 = P'/(L_1 H)$,电场 $E = \Phi/H$,位移 $D = Q/(L_1 L_2)$,则由于两个表面的电荷量都与 t 有关,因此电荷的变化为

$$\delta Q = L_1 L_2 \delta D + D L_1 \delta L_2 + D L_2 \delta L_1 \tag{5-2}$$

一般情况下弹性体被认为是不可压缩的,即 $L_1 L_2 L_3 = l_1 l_2 l_3$ 或 $l_1 l_2 l_3 = 1$。因此,我们能够将 l_1 和 l_2 视为自变量,从而 $\delta\lambda_3 = \lambda_1^{-2}\lambda_2^{-1}\delta\lambda_1 - \lambda_2^{-2}\lambda_1^{-1}\delta\lambda_2$。式(5-1)的两边同时除以体积 $l_1 l_2 h$,并带入式(5-2)中,我们可以得到热力学系统中的自由能变化为

$$\frac{\delta\Psi}{l_1 l_2 h} = \delta\hat{W} - (\sigma_1 + DE)\lambda_1^{-1}\delta\lambda^1 - (\sigma_2 + DE)\lambda_2^{-1}\delta\lambda_2 - E\delta D \tag{5-3}$$

作为一个材料模型,在非线性场理论中建立的亥姆霍兹自由能 $\hat{W}(l_1, l_2, D)$ 是三个自变量的函数,因此有

$$\frac{\delta\Psi}{l_1 l_2 h} = \left(\frac{\partial\hat{W}(\lambda_1, \lambda_2, D)}{\partial\lambda_1} - (\sigma_1 + DE)\lambda_1^{-1}\right)\delta\lambda_1$$

$$+ \left(\frac{\partial\hat{W}(\lambda_1, \lambda_2, D)}{\partial\lambda_2} - (\sigma_2 + DE)\lambda_2^{-1}\right)\delta\lambda_2 + \left(\frac{\partial\hat{W}(\lambda_1, \lambda_2, D)}{\partial D} - E\right)\delta D \tag{5-4}$$

热力学表明,对于任意独立的变化 $\delta\lambda_1$ 和 δD,系统只有在自由能变化最小的情况下才处于平衡状态 $\delta\Psi=0$。假设水平伸展受有机玻璃条的约束保持在一个恒定的水平 $\lambda_2(\delta\lambda_2=0)$,则在式(5-4)中与 $\delta\lambda_2$ 相关的项消失,即当前的自由能变化为

$$\frac{\delta\Psi}{l_1 l_2 h}=\left(\frac{\partial\hat{W}(\lambda_1,\lambda_2,D)}{\partial\lambda_1}-(\sigma_1+DE)\lambda_1^{-1}\right)\delta\lambda_1+\left(\frac{\partial\hat{W}(\lambda_1,\lambda_2,D)}{\partial D}-E\right)\delta D$$

$$(5-5)$$

从而得到平衡状态的第一组方程,即

$$\begin{cases}\sigma_1+ED=\lambda_1\dfrac{\partial\hat{W}(\lambda_1,\lambda_2,D)}{\partial\lambda_1}\\[3mm]E=\dfrac{\partial\hat{W}(\lambda_1,\lambda_2,D)}{\partial D}\end{cases}$$

$$(5-6)$$

对于具有超弹性的线性介质采用如下自由能函数形式:

$$\hat{W}(\lambda_1,\lambda_2,D)=\frac{\mu}{2}(\lambda_1^2+\lambda_2^2+\lambda_1^{-2}\lambda_2^{-2}-3)+\frac{1}{2\varepsilon}D^2 \qquad (5-7)$$

式(5-7)右边第一项中的 μ 为 Gent 自由能模型的剪切模量,右边第二项 ε 为 DE 材料的相对介电常数。因此,平衡条件控制方程为

$$(\lambda_1\lambda_2)^2\left(\frac{\Phi}{h\sqrt{\mu/\varepsilon}}\right)^2=(\lambda_1^2-\lambda_1^{-2}\lambda_2^{-2})-\lambda_1\frac{P}{\mu l_1 h} \qquad (5-8)$$

结合模拟得到的气动弹性压力 P_{aero},将式(5-8)修正为

$$(\lambda_1\lambda_2)^2\left(\frac{\Phi}{h\sqrt{\mu/\varepsilon}}\right)^2+\frac{P_{\mathrm{aero}}}{\mu}=(\lambda_1^2-\lambda_1^{-2}\lambda_2^{-2})-\lambda_1\frac{P}{\mu l_1 h} \qquad (5-9)$$

从本构关系中可以看到,蒙皮结构驱动会受到气压影响。虽然气压增大了驱动力,减小了驱动的电压,但是过大的气压会压坏驱动铰链,造成机构在死点位置,难以恢复。因此,该机翼设计仅适用于一定的飞行范围。

5.5 本章小结

本章介绍了一种具有主动变形能力的柔性蒙皮结构,其核心是用具有电致变形能力的 DEA 作为变形机翼的蒙皮材料。研究人员根据变形特点设计出了一种

铰链式的机翼蒙皮结构,并对制备的蒙皮进行了应变和驱动力的测试。实验结果显示,可以实现 45°的驱动变形效果,这为柔性变形机翼的开发提供了新的思路。

参考文献

[1] BUDARAPU P R,SUDHIR SASTRY Y B,NATARAJAN R. Design concepts of an aircraft wing:. composite and morphing airfoil with auxetic structures[J]. Frontiers of Structural and Civil Engineering,2016,10:394 - 408.

[2] MCKNIGHT G,DOTY R,KEEFE A,et al. Segmented reinforcement variable stiffness materials for reconfigurable surfaces[J]. Journal of Intelligent Material Systems and Structures,2010,21(17):1783 - 1793.

[3] 戚健龙,徐志伟,朱倩,等. 变体机翼大变形梯形蒙皮结构研究[J]. 功能材料,2011,42(1):108 - 111.

[4] LENG J S,LAN X,LIU Y J,et al. Shape-memory polymers and their composites:stimulus methods and applications[J]. Progress in Materials Science,2011,56(7):1077 - 1135.

[5] 刘卫东. 变形机翼关键技术的研究[D]. 南京:南京航空航天大学,2014.

[6] SELIG M S. Summary of Low-Speed Airfoil Data[M]. Soar Tech Publications,1995.

第6章 双稳态 DE 薄膜隔声
结构设计及性能研究

虽然薄膜声学超材料能够以小尺寸结构控制大尺寸声波,有效实现低频降噪,但是其隔声峰值较为单一。而使用 DE 材料制作隔声结构却能够实现电压调控隔声性能。本章介绍了一种基于多层 DE 和磁铁的新型双稳态薄膜隔声结构,其利用电压主动触发薄膜发生稳态跳转,引起薄膜刚度陡变,以实现降低调控电压、增强隔声调控效果的研究目标。

6.1 DE 薄膜隔声结构介绍

DEA 是一种电活性软体人工肌肉材料,其具有响应快、能量密度高、应变大等优点,已经被广泛应用于软体机器人、能量收集、传感器和扬声器等领域。DEA 是硅橡胶薄膜与其上下表面的柔性电极组成的三明治结构。当 DEA 的上下表面分别接电压的正负极时,正负电荷会分别在上下表面扩散,并形成静电力,对薄膜材料产生挤压作用,从引起薄膜厚度的减小和面积的增大。在这种情况下,预张紧薄膜的内应力状态也会随之改变,并引起整体结构刚度和固有频率的变化。

鉴于 DE 智能材料固有频率的可调控性,将其作为基础材料制备薄膜结构,可以通过电压对隔声性能进行调控。使用 DE 材料制成的薄膜隔声结构在隔声降噪方面具有显著的优势:在不需要复杂机械结构或者外部机械设备的情况下,通过电压可以调控隔声曲线的峰值频率,从而达到增大隔声带宽的目的。需要说明的是,DE 薄膜隔声结构的设计借鉴了薄膜声学超材料,但其各项研究并没有着重研究如何构造局部共振单元,因此不是严格意义上的声学超材料。但是 DE 薄膜隔声结构与共振腔或质量块相结合,依然能够呈现薄膜声学超材料的以小尺寸结构控制大尺寸声波的特性,具有优异的低频隔声降噪性能。

2016 年,西安交通大学的研究人员[1]利用 DE 材料制备了一种针对低频噪声的可调控隔声薄膜[见图 6-1(a)]。通过施加电压可以调节薄膜张紧力,改变结构刚度,进而改变薄膜的隔声峰值频带、拓宽隔声有效带宽。在实验中,通过施加 4 kV 电压,可以使 220 Hz 处的低频隔声峰产生 64 Hz 的频移效果。经实验研究,不同电极、薄膜厚度和预拉伸状态都会对系统的隔声效果产生影响。

2018 年,哈佛大学的研究人员[2]制作了一种使用透明电极的主动隔声薄膜[见图 6-1(b)]。其用盐水溶液膨胀后的两层水凝胶之间夹着预拉伸后的疏水性弹性体,组成了类似于 DEA 的三明治结构。水凝胶层起到离子导电电极的作用,疏水性弹性体作为 DE 薄膜层。通过对水凝胶层施加正弦电压,辅以线性控制和反馈控制,疏水性弹性体可以在阻抗管中发生振动,产生主动声波,并对声源发出的噪声进行消除,从而起到主动隔声的作用。与被动隔声相比,主动隔声将声传递损失从 7 dB 提高到了 16 dB。此外,隔声薄膜具有 99% 的透明度,可以更好地用于房屋窗户玻璃等对透光度有要求的隔声场景。但是这种隔声薄膜目前的测试环境仅限于标准规格的阻抗管中,在未来还需要在更加复杂的应用场景中进行测试和改进。

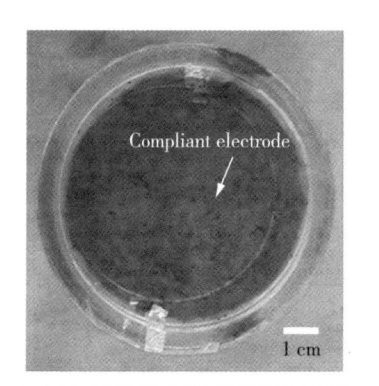

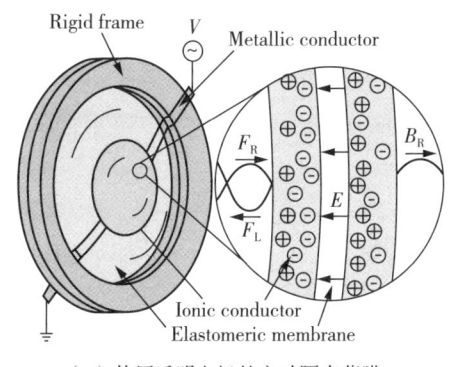

（a）针对低频噪声的可调控隔声薄膜　　　（b）使用透明电极的主动隔声薄膜

图 6-1　DE 隔声结构

研究人员除了对 DE 薄膜声学超材料隔声进行了相关研究,还对隔声薄膜的吸声性能进行了相关研究:二者的调控机理都是利用电压改变薄膜的刚度,从而改变整个声学结构的振动固有频率。

2015 年,新加坡国立大学的研究人员[3]使用 DE 材料制备了一种可调谐吸声器。如图 6-2(a)所示,整个吸声器由 DE 薄膜和背腔组成。将 DE 薄膜放置在阻抗管的末端,便构成了一种简单的声学亥姆霍兹谐振腔。通过施加电压,可以改变薄膜的厚度和内应力,从而使整个谐振腔的固有频率发生改变,并能够对不同频率的声波进行谐振消除。将 DE 薄膜与立方体空腔相组合,可以形成一个共振腔吸声单元,再将其安装在阻抗管的侧壁[见图 6-2(b)][4]。当声波在管道中传播经过共振腔时,与共振腔发生共振,消耗了能量,从而达到吸声降噪的目的。通过施加电压,声传递损失峰值频率也会发生转移。使用预拉伸比为 4 的 DE 薄膜在 6000 V 的电压加载下可以使声传递损失峰值频率发生 59.5 Hz 的改变。同时,通过改变薄膜的初始预拉伸比,也可以对单元的吸声性能进行调节。

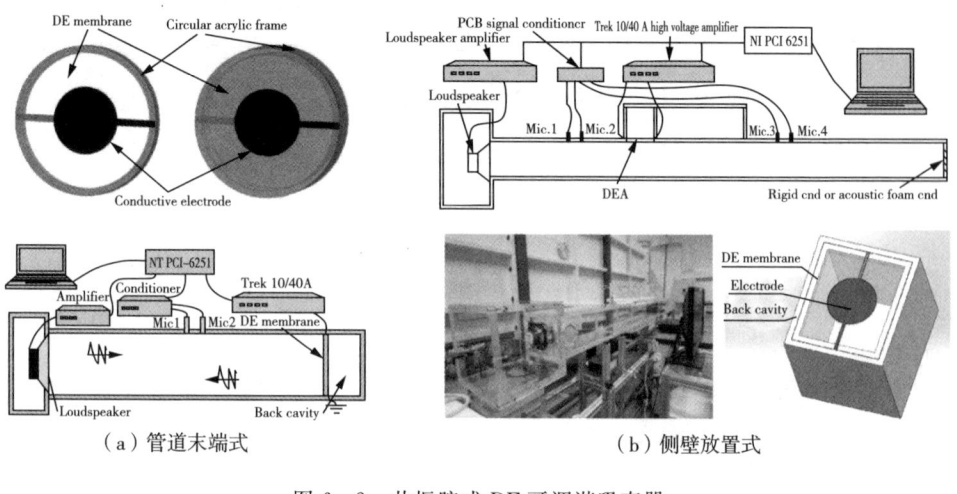

（a）管道末端式   （b）侧壁放置式

图 6-2　共振腔式 DE 可调谐吸声器

目前,DE 薄膜隔声或吸声结构主要是平面构型,通过施加电压来改变薄膜的张紧力和刚度,进而改变整个结构的振动固有频率,以实现声学特性的调控。但是平面构型只具有单个稳态,声学调控效果取决于材料本身属性和外界施加电压的大小。因此,下节将介绍一种双稳态的隔声结构,以实现刚度陡变下的大范围隔声效果。

6.2　双稳态 DE 薄膜结构设计和电压驱动性能研究

目前,对于具有双稳态或者更多稳态的机构的研究已经非常广泛。双稳态机构在其运动行程中存在两个系统势能局部极小值点对应的稳定平衡位置和一个势能局部极大值点对应的不稳定位置。[5]机构可以在两个稳定平衡位置停留,具有两个稳态,且不需要额外输入能量来维持。一般来说,从一个稳态跳转到另外一个稳态,机构本身会发生较大的变形,并伴随着结构整体刚度突变。由于传统的双稳态机构大多利用电极和气泵等额外驱动装置来实现稳态切换,因此整体结构复杂、重量大、占据空间大。近年来,将电活性智能驱动材料用于实现双稳态机构的稳态切换的设计思路得到国内外学者的广泛关注。电活性智能驱动材料(如 DE 材料),大多利用电、光、声等物理效应实现材料的显著变形,并以此来驱动整体结构变形,引发双稳态机构的稳态切换。其不需要额外的驱动装置,整体结构简单、质量轻、响应时间快等优点是传统双稳态机构无法比拟的。

将磁铁元件与 DE 电活性薄膜相结合,利用磁铁吸力和薄膜张紧力的非线性特性,可以构造出一种在电压调控下会发生磁铁快速吸合并带动薄膜剧烈变形的结构。这种结构实际上实现了薄膜构型从一个稳态跳转到另一个稳态,同时实现了薄膜的刚度陡变。本书将其定义为磁铁相吸双稳态构型。

6.2.1　双稳态构型的提出

选择使用两块同性相吸的磁铁作为外部辅助元件来配合 DE 薄膜形成电活性双稳态结构。图 6-3 为磁铁相吸 DE 薄膜结构的两个稳态示意。其中,两块磁铁一块是固定磁铁,另一块是可移动磁铁。可移动磁铁与 DE 薄膜黏接在一起,两磁铁吸力使得 DE 薄膜形成锥形结构,且薄膜处于张紧状态,定义此时为稳态 1。当薄膜受到电压变形后,两磁铁会发生吸合,此时为稳态 2。在此过程中,调控电压主要起到了主动触发稳态转变的作用,引导薄膜从稳态 1 跳转向稳态 2。

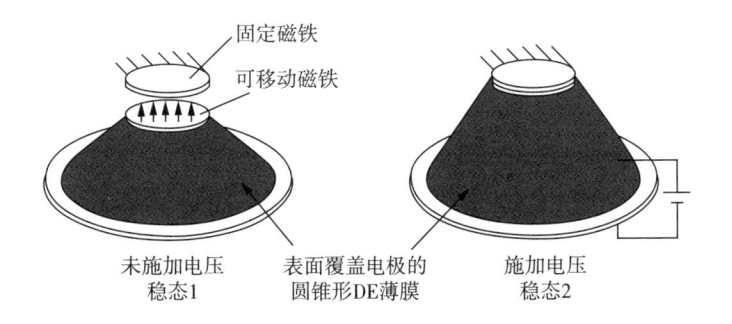

图 6-3　磁铁相吸 DE 薄膜结构的两个稳态示意

当使用磁铁相吸组合元件时,施加电压使薄膜张紧应力减小,两磁铁互相吸引。此时两磁铁在空间位置上相互靠近,磁铁力增大,从而使得薄膜张紧力的最终结果也增大。随着调控电压的增加,这样的增大程度被显著加强,相当于一种"正反馈"促进作用。这是单稳态中弹簧元件不具备的功能。

当两个同极性磁铁相互吸引时,轴线方向上的磁场线是较为密集的,且两磁铁的吸引力随着距离的减小呈现三次方地增加。如果对 DE 薄膜施加电压,薄膜内外表面形成的电场力会挤压薄膜,相当于减弱了薄膜的张紧力。此时,薄膜张紧力小于磁铁吸力,可移动磁铁会朝着固定磁铁移动。当两磁铁相距较小且继续增大调控电压时,磁铁吸力随着距离的变化率大于薄膜张紧力的变化率,薄膜的张紧力无法抵抗磁铁吸力,两磁铁会发生快速吸合。

结合以上薄膜与磁铁组合结构的非线性力学特性,磁铁相吸双稳态 DE 薄膜结构实现刚度调控的变化过程(直流电压 $\varphi_1 < \varphi_2 < \varphi_3$)如图 6-4 所示。整个结构的基本组成部件是 1 块锥形 DE 薄膜和 3 块圆形磁铁。其中,2 块磁铁在薄膜中心处相吸,为了保证磁铁能够与薄膜紧密相连,此处将这 2 块磁铁看作一整块磁铁,并定义为磁铁 1。剩下的 1 块磁铁被固定约束,定义为磁铁 2。当磁铁 1 和磁铁 2 处于某一特定距离时,处于左边的薄膜中心被向右吸引,形成一个锥形结构。以下对电压逐渐增大的过程中薄膜结构的刚度变化进行分析。

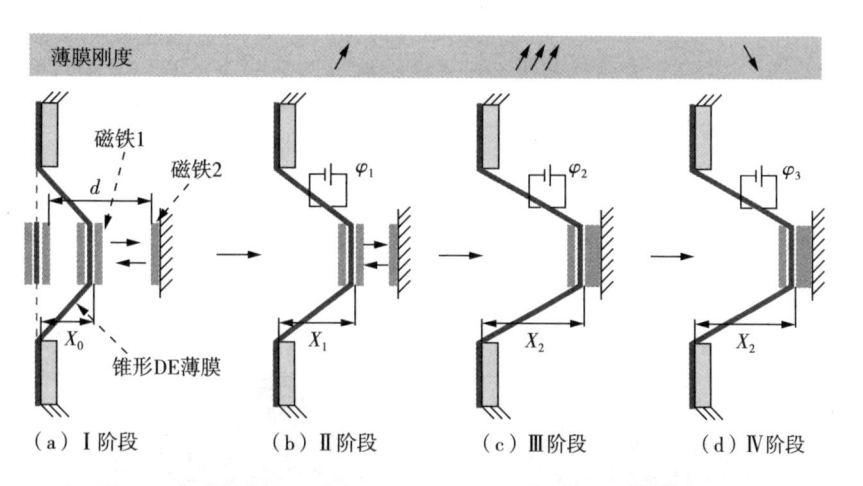

图 6-4 磁铁相吸双稳态 DE 薄膜结构实现刚度调控的变化过程

Ⅰ 阶段,未施加电压,磁铁 1 在薄膜的张紧力和磁铁 2 的吸引力作用下处于平衡位置。此时薄膜结构存在一个初始刚度和隔声结构特征频率。

Ⅱ 阶段,对 DE 薄膜施加电压 φ_1。此时薄膜在电场力下被压缩,薄膜的拉伸内应力减小,薄膜对磁铁 1 的拉伸作用减弱,磁铁向右发生移动。在移动的过程中,薄膜对磁铁 1 的拉伸力又逐渐增大。虽然此时两磁铁之间的吸引力也在增大,但是薄膜拉伸力增大得更快,并与磁铁吸引力达到平衡。在这一阶段,由于两磁铁相互靠近,磁铁吸引力和薄膜张紧力均稍微增大,因此薄膜刚度和隔声结构特征频率相较于 I 阶段缓增。

III阶段，继续对 DE 薄膜施加更高的电压 φ_2。此时磁铁 1 向右产生更大的位移，并与磁铁 2 之间产生强烈的吸引力。由于磁铁吸引力的增长变化率超过了薄膜拉伸力的变化，因此两磁铁快速吸合在一起。此时，无论是否还保持电压，薄膜的张紧程度都已经大大提高，薄膜刚度和隔声结构特征频率均激增。除此之外，发生稳态跳转后薄膜表面积发生激增，面密度减小，这会进一步增大薄膜振动的固有频率。因此，稳态跳转相对于薄膜固有频率实现了"双重"增大。

IV阶段，继续将调控电压提高到 φ_3。此时 DE 薄膜在电场力的作用下被压缩，薄膜实际上是变得松弛了，薄膜刚度和隔声结构特征频率均缓减。

纵观整个双稳态的变刚度过程，DE 薄膜的刚度和对应的隔声结构特征频率经历了从缓增，到激增，再到缓降的过程，体现出了较为丰富的电压调控效果。在施加递增电压的过程中，调控电压不仅直接产生薄膜变形、调控薄膜刚度，而且起到了主动触发薄膜结构发生稳态跳转的作用，实现了刚度陡变的效果。

6.2.2　多层 DEA 的制备

本小节采用流延堆栈法制备多层 DEA。制备磁铁相吸双稳态 DE 薄膜结构所使用的基材为 PDMS 186 硅橡胶材料，所使用的电极为喷涂的石墨电极。为了保护电极，同时也不影响薄膜的驱动性能，最上和最下用剪切模量较小的 Ecoflex - 20 进行封装。本次实验制备了含 3 层驱动层、2 层保护层的 DE 薄膜，每一驱动层的厚度为 $150\ \mu m$，每一保护层的厚度为 $50\ \mu m$，薄膜总厚度为 $550\ \mu m$。圆形 DE 薄膜的外径为 $80\ mm$，电极区域为内径 $20\ mm$、外径 $66\ mm$ 的圆环形。使用的磁铁是钕铁硼磁铁，其直径为 $20\ mm$、厚度为 $2\ mm$ 或者 $3\ mm$。设置厚度均为 $2\ mm$ 的两磁铁相吸为磁铁组合 1；设置厚度分别为 $2\ mm$ 和 $3\ mm$ 的两磁铁相吸为磁铁组合 2。使用测力仪对两种规格的磁铁进行磁力测定（见图 6 - 5）。在 MATLAB 中，使用 $y_m = \dfrac{a_m}{(x_m + b_m)^3}$ 对力随位移变化的数据曲线进行拟合，其中 x_m 为两磁铁间距（单位：mm），y_m 为磁铁吸力（单位：N），a_m 和 b_m 为拟合函数的待定系数。通过磁力测定和曲线的函数拟合，最终

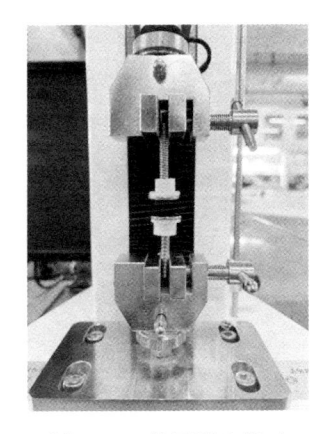

图 6 - 5　使用测力仪对磁铁进行磁力测定

得到磁铁组合 1 的吸力曲线为 $y_m = \dfrac{4151}{(x_m + 7.383)^3}$，磁铁组合 2 的吸力曲线为 $y_m = \dfrac{6108}{(x_m + 6.529)^3}$。

实验直接使用激光切割后的亚克力框架作为测试装置主体。DE 薄膜两面使用亚克力圆环框架黏接固定，并放置在测试装置左侧凹台内。测试装置右侧安置固定磁铁 2 的底座，底座的末端是带有螺纹的螺柱，并用螺母进行限位，螺纹的螺距为 1 mm。

6.2.3 电压驱动性能研究

如图 6-6 所示，在实验平台上组装了具有磁铁相吸双稳态特性的薄膜结构。

电压驱动测试系统组成：一个高压放大器（型号 Matsusada Precision AMP-20B20），其具有 0～20 kV 的电压输出范围；一个信号发生器（型号 RIGOL DG4102），可以输出方波或者正弦波信号；一个激光位移传感器（型号 KEYENCE LK-G80），可以采集可移动磁铁沿轴向的位移响应信号，获得位移随时间的变化曲线，结果处理后得到每个特定电压下的位移响应值；一个信号采集卡（型号 National Instruments，USB6363），可以采集电压和位移信号并传递到计算机的采集程序中。

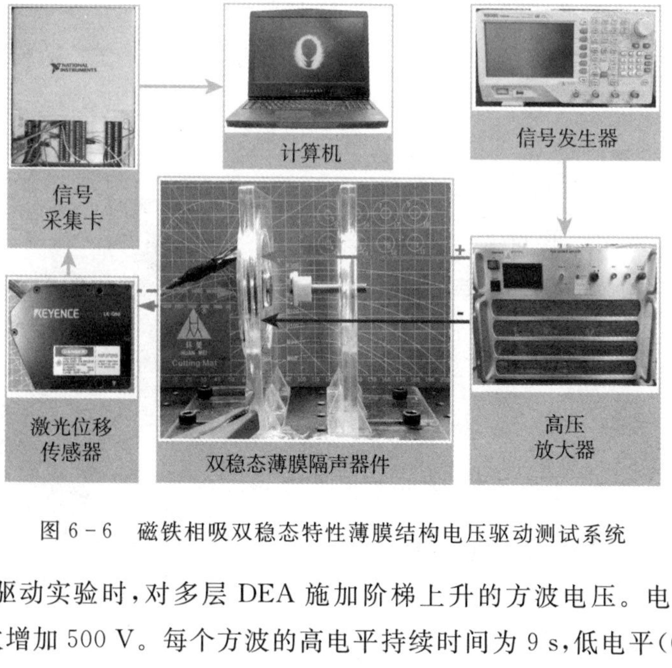

图 6-6　磁铁相吸双稳态特性薄膜结构电压驱动测试系统

在进行驱动实验时，对多层 DEA 施加阶梯上升的方波电压。电压值从 0～3000 V，每次增加 500 V。每个方波的高电平持续时间为 9 s，低电平（0 V）持续时间为 6 s,在整个波形的最开始设置 5 s 的初始化时间,整个波形持续时间为 95 s。使用信号采集卡采集位移响应信号,就可以得到薄膜端面位移随时间的变化曲线。

图 6-7 为阶梯上升方波电压驱动下,使用 3 层薄膜和磁铁组合 1 时,双稳态 DEA 的电压驱动变形性能。对 DE 薄膜施加阶梯上升方波电压进行驱动,每一个方波高电平都可以激发薄膜变形,使得薄膜端面产生位移。使用不同的磁铁初始距离 d 重复进行测试,每一次测得的双稳态 DE 薄膜的变形程度不同,且发生稳态跳转的时间点(稳态跳转电压)也不同。

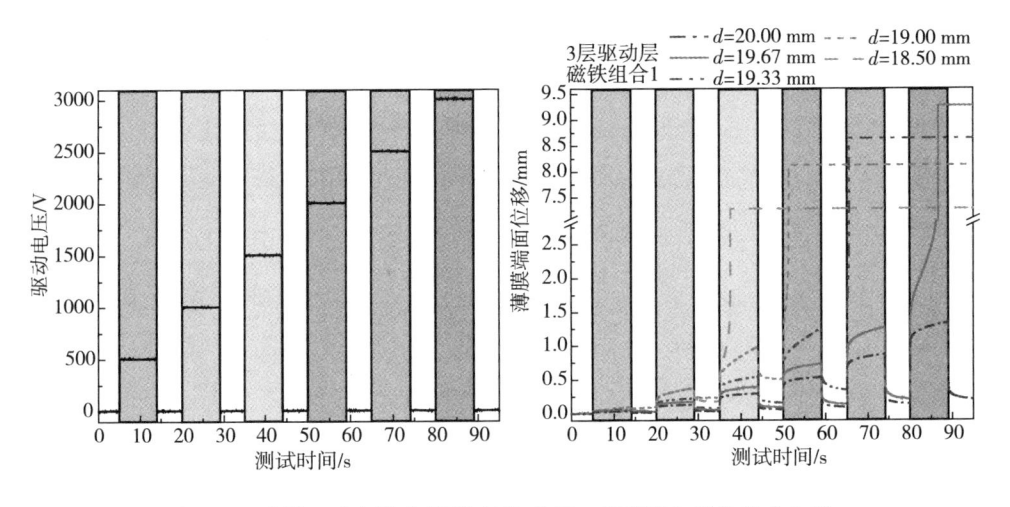

图 6-7　阶梯上升方波电压驱动下,使用 3 层薄膜和磁铁组合 1 时,
双稳态 DEA 的电压驱动变形性能

分析图 6-7 中每一个方波电压高电平所激发的位移响应可发现,随着驱动电压的增大,薄膜端面位移也在逐渐升高,并且会在临界电压之后发生稳态跳转,此后继续增加电压,薄膜端面位移不变,呈现出一个平台。这说明了电压驱动下 DEA 的确存在双稳态特性,能够实现薄膜隔声结构的刚度陡变。随着磁铁初始距离 d 的减小,相同驱动电压下的变形会增大,且发生稳态跳转的电压值会减小,更易发生稳态跳转。以上测试结果所体现出的变化规律都与理论计算结果相类似,这在一定程度上验证了理论模型计算的准确性。当磁铁初始距离 d 为 20.00 mm 时,薄膜不会发生稳态跳转。当磁铁初始距离 d 分别为 19.67 mm、19.33 mm、19.00 mm、18.50 mm 时,稳态跳转电压分别为 3000 V、2500 V、2000 V、1500 V。

使用 3 层薄膜和磁铁组合 2 时,薄膜端面位移随驱动电压的变化趋势及调节磁铁初始距离 d 的过程中折线图的变化规律也都与理论模型计算相吻合(见图 6-8)。当磁

铁初始距离 d 为 20.50 mm 时,薄膜不会发生稳态跳转。当磁铁初始距离 d 分别为
20.00 mm、19.67 mm、19.00 mm 时,稳态跳转电压分别为 3000 V、2500 V、1500 V。

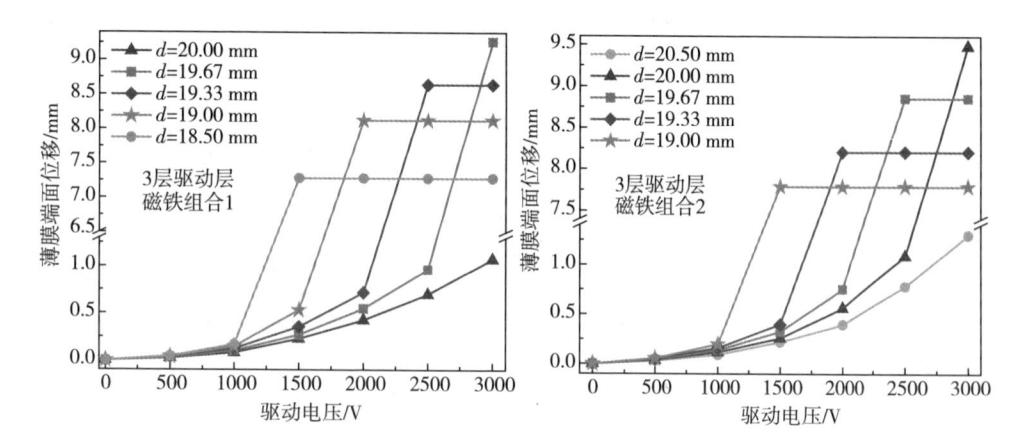

图 6-8 不同磁铁初始距离 d 所对应的薄膜端面位移-驱动电压折线图

为了更好地展示磁铁强度对薄膜电压驱动变形性能的影响,在 3 层薄膜、磁铁
初始距离 d 为 19.67 mm 条件下,对使用磁铁组合 1 和磁铁组合 2 的薄膜端面位
移-驱动电压折线进行对比(见图 6-9)。从对比结果可以发现,磁铁强度更大的磁
铁组合 2 的吸合电压为 2500 V,低于磁铁组合 1 的 3000 V。可见,驱动电压起主
动触发薄膜构型发生稳态转变的作用,其引起薄膜瞬间大变形,进而完成在较低电
压下显著改变声学性能的目标。通过实验测试,在 1500 V 的电压下可有效实现薄
膜刚度陡变效果。

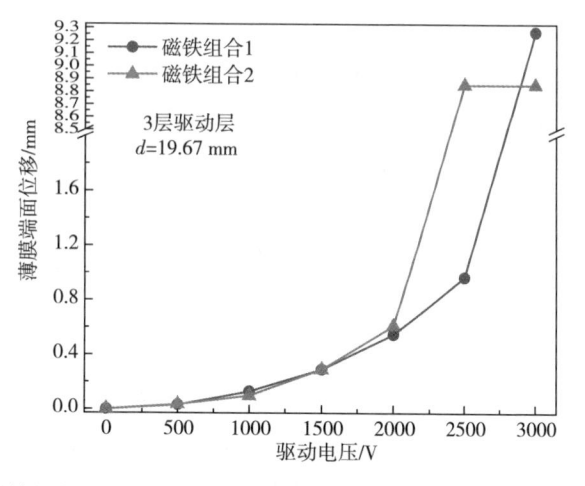

图 6-9 磁铁初始距离 d＝19.67 mm 时,不同磁铁组合所对应的位移-电压曲线

6.3　双稳态 DE 薄膜结构隔声特性研究

6.3.1　测试原理介绍

对大型工业产品隔声性能的测试(如隔声玻璃等),往往采用双混响室法。双混响室法即在设定好混响时间的情况下,通过测量两个混响室内的声压,计算出样品的隔声量。但是这种方法要求测试样品面积比较大,至少需达到 10 m² 。因此,双混响室法对测试环境的要求非常高。除此之外,还可以采用消声室-混响室结合的方法测试产品的隔声性能。这种隔声测试方法可以应用于小型的工业产品(如汽车声学装饰件等)的隔声性能测试上,其对隔声环境的要求没有双混响室法大,但依然需要一个长度和宽度至少为 0.6 m 的隔声窗,测试成本依然较高。因此,在满足实验需求的情况下,我们选择使用驻波管法来测量样品对垂直方向入射声波的隔声量。驻波管法比较适合对小型样品进行测试,测试结果精准度可以满足要求,且测试成本相较于前两种测试方法大幅度降低。本节所采用的是基于三传感器的驻波管测量法:在实验测量过程中,用两个传感器测得驻波管入射端的两处声压值,通过声波分解,得到隔声样品材料表面的入射声波和反射声波的声压值,并在材料的背面测得透射声波的声压值,进而通过计算得到隔声样品的隔声量等相关信息。基于三传感器的驻波管隔声量测量原理如图 6 - 10 所示。

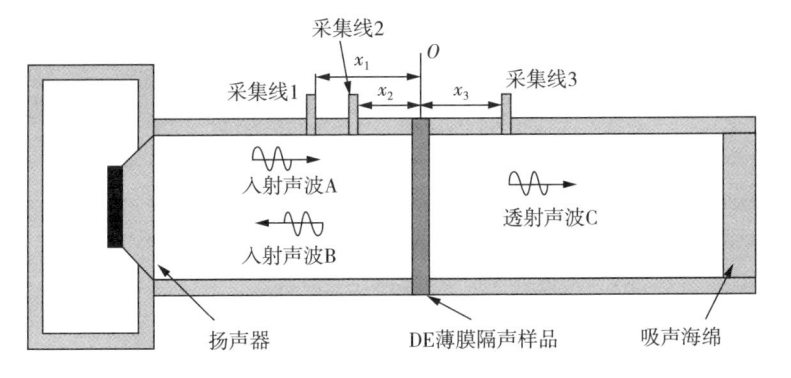

图 6 - 10　基于三传感器的驻波管隔声量测量原理

6.3.2 隔声性能实验验证

隔声测试系统的组成(见图 6-11):一个声学采集卡(型号 3050-A-060),一个矩形阻抗管,两个信号发生器,一个高压放大器,一个扬声器及一台计算机。其中,一个信号发生器用来发出线性扫频信号,并通过扬声器转化为平面声波信号,在阻抗管中传递,与薄膜隔声结构发生声固耦合作用;另一个信号发生器用来产生直流电压信号,并通过高压放大器进行 2000 倍的放大。声波扫频信号的频率为 150~1000 Hz。隔声测试所使用的矩形阻抗管是由弹性模量较大的钢材制作而成的,其对声波有较好的反射作用,能够构成有效的硬声场边界,避免声波在传播过程中发生泄漏,确保实验结果的准确性。

测试过程采用三传感器阻抗管隔声测试法,其中两个传声器放置在阻抗管声源端,一个传声器放置在接收端。声压信号由声学采集卡进行采集。计算机用来控制测试系统并对所采集的数据进行后处理。矩形阻抗管尾部的吸声海绵保证了阻抗管接收端不会出现反射声波,确保了三传感器阻抗管隔声测试方法的顺利进行。进行实验时,需要将隔声样品放置在两节阻抗管之间,并用支架夹紧。将高压放大器的正负极与 DE 薄膜的两极相连,并对其施加直流电压。矩形阻抗管的正方形截面边长为 100 mm。

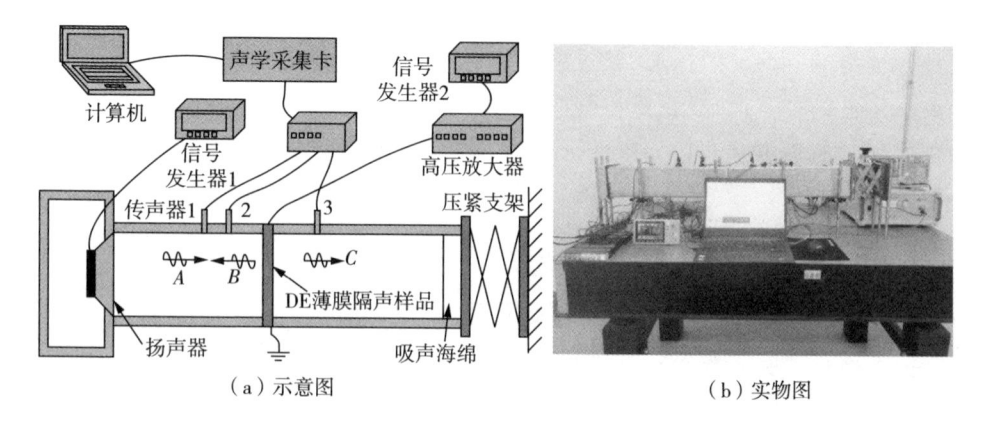

(a) 示意图　　　　　　　　　　(b) 实物图

图 6-11　隔声测试系统

磁铁相吸双稳态薄膜隔声结构的组成[见图 6-12(a)]:一个锥形 DE 薄膜,一个亚克力圆环框架,两个移动磁铁,一个固定磁铁,一个固定磁铁底座,一个固定磁铁限位环及一个六角螺母。两个可移动磁铁位于锥形 DE 薄膜中心,可以沿着整个结构的中心轴运动。可移动磁铁 1 和固定磁铁之间存在吸引力,并与锥形 DE 薄膜的张紧力相平衡。固定限位环和六角螺母可以防止两磁铁直接吸合。通过调节六角螺母,可以改变固定磁铁初始距离,并可以使可移动磁铁 1 和固定磁铁到达较为合适的位置,保证双稳态特性的存在,同时也保证所需要的调控电压不至于过高。图 6-12(b)为薄膜未发生稳态跳转和发生稳态跳转的状态展示图。

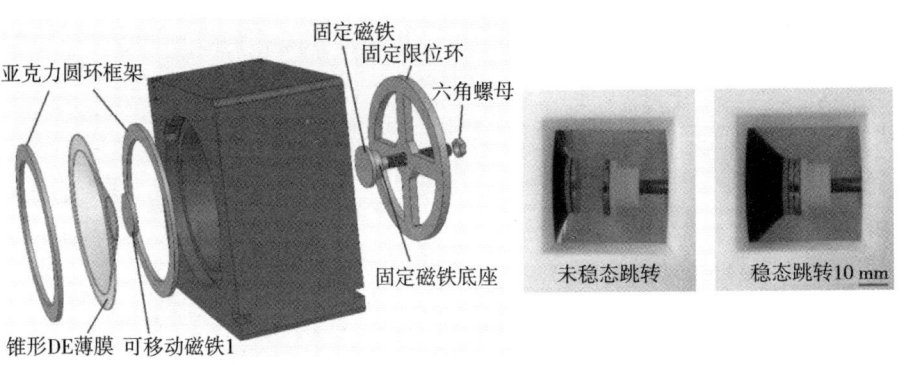

（a）三维设计图

（b）薄膜未发生稳态跳转和
发生稳态跳转的状态展示图

图 6-12　磁铁相吸双稳态薄膜隔声结构

6.3.3　不同结构参数条件下的实验结果

1. 磁铁组合 1

图 6-13 为使用 3 层薄膜和磁铁组合 1 的声传递损失曲线的仿真计算结果。为了更清楚呈现 400～700 Hz 的隔声峰在电压调控下的频率转移效果,图中横坐标取 440～660 Hz。

当 d 为 20.00 mm 时,声传递损失曲线在不同调控电压下会发生偏移。但是由于薄膜没有发生稳态跳转,因此声传递损失曲线没有发生大的偏移改变。

当 d 为 19.67 mm、19.33 mm、19.00 mm 时,磁铁相吸双稳态薄膜隔声结构分别在 3000 V、2500 V、2000 V 的电压下发生稳态跳转。在稳态跳转电压前后都可以发现,声传递损失曲线发生明显的改变,峰值频率转移较大。

2. 磁铁组合 2

图 6-14 为使用 3 层薄膜和磁铁组合 2 的声传递损失曲线的仿真计算结果。图中纵坐标取 500～660 Hz。

当 d 为 20.50 mm 时,由于电压调控下薄膜没有发生稳态跳转,因此声传递曲线没有发生明显的偏移改变。当 d 为 20.00 mm、19.67 mm、19.00 mm 时,磁铁相吸双稳态薄膜隔声结构分别在 3000 V、2500 V、1500 V 的电压下发生稳态跳转。在稳态跳转电压前后都可以发现,声传递损失曲线发生明显的改变,峰值频率转移较大。

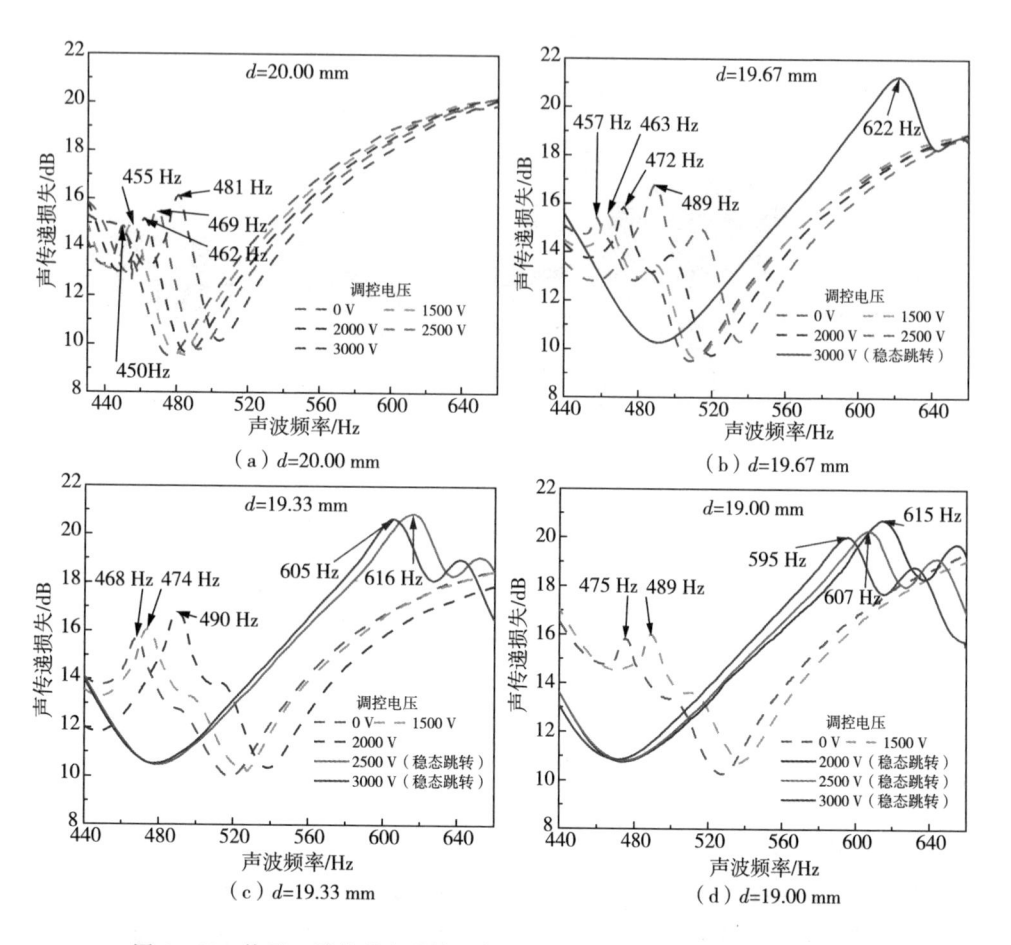

图 6-13 使用 3 层薄膜和磁铁组合 1 的声传递损失曲线的仿真计算结果

6.3.4 实验结果及误差分析

为了更好地体现薄膜隔声结构隔声特征频率的改变,将使用 3 层薄膜和磁铁组合 1、使用 3 层薄膜和磁铁组合 2 的声传递损失曲线的峰值频率提取出来(见图 6-15),得到了其在电压调控下的变化规律,同时展示了电压对隔声峰值频率的调控作用。

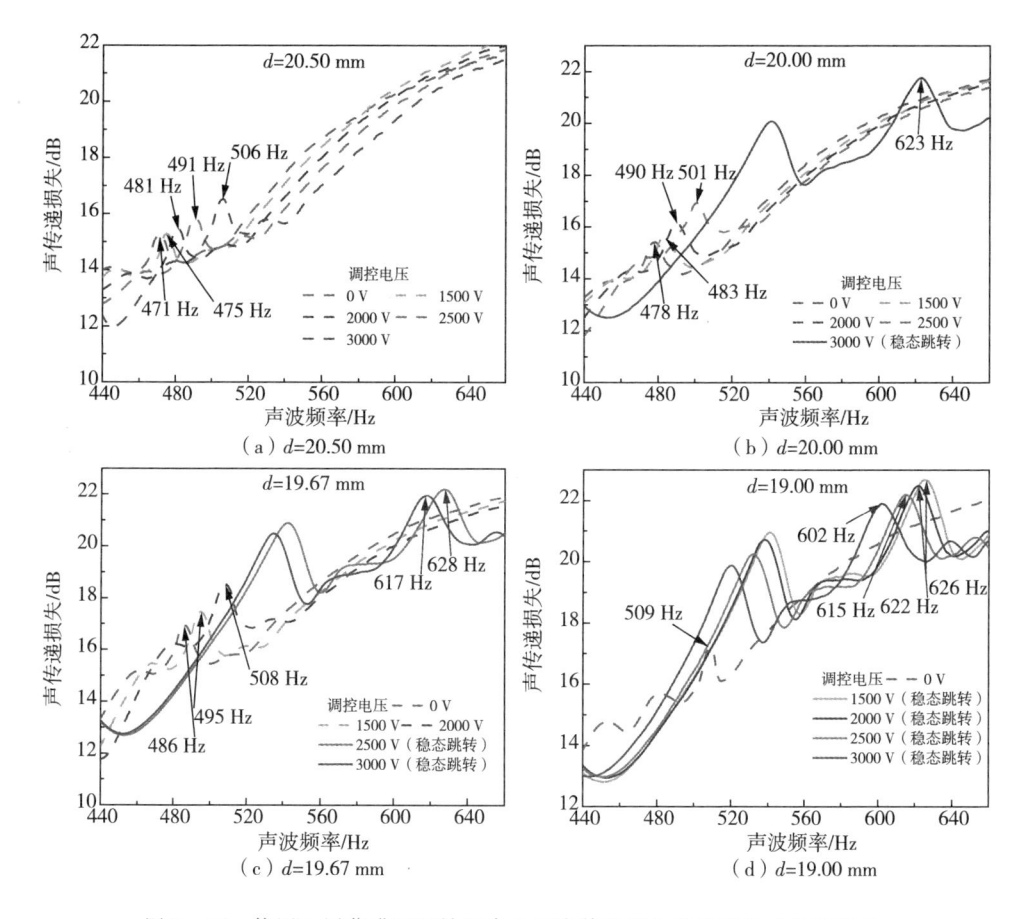

图 6-14　使用 3 层薄膜和磁铁组合 2 的声传递损失曲线的仿真计算结果

图 6-15(a)展示了在使用 3 层薄膜和磁铁组合 1 的条件下,隔声峰值频率随调控电压变化的折线图。对于 d 为 19.67 mm、19.33 mm、19.00 mm 来说,在发生稳态跳转前后,隔声峰值频率会分别发生 133 Hz、126 Hz 和 126 Hz 的转移,转移率分别达到 27.2%、25.7% 和 25.8%。从折线的整体趋势可以看出,隔声峰值频率随着调控电压的增加呈现先缓增,后激增,再缓降的变化趋势,这与前文仿真计算结果中体现的调控规律是一致的。

图 6-14(b)展示了在使用 3 层薄膜和磁铁组合 2 的条件下,隔声峰值频率随调控电压变化的折线图。对于 d 为 20.00 mm、19.67 mm、19.00 mm 来说,在发生稳态跳转前后,隔声峰值频率分别会发生 122 Hz、120 Hz 和 117 Hz 的转移,转移率分别达到 24.3%、23.6% 和 23.0%。隔声峰值频率的电压调控规律同样也是先

缓增,后激增,再缓降。

将使用磁铁组合1和磁铁组合2的隔声峰值频率折线图进行对比可以发现,使用磁铁强度更大的磁铁组合2,薄膜初始张紧力更大,薄膜隔声峰值频率的初始值也会更高。但是使用磁铁组合2时,稳态跳转前后的频率变化会更小。例如,当d为19.67mm时,使用磁铁组合2会发生120 Hz的隔声峰值频率转移,转移率达到23.6%,要低于使用磁铁组合1的133 Hz和27.2%。这是因为使用强度较大的磁铁时,薄膜初始变形比较大,但是留给稳态跳转后的位移变化空间和薄膜张紧力改变程度会减小。所以在选择磁铁强度时,这也是需要考虑的因素。

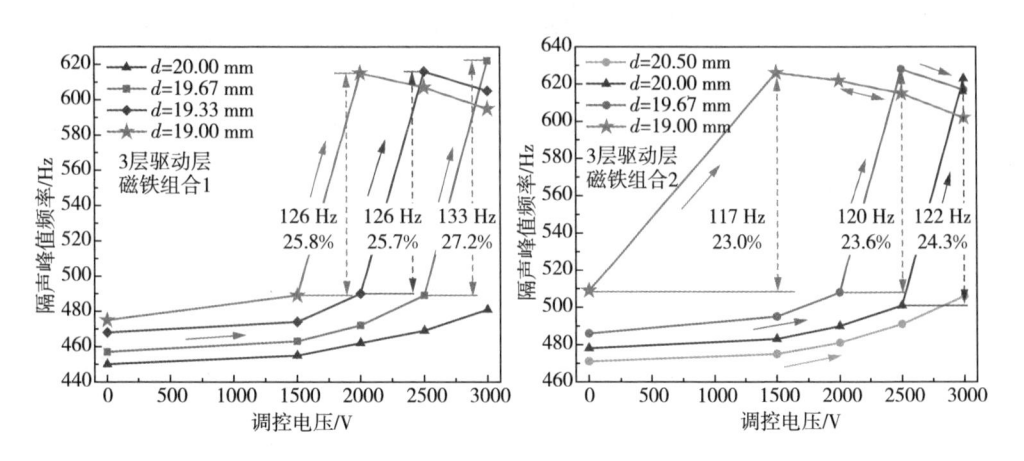

图 6-15　隔声峰值频率随电压的变化关系

从电压为0V算起,本章介绍的这种磁铁相吸双稳态DE薄膜隔声结构可以在2000 V、2500 V、3000 V的电压下分别实现最大为140 Hz、148 Hz、165 Hz的隔声峰值频率转移,转移率分别可以达到29.5%、31.6%、36.1%。这一结果表明其可以实现显著的声学性能调控。

6.4　本章小结

传统的薄膜声学超材料不具备调控特性,只能针对单一频段噪声进行隔声。本章介绍了一种基于多层DE和磁铁的新型双稳态薄膜隔声结构,利用电压触发薄膜发生稳态跳转,引起薄膜刚度陡变,有效实现降低调控电压、增强隔声调控效果的研究目标。

参考文献

［1］WANG，T J，LU T Q，JIA K，et al. Band-gap tunable dielectric elastomer filter for low frequency noise［J］. smart Materials& structures，2016，25 (5)：055047.

［2］ROTHEMUND P，MORELLE X P，JIA K，et al. A transparent membrane for active noise cancelation［J］. Advanced Functional Materials，2018：1800653.

［3］LU Z B，CUI Y D，DEBIASI M，et al. A Tunable Dielectric Elastomer Acoustic Absorber[J]. ACTA ACUSTICA UNITED WITH ACUSTICA，2015，101：863 – 866.

［4］LU Z B，CUI Y D，DEBIASI M，et al. Active membrane-based silencer and its acoustic characteristics[J]. Applied Acoustics，2016，111：39 – 48.

［5］李博，孙文杰，姜磊，等. 电活性双稳态机构及其在软体机器人中应用的研究进展[J]. 机械工程学报，2020，56(19)：43 – 52.

第7章 纯剪切 DE 最小能量驱动器的设计、建模与机器人应用

采用最小能量结构设计的 DEA 因具有制备工艺简便、驱动性能优异而成为 DEA 设计时的首选构型,并被广泛应用在仿生机械手、多稳态驱动及软体机器人等方面。本章将介绍纯剪切 DE 最小能量驱动器的设计与分析方法,并结合摩擦电驱动技术介绍一种柔性机器人结构。

7.1 PS – DEMES 驱动器设计与数学模型

传统的最小能量结构设计是将预拉伸的 DE 薄膜粘贴在预先设计的柔性框架上,当撤销周围约束后,在 DE 薄膜弹性恢复力的作用下,形成复杂的三维双曲面结构(又称为马鞍形结构)。在这种设计与制备工艺下,DE 薄膜在空间呈现非均匀分布,在电压加载下很容易在薄弱区域产生褶皱甚至电击穿破坏。此外,柔性框架的约束也导致了 DE 薄膜无法发挥最大的驱动性能。将具有纯剪切变形特点的驱动单元与柔性框架在两端连接的驱动结构不仅制备工艺简单,而且具有优异的驱动性能。在这种设计思路下,DE 薄膜在整个驱动过程始终处于水平状态,能够有效降低失效风险并显著提高驱动性能。这种新型的 DE 驱动结构称为纯剪切 DE 最小能量(Pure Shear Dielectric Elastomer Minimum Energy Structure,PS – DEMES)驱动器。

图 7 – 1 为 PS – DEMES 驱动器的制备过程。将厚度为 H_0 的 DE 薄膜(3M 公司 VHB 4910)沿着横向与纵向(分别用下标 1 和 2 表示)施加 λ_{1p} 和 λ_{2p0} 后固定在刚性框架上。松弛之后,在 DE 薄膜的两侧依次黏结掩膜板,并将预制的刚性约束单元粘贴在掩膜板的相对位置,并在 DE 薄膜上涂刷柔性电极。将驱动单元从约束框架上裁剪下来,与柔性框架(PET 薄板)连接,撤销一切约束后柔性框架弯曲变为弓形,而 DE 驱动单元则水平放置。若 DE 薄膜表面粘贴的刚性约束元件数量和

宽度分别用 n 和 d_0 表示,则 DE 薄膜初始状态横向和纵向的尺寸依次为 L_{10} 和 L_{20}。因此,当驱动器组装完成达到平衡状态时,横向尺寸为 $\lambda_{1p}L_{10}$,纵向尺寸为 $nd_0 +$ $(n+1)\lambda_2 L_{20}$,其中 λ_{1p}、λ_2 分别为 DE 薄膜在两个方向的拉伸率。由于 DE 薄膜受到刚性约束单元的限制,因此在驱动过程中其横向尺寸始终为 $\lambda_{1p}L_{10}$。

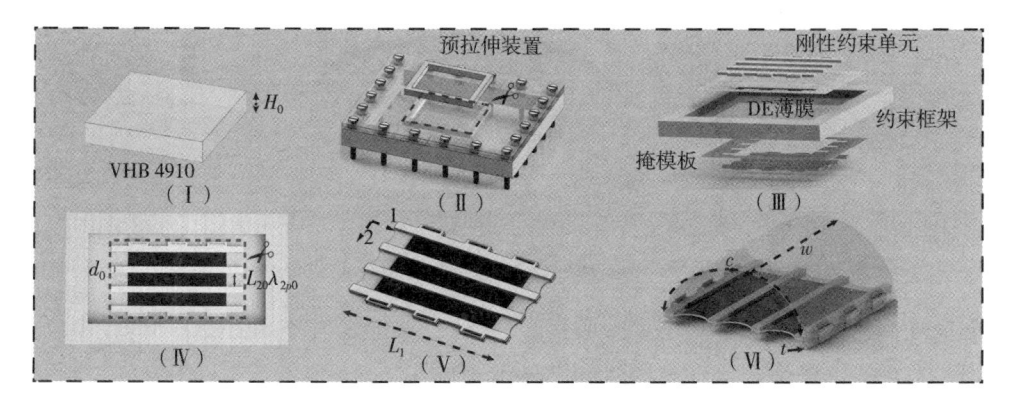

图 7 - 1　PS - DEMES 驱动器的制备过程

　　PS - DEMES 驱动器的本质是在电压作用下 DE 驱动单元的内应力发生变化,从而导致整体结构的平衡状态发生变化。图 7 - 2 为 PS - DEMES 驱动器在初始状态与驱动状态下的受力分析示意。在初始状态下,驱动器的纵向长度为 I_0,柔性框架的弯曲角度为 θ_0。此时,柔性框架对驱动单元施加大小为 P_0 的力,驱动单元向柔性框架施加大小为 F_0 的反作用力,此刻这两个力的大小相等方向相反,驱动器处于静止平衡状态。在 DE 薄膜上施加电压 Φ 后,驱动单元施加在柔性框架的力 F 减小,在柔性框架 P 的作用下驱动器沿纵向变形,直到达到新的平衡状态,此时 F 与 P 再次达到新的平衡,柔性框架的弯曲角度为 θ。

　　若在整个驱动过程中,柔性框架始终处在弹性弯曲范围内,则根据虚功原理可知,柔性框架的输出力 P 与弯曲角度 θ 存在以下数学关系:

$$P\delta l = W(\theta - \delta\theta) - W(\theta) \tag{7-1}$$

式中,$W(\theta)$ 为当柔性框架的弯曲角度为 θ 时柔性框架所具有的应变能。

　　根据梁的纯弯曲理论,柔性框架的应变能 $W(\theta)$ 可用以下公式表示:

$$W(\theta) = \frac{1}{2}\frac{EI}{c}\theta^2 \tag{7-2}$$

式中,E 为柔性框架材料的弹性模量;I 为柔性框架横截面的转动惯量;c 为柔性框

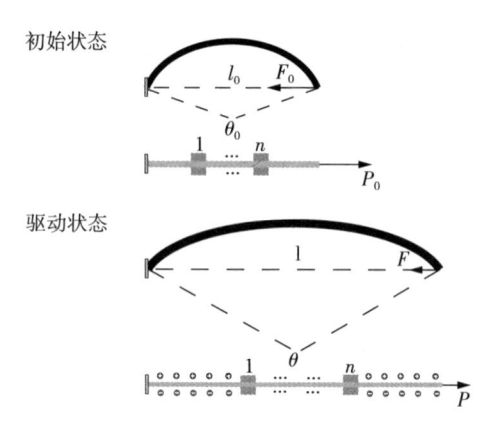

初始状态

驱动状态

图 7-2 PS-DEMES 驱动器在初始状态与驱动状态下的受力分析示意

架的纵向尺寸;θ 为柔性框架的弯曲角度。

根据变形梁的几何尺寸,梁的弯曲弦长可用以下公式表示:

$$l = \frac{2c}{\theta} \sin\left(\frac{\theta}{2}\right) \tag{7-3}$$

结合式(7-1)~式(7-3),可得到柔性框架的输出力(P)与弯曲角度(θ)之间的关系为

$$P = \frac{EI}{2c^2} \theta \left(\theta^{-2} \sin(\theta/2) - \frac{1}{2\theta} \cos(\theta/2)\right)^{-1} \tag{7-4}$$

图 7-3 为柔性框架的弯曲弦长、输出力(P)随弯曲角度(θ)的变化关系曲线。由于 DE 驱动单元的限制,因此柔性框架的弯曲角度(θ)应该在 $(0, \pi)$ 内变化。

根据介电弹性体理论,DE 驱动单元施加在柔性框架上的作用力 F 可表示为

$$F = \sigma_2 A \tag{7-5}$$

式中,σ_2 为驱动单元沿着纵向的真实应力;A 为驱动单元与柔性框架连接处的接触面积,其近似为 $A = L_1 h$,其中 L_1 和 h 分别为 DE 薄膜的横向长度和真实厚度。

采用 Gent 自由能模型,DE 驱动单元在纵向的真实应力 σ_2 可表示为

$$\sigma_2 = \frac{\mu(\lambda_2^2 - \lambda_2^{-2}\lambda_1^{-2})}{1 - (\lambda_1^2 + \lambda_2^2 + \lambda_1^{-2}\lambda_2^{-2} - 3)/J_{\lim}} - \frac{\varepsilon\Phi^2}{H_0^2}\lambda_1^2\lambda_2^2 \tag{7-6}$$

式中,λ_1 和 λ_2 分别为 DE 薄膜在横向和纵向的拉伸;μ 和 ε 分别为 DE 薄膜的剪切模量和介电常数;$J_{\lim}$ 为材料的极限拉伸参数;Φ 为施加在 DE 薄膜上的电压。

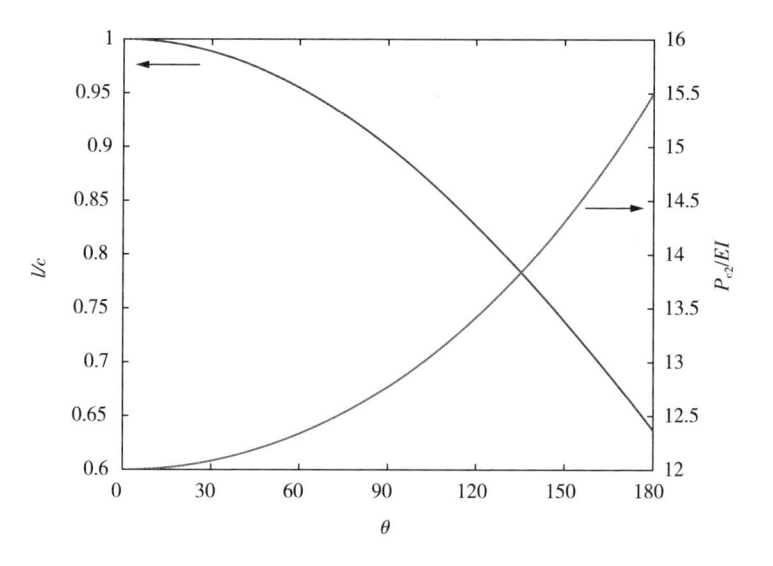

图 7 - 3　柔性框架的弯曲弦长、输出力（P）随弯曲角度（θ）的变化关系曲线

将式（7 - 6）代入式（7 - 5），可得出驱动单元作用在柔性框架上的反作用力为

$$F = \mu H_0 L_1 \left(\frac{\lambda_2 \lambda_1^{-1} - \lambda_2^{-3} \lambda_1^{-3}}{1 - (\lambda_1^2 + \lambda_2^2 + \lambda_1^{-2} \lambda_2^{-2} - 3)/J_{\lim}} - \frac{\varepsilon \Phi^2}{\mu H_0^2} \lambda_1 \lambda_2 \right) \tag{7 - 7}$$

当驱动器处在平衡状态时，柔性框架的输出力（P）将与 DE 驱动单元的反作用（F）保持平衡。因此有

$$\frac{EI}{2c^2} \theta \left(\theta^{-2} \sin(\theta/2) - \frac{1}{2\theta} \cos(\theta/2) \right)^{-1}$$
$$= \left[\frac{\mu(\lambda_2^2 - \lambda_2^{-2} \lambda_1^{-2})}{1 - (\lambda_1^2 + \lambda_2^2 + \lambda_1^{-2} \lambda_2^{-2} - 3)/J_{\lim}} - \frac{\varepsilon \Phi^2}{H_0^2} \lambda_1^2 \lambda_2^2 \right] L_1 \lambda_1 \lambda_2 H_0 \tag{7 - 8}$$

为了便于参数分析，定义以下与材料参数、几何尺寸相关的无量纲参数：

$$P_{\text{nor}} = \frac{Pc^2}{EI}$$

$$F_{\text{nor}} = \frac{Fc^2}{EI}$$

$$c_{\text{nor}} = \frac{c}{L_{20}}$$

$$d_{\text{nor}} = \frac{d_0}{L_{20}} \tag{7 - 9}$$

$$\Phi_{nor} = \frac{\varepsilon \, \Phi^2}{\mu H_0^2}$$

$$k_{nor} = \frac{EI/c^2}{I_1 H_0 \mu}$$

因此,PS-DEMES 驱动器在静态驱动下的平衡控制方程为

$$\frac{1}{2} k_{nor} \theta \left(\theta^{-2} \sin(\theta/2) - \frac{1}{2\theta} \cos(\theta/2) \right)^{-1} - \left(\frac{\lambda_2 \lambda_1^{-1} - \lambda_2^{-3} \lambda_1^{-3}}{1 - (\lambda_1^2 + \lambda_2^2 + \lambda_1^{-2} \lambda_2^{-2} - 3)/J_{lim}} - \Phi_{nor} \lambda_1 \lambda_2 \right) = 0$$

$$(7-10)$$

虽然图 7-1 所示的 DE 驱动单元的变形并非严格的纯剪切变形,但是由于约束元件在侧向的尺度远远大于双约束元件之间的弹性体尺寸,这种单轴变形可以近似为纯剪切变形[1-4],因此在驱动过程中可认为 $\lambda_1 = \lambda_{1p}$,驱动器在纵向的变形 λ_2 与柔性框架的弯曲角度 θ 满足以下数学关系:

$$\lambda_2 = 2c_{nor} \frac{1}{\theta(n+1)} \sin(\theta/2) - d_{nor} n \frac{1}{n+1} \qquad (7-11)$$

7.2　PS-DEMES 驱动器的静态驱动性能及其参数分析

为了进一步证实 PS-DEMES 驱动器的可行性与有效性,图 7-4 基于 VHB 4910 DE 材料与亚克力板约束单元,结合 PET 材质的柔性框架制作 PS-DEMES 驱动器,对其实际的驱动性能进行了实验测试,并与所提出的理论模型进行了对照分析。考虑驱动器的安全运行,驱动过程中施加的电压最高为 5500 V;PET 材质的柔性框架厚度(t)、长度(c)和宽度(w)分别为 0.3 mm、55 mm 和 50 mm;DE 薄膜与刚性约束单元的长度 L_1 为 45 mm、刚性约束单元的宽度(d_0)和数量(n)分别为 3 mm 和 2;VHB 4910 的介电常数(ε)、剪切模量(μ)和极限拉伸参数(J_{lim})依次为 $4.5 \times 8.85e^{-12}$ F/m、45 MPa、120;PET 材料的弹性模量为 4 GPa。

实验的具体步骤:将驱动器放置在光滑的离型纸上,一端固定约束,另一端设置标记;通过激光位移传感器进行位移的测量。为了消除 DE 材料黏弹性的影响,每次加载前后都需要静止许久。在阻抗力测量中,为了得到驱动器的最大输出力,每个驱动器均持续加载至发生电击穿破坏为止。从实验结果可以看出在,击穿破坏之前驱动器的阻抗力曲线均出现一个平台,而这个平台对应于驱动器的褶皱发

生与演变过程。

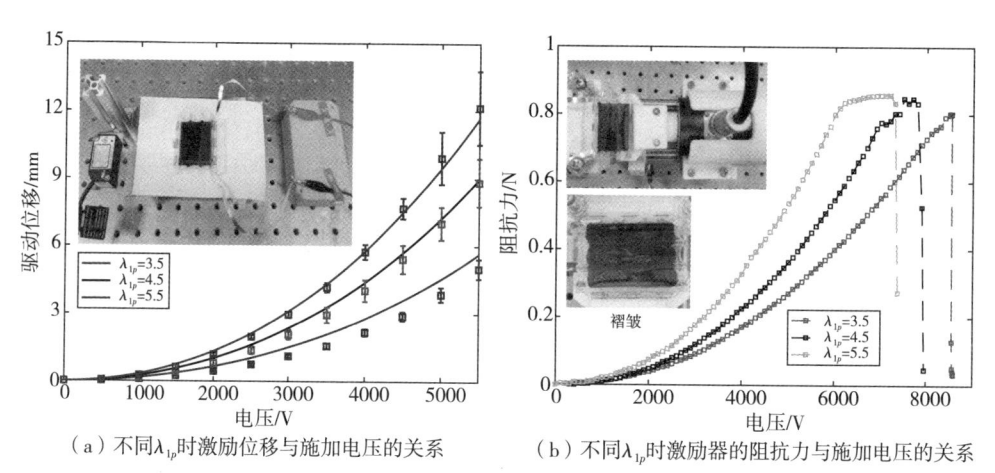

（a）不同λ_{1p}时激励位移与施加电压的关系　　　（b）不同λ_{1p}时激励器的阻抗力与施加电压的关系

图 7 - 4　PS - DEMES 驱动器性能测试

DE 薄膜在驱动过程中会产生各种失效破坏，从而影响驱动器的性能，其中褶皱（wrinkle）与电击穿（electrical breakdown）为主要的两种形式。褶皱是因 DE 薄膜在某个方向内应力消失而引起的张力消失现象，褶皱的产生不仅严重影响了 DE 材料的电致变形特性，而且随着褶皱的进一步扩展最终会导致电击穿破坏。在实验时，通常根据 DE 薄膜是否发生褶皱来判别驱动器是否处在安全工作范围内。因此，对于 PS - DEMES 驱动器，产生褶皱失效的临界条件为$\sigma_1=0$，即

$$\Phi_{nor}^{w}=\frac{\lambda_2^{-2}-\lambda_{1p}^{-4}\lambda_2^{-4}}{1-(\lambda_{1p}^{2}+\lambda_2^{2}+\lambda_{1p}^{-2}\lambda_2^{-2}-3)/J_{lim}} \qquad (7-12)$$

除褶皱失效以外，电击穿是 DEA 另一个较为常见的失效形式。当 DE 薄膜承受的最大电场强度超过 DE 材料的极限电击穿强度之后，沿着电场方向 DE 材料内部产生电通路，从而导致最终破坏失效。因此，针对不同的 DE 材料，电击穿强度的计算方法相差较大。目前，常见 VHB 材料的电击穿强度可通过半经验公式来确定。[5-6] 式（7 - 13）为 VHB 4910 应用较为广泛的电击穿强度计算公式：

$$\Phi_{nor}^{b}=\frac{\varepsilon}{\mu}(51\,\lambda_1^{-0.435}\lambda_2^{-0.435})^2 \qquad (7-13)$$

根据驱动器的设计特点可知，驱动器柔性框架弯曲角度θ应该在$(0,\pi)$变化，而设计参数k_{nor}、c_{nor}直接决定了驱动器在初始状态下的构型是否有效可行。图 7 - 5 依次研究了 DE 薄膜横向预拉伸（λ_{1p}）、刚性约束单元数量（n）、DE 薄膜极限拉伸

常数(J_{lim})及刚性约束单元的非量纲宽度(d_{nor})对有效参数区域的影响规律。由图7-5可以看出,为了保证驱动器具有有效的构型,设计参数k_{nor}、c_{nor}需在某个特定的区域。设计参数k_{nor}越大,驱动器在初始平衡状态下弯曲所对应的角度越小,驱动器的长度越长;设计参数c_{nor}越大,驱动器在初始状态下的长度越短;无论选择何种参数组合,c_{nor}均存在一个最大的临界值和一个最小的临界值,这主要因为驱动器存在极限长度c,该时刻对应了c_{nor}取最大临界值,而最小临界值则取决于约束单元。结合图7-3可知,柔性框架的弯曲角度越小,驱动器的长度越长。但由于驱动器极限长度即为柔性框架长度c,驱动器在初始平衡状态下越长,其在电压驱动下可变形的范围就越小,因此设计时需要选择驱动器在初始平衡状态下弯曲角度较大的参数组合。由图7-5可以得到图左上角为有效参数区域。

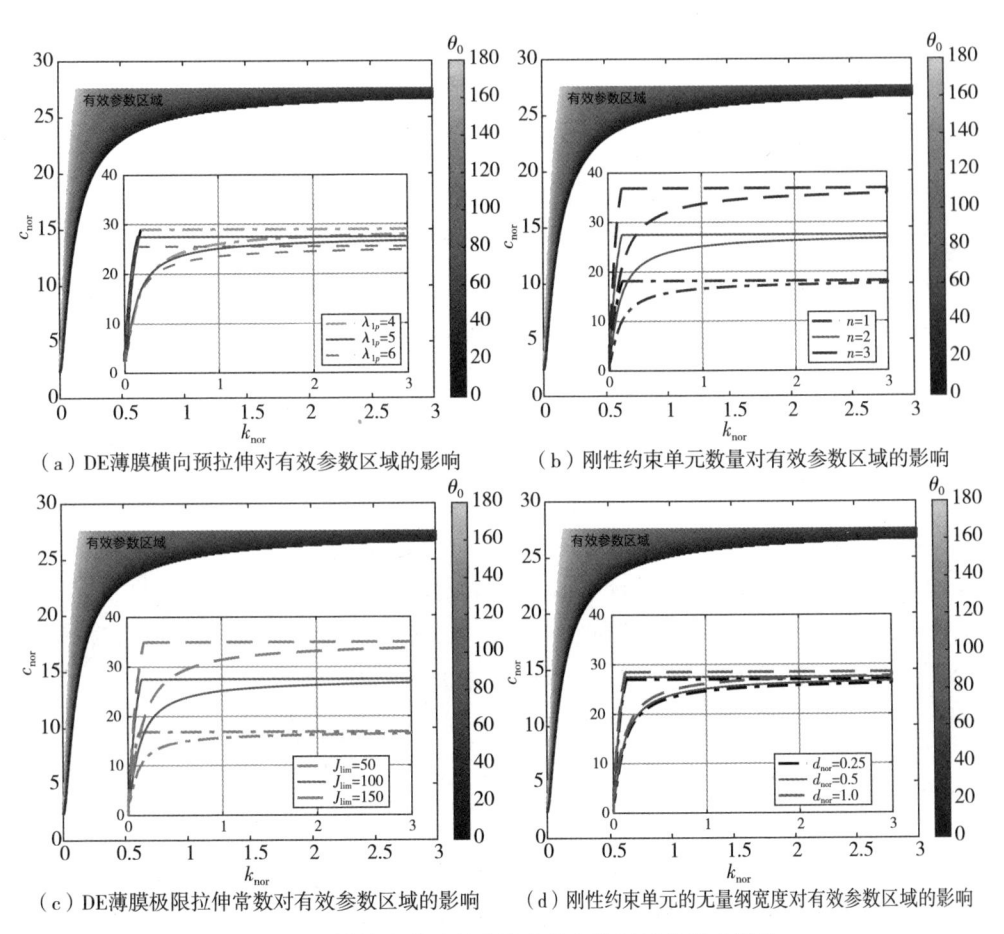

（a）DE薄膜横向预拉伸对有效参数区域的影响　　（b）刚性约束单元数量对有效参数区域的影响

（c）DE薄膜极限拉伸常数对有效参数区域的影响　　（d）刚性约束单元的无量纲宽度对有效参数区域的影响

图7-5　设计参数对驱动器有效参数区域的影响规律

为了深入了解驱动器在电压激励下的驱动规律,图 7-6 给出了设计参数对驱
动器驱动性能的影响规律。由于驱动器的变形存在极限状态,且驱动器在驱动过
程中可能会产生褶皱与电击穿失效,因此在图 7-6 中讨论了不同设计参数下可能
出现的失效形式。分析实验结果可知,设计参数 k_{nor} 越大,相同驱动电压下的驱动
变形越大,但其极限变形越小;设计参数 k_{nor} 越小,驱动电压越大且在极限变形前会
出现褶皱失效。对于参数 c_{nor} 而言,其对驱动变形的影响不大,但对驱动器所能达
到的最大驱动变形影响较大。随着 DE 薄膜横向预拉伸的增大,驱动器的驱动变
形变大,但当横向预拉伸太大(如 $\lambda_{1p}=6$)时驱动器的驱动变形反而变小,且驱动器
发生的失效形式也由褶皱改变为电击穿。

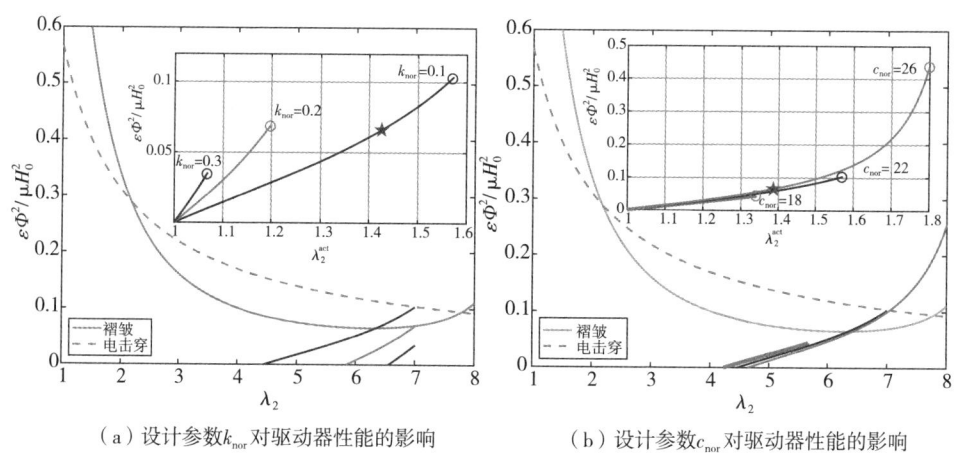

(a) 设计参数 k_{nor} 对驱动器性能的影响

(b) 设计参数 c_{nor} 对驱动器性能的影响

(c) 设计参数 λ_{1p} 对驱动器性能的影响

图 7-6 设计参数对驱动器驱动性能的影响规律

7.3　PS - DEMES 驱动器的动态响应及其软体机器人领域的应用

由驱动器的静力学分析可以看出,驱动器的驱动本质是柔性框架的输出力与驱动单元的反作用力之间的平衡过程。因此,当给驱动单元施加动态电压时,驱动单元施加在柔性框架上的反作用力是随时间变化的动态载荷,此时驱动器的响应也随之变为动态过程。基于此,采用达朗贝尔原理可得到描述驱动器动态驱动性能的控制方程,即

$$m\ddot{x} = P - F - \zeta\dot{x} \tag{7-14}$$

式中,$\zeta\dot{x}$ 为驱动器在驱动过程中受到的阻力之和,其方向始终与运动方向相反;m 为整个驱动器的简化质量;x 为驱动器相对平衡状态的驱动位移。

由于驱动器的驱动位移是驱动器弯曲角度 θ 的函数,即 $x = 2c\,\theta^{-1}\sin(\theta) - 2c\theta_0^{-1}\sin(\theta_0)$,因此将式(7-14)可以转换为弯曲角度 θ 的函数,即为

$$mc\left[-2\,\theta^{-2}\sin\left(\frac{\theta}{2}\right) + \theta^{-1}\cos\left(\frac{\theta}{2}\right)\right]\frac{\mathrm{d}^2\theta}{\mathrm{d}t^2} +$$

$$mc\left[4\,\theta^{-3}\sin\left(\frac{\theta}{2}\right) - 2\,\theta^{-2}\cos\left(\frac{\theta}{2}\right) - \frac{1}{2}\theta^{-1}\sin\left(\frac{\theta}{2}\right)\right]\left(\frac{\mathrm{d}\theta}{\mathrm{d}t}\right)^2 +$$

$$\zeta c\left[-2\,\theta^{-2}\sin\left(\frac{\theta}{2}\right) + \theta^{-1}\cos\left(\frac{\theta}{2}\right)\right]\frac{\mathrm{d}\theta}{\mathrm{d}t} +$$

$$\mu H_0 I_1\left[\frac{\lambda_2\lambda_1^{-1} - \lambda_1^{-3}\lambda_2^{-3}}{1 - (\lambda_1^2 + \lambda_2^2 + \lambda_1^{-2}\lambda_2^{-2} - 3)/J_{\lim}} - \frac{\varepsilon\Phi_{dc}^2}{\mu H_0^2}\left(1 + \frac{\Phi_{ac}}{\Phi_{dc}}\sin\omega t\right)^2\lambda_1\lambda_2\right] -$$

$$\frac{EI}{2c^2}\theta\left[\theta^{-2}\sin\left(\frac{\theta}{2}\right) - \frac{1}{2}\theta^{-1}\cos\left(\frac{\theta}{2}\right)\right]^{-1} = 0 \tag{7-15}$$

如果定义 $T = t\sqrt{\mu H_0 I_1 mc}$、$\Omega = \omega\sqrt{mc\mu H_0 I_1}$、$\hat{\zeta} = \zeta\sqrt{cm\mu H_0 I_1}$、$\alpha = \Phi_{ac}\Phi_{dc}$,那么式(7-15)可简化为

$$\frac{\mathrm{d}^2\theta}{\mathrm{d}T^2} + g(\theta)\left(\frac{\mathrm{d}\theta}{\mathrm{d}T}\right)^2 + \hat{\zeta}\frac{\mathrm{d}\theta}{\mathrm{d}T} + h(\theta,\Omega) = 0 \tag{7-16}$$

其中,函数 $g(\theta)$ 的具体形式如下:

$$g(\theta) = \left[4\,\theta^{-3}\sin\left(\frac{\theta}{2}\right) - 2\,\theta^{-2}\cos\left(\frac{\theta}{2}\right) - \frac{1}{2}\theta^{-1}\sin\left(\frac{\theta}{2}\right) \right]$$
$$\times \left[-2\,\theta^{-2}\sin\left(\frac{\theta}{2}\right) + \theta^{-1}\cos\left(\frac{\theta}{2}\right) \right]^{-1} \tag{7-17}$$

$h(\theta,\Omega)$ 的具体形式如下:

$$h(\theta,\Omega) = \left[\frac{\lambda_2\lambda_1^{-1} - \lambda_2^{-3}\lambda_1^{-3}}{1 - (\lambda_1^2 + \lambda_2^2 + \lambda_1^{-2}\lambda_2^{-2} - 3)/J_{\lim}} - \Phi_{\mathrm{nor}}(1 + \alpha\sin(\Omega T))^2\lambda_1\lambda_2 \right.$$
$$\left. - \frac{1}{2}k_{\mathrm{nor}}\theta\left(\theta^{-2}\sin\left(\frac{\theta}{2}\right) - \frac{1}{2}\theta^{-1}\cos\left(\frac{\theta}{2}\right)\right)^{-1} \right] \tag{7-18}$$
$$\times \left[-2\,\theta^{-2}\sin\left(\frac{\theta}{2}\right) + \theta^{-1}\cos\left(\frac{\theta}{2}\right) \right]^{-1}$$

上述方程构成了描述驱动器动态驱动性能的平衡控制方程。

选用如下计算参数: $\hat{\zeta}=0.5$、$\alpha=0.5$、$\lambda_{1p}=5$、$\Phi_{\mathrm{nor}}=0.005$、$k_{\mathrm{nor}}=0.2$、$c_{\mathrm{nor}}=22$、$n=2$、$d_{\mathrm{nor}}=0.5$ 对驱动器在动态正弦电压激励下的响应进行研究分析,其中激励频率 $\omega=2$。图 7-7 依次给出了驱动器在一端固定、一端自由状态下受到正弦电压激励的响应。其中,图 7-7(a)为驱动器在正弦电压下弯曲角度(θ)的时间历程曲线,从图可以看出曲线在最开始发生短时间衰减变化后趋于稳定的正弦变化;图 7-7(b)为驱动器动态性能的相图,从图可以看出,在驱动器经过若干个振动周期后仍呈现标准的周期振动。庞加莱截面是否收敛和振动极限环常被用来判别 DEA 的动态响应是否存在周期解,由图 7-7(c)可以看出驱动器在动态电压下的响应呈现周期变化的规律。

为了深入探究驱动器在不同激励频率下的响应特点,本节还研究了驱动器在激励频率 $\omega\varepsilon(0.1,10)$ 时驱动器弯曲角度的响应规律,并给出了激励电压偏置分量、DE 薄膜横向预拉伸(λ_{1p})、驱动器阻尼系数 ζ 及激励电压波形对驱动器动态驱动性能的影响规律(见图 7-8)。从图 7-8 可以看出,驱动器在 $\omega=3$ 附近存在显著的响应峰值,这主要是因为此时的激励频率接近了驱动器结构的固有频率 ω_n。从图 7-8(a)可以看出,如果激励电压偏置幅值较大,那么驱动器不仅在固有频率处存在响应峰值,在频率 ω_n 处也存在响应峰值,而这个频率对应于结构的次谐波振动频率。此外,DE 薄膜横向预拉伸越大,结构的共振峰值越大,这可以简单地理解

为较大的预拉伸对应较大的结构刚度［见图 7 - 8(b)］；驱动器阻尼系数［见图 7 -
8(c)］与激励电压波形［见图 7 - 8(d)］对驱动器的响应峰值影响较大；方波激励下
会激发出驱动器的次谐波振动，这主要是因为方波相比于正弦波具有较高的能量
输入，所以在驱动器的应用过程中多采用方波作为 DEA 的激励信号。

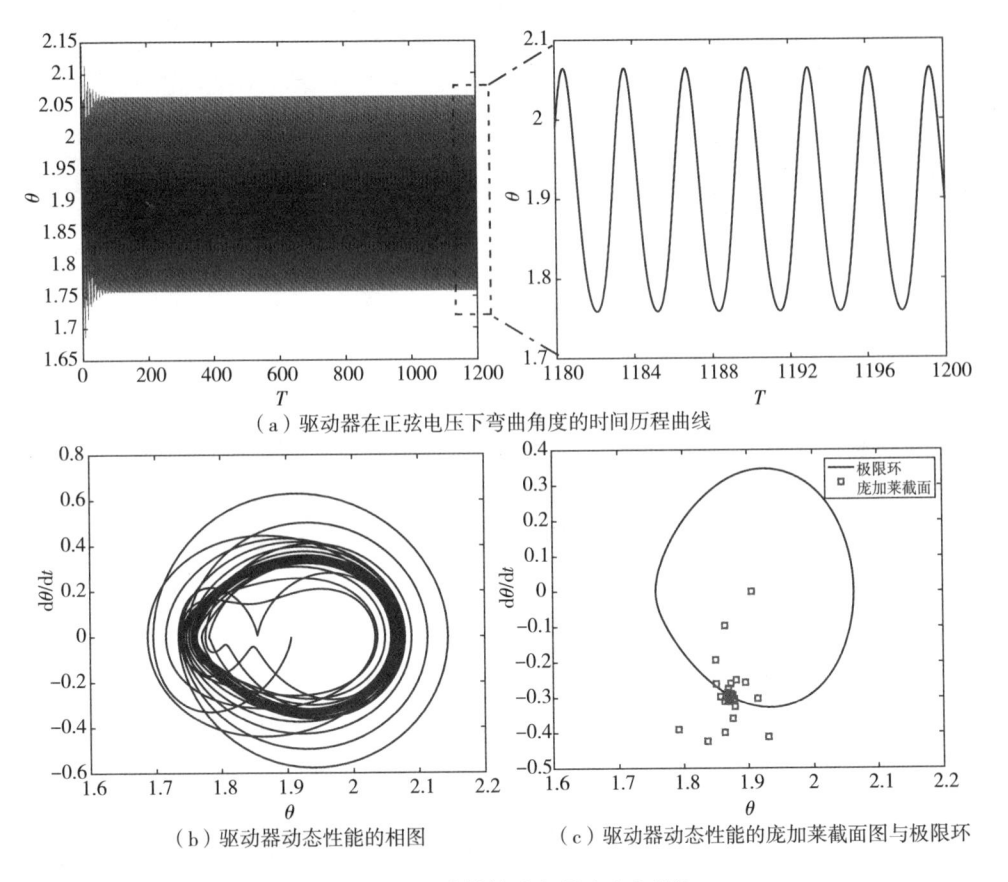

（a）驱动器在正弦电压下弯曲角度的时间历程曲线

（b）驱动器动态性能的相图   （c）驱动器动态性能的庞加莱截面图与极限环

图 7 - 7   驱动器的动态驱动响应规律

为了展示 PS - DEMES 驱动器优良的驱动性能及其在软体机器人领域的应用
潜力，本节结合单项轴承的特有属性设计了一种可以实现蠕动型运动的软体机器
人［见图 7 - 9(a)］，软体机器人的前轮含有一个单向轴承，后轮含有两个单向轴承，
整个软体机器人的质量约为 10 g，长、宽、高分别为 50 mm、60 mm、40 mm。为了
测试软体机器人车轮的运动性能，将软体机器人放置在不同倾角的斜坡上让软体
机器人在不同材质的基底上自由下滑并测量其平均速度。从图 7 - 9(b)可以看出，
软体机器人的速度与倾角呈线性关系，且软体机器人在不同基底上的运动规律一

致,据此可得利用单向轴承设计的软体机器人车轮具有优良的运动性能。

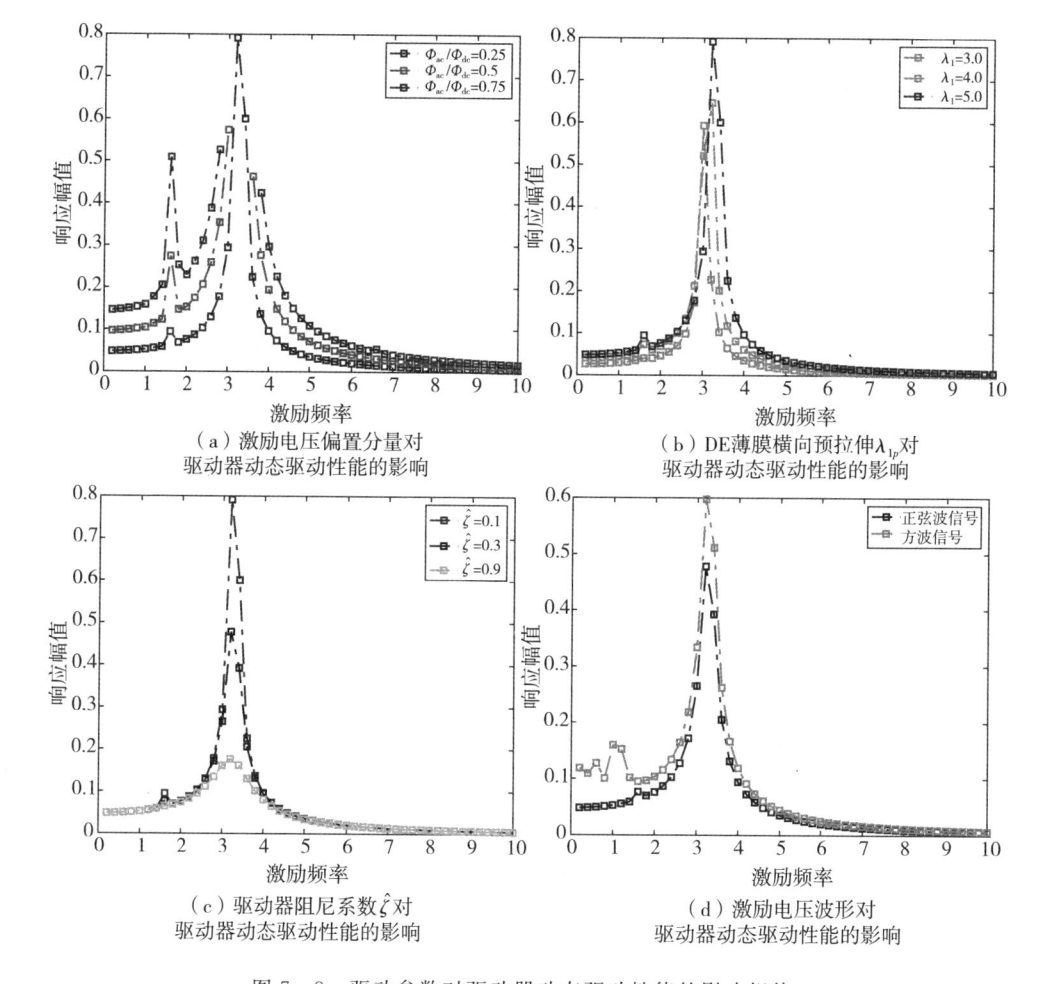

（a）激励电压偏置分量对
驱动器动态驱动性能的影响

（b）DE 薄膜横向预拉伸 λ_{1p} 对
驱动器动态驱动性能的影响

（c）驱动器阻尼系数 $\hat{\zeta}$ 对
驱动器动态驱动性能的影响

（d）激励电压波形对
驱动器动态驱动性能的影响

图 7 - 8　驱动参数对驱动器动态驱动性能的影响规律

图 7 - 10 为软体机器人在不同激励工况下的运动性能。其中,图 7 - 10(b)为
不同激励电压波形(方波、三角波和正弦波)下软体机器人平均速度与激励频率的
关系,从图可以看出,当峰电压值为 4 kV 时,软体机器人在方波激励下平均速度可
达 110 mm/s,在三角波与正弦波激励下平均速度分别为 51 mm/s 和 69 mm/s,这
主要是因为相同激励时间下,方波输入的能量最大;软体机器人存在最优的驱动频
率,而该频率通常在机器人的共振频率附近。图 7 - 10(c)为不同占空比(加载时间
与整个激励周期的比)下软体机器人平均速度曲线,从图可以看出,软体机器人平
均速度在占空比为 50% 时达到最大,这是因为驱动器在动态电压激励下产生往复

运动,当占空比为 50% 时,在前后车轮的配合下,软体机器人刚好能够完整实现一次驱动,此时具有较高的驱动速度且运动更加稳健。图 7 - 10(d)为不同幅值下软体机器人平均速度曲线,从图可以看出,激励幅值越大,软体机器人对应的最优驱动频率数量越多,且软体机器人的最大速度出现在最优幅值下。

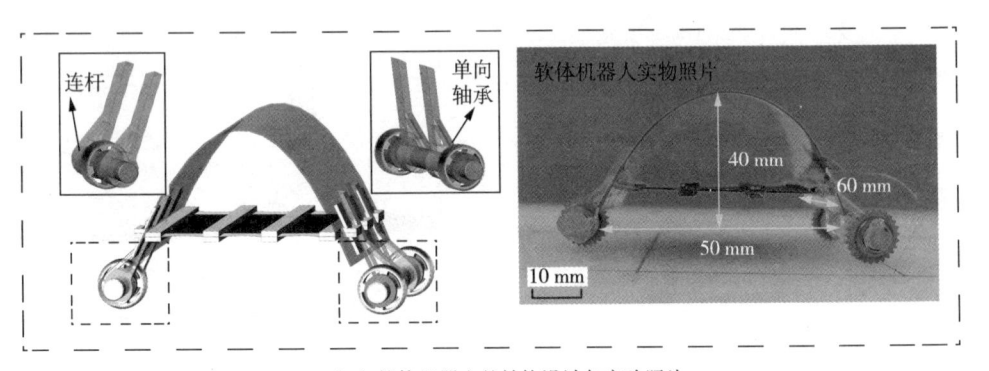

（a）软体机器人的结构设计与实验照片

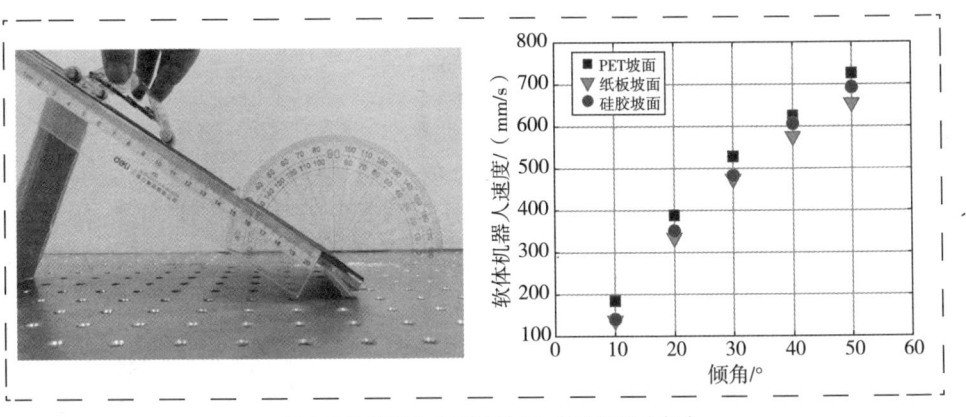

（b）软体机器人在不同基底上的半坡滑动实验

图 7 - 9 基于 PS - DEMES 驱动的软体机器人

图 7 - 11 为软体机器人在负载工况下的运动性能。其中,图 7 - 11(a)描述了软体机器人在空载和负载下运动的实验照片。图 7 - 11(b)为不同负载下软体机器人平均速度与激励频率的关系,由图可以看出,随着软体机器人负载的增加,软体机器人最优驱动频率逐渐较小。这是因为软体机器人的负载改变了软体机器人的固有振动特性;随着负载的变化,软体机器人的最大速度也会发生变化,软体机器人在 4 倍自重负载下(负载 40 g)依旧可以实现 15 mm/s 的最大运动速度。图 7 - 11(c)为不同激励频率下软体机器人平均速度与负载的关系,从图可以看出,在相

同激励频率下,软体机器人的运动速度与负载并非呈现单调变化(负载越大运动速度越小),而是存在最优的负载,因此在这款软体机器人工作时应该在考虑电压激励工况的同时结合自身负载来提高软体机器人的运动性能。

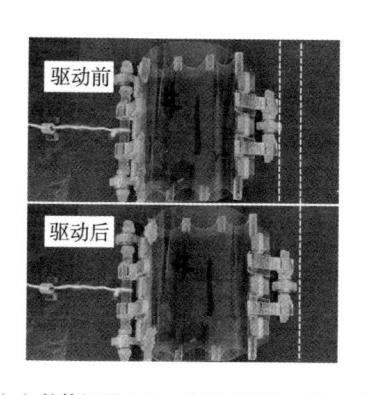

（a）软体机器人在一个驱动周期内的运动

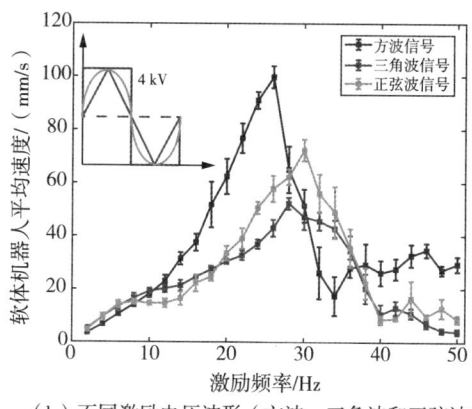

（b）不同激励电压波形（方波、三角波和正弦波）下软体机器人平均速度与激励频率的关系

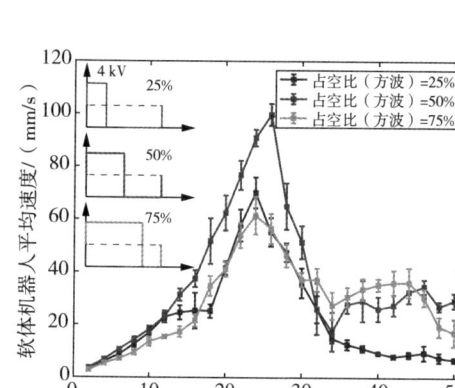

（c）不同占空比下软体机器人平均速度曲线

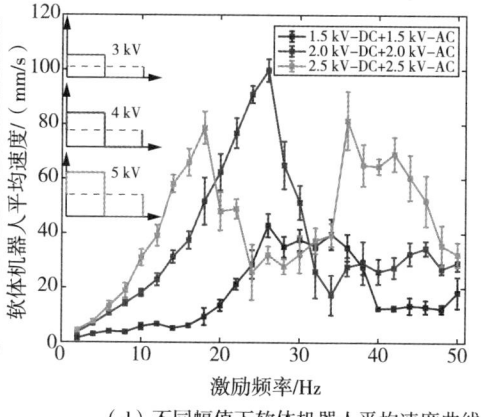

（d）不同幅值下软体机器人平均速度曲线

图 7 - 10　软体机器人在不同激励工况下的运动性能

图 7 - 12 展示了软体机器人如何通过一条窄隧道(长、宽、高分别为 30 mm、70 mm、20 mm)。通过控制激励电压的幅值改变软体机器人的高度来适应周围环境,软体机器人的这种变构型能力使其能够广泛地应用于各类复杂多变的工作环境。表 7 - 1 为 PS - DEMES 软体机器人与其他同类型软体机器人的性能参数对比,从表中可以看出,基于 PS - DEMES 驱动原理设计的软体机器人在速度和负重比方面具有明显的优势。

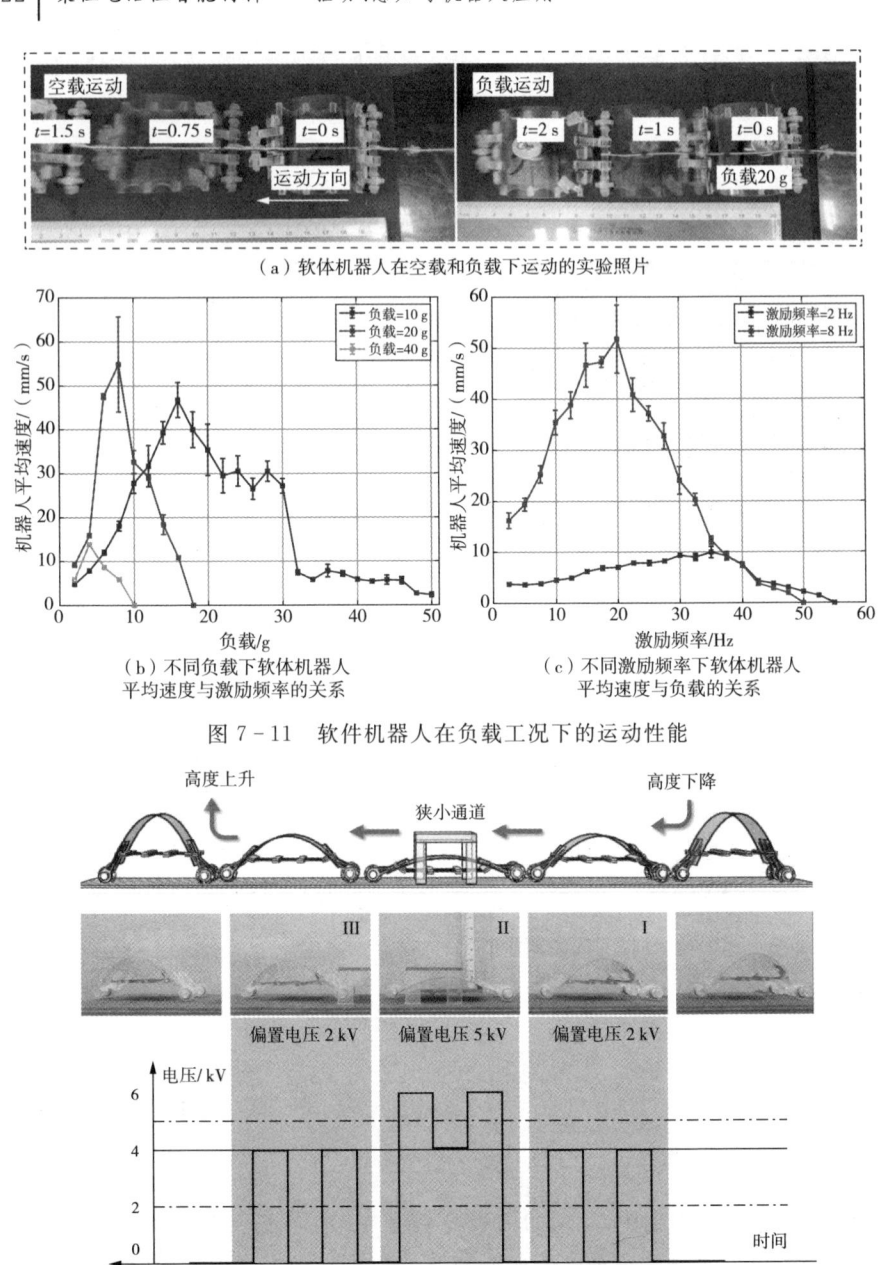

（a）软体机器人在空载和负载下运动的实验照片

（b）不同负载下软体机器人
平均速度与激励频率的关系

（c）不同激励频率下软体机器人
平均速度与负载的关系

图 7-11　软件机器人在负载工况下的运动性能

图 7-12　软体机器人在特殊环境下的运动

表 7-1　PS-DEMES 软体机器人与其他同类型软体机器人的性能参数对比

文献	频率/ Hz	速度/ (BL/s)	自重/ g	负载/ 自重	驱动电压/ kV	足部结构
PS-DEMES	0.5～60	1.43	10	5	4	单向轴承
Li[7]	2～44	4	5	4	9	金属钩/单向
Shian[8]	—	0.022	—	—	17	金属钩
Cao[9]	—	0.02	—	—	6	静电吸附
Digumarti[10]	0.5～3.5	0.1	20	—	3.125	静电吸附
Duduta[11]	0.25～30	1	—	—	3	金属钩/单向
Gu[12]	1～25	1.04	—	—	6	静电吸附
Tang[13]	11～310	0.65	9.6	—	6.5	谐振器

　　为了进一步探究软体机器人的运动规律，下面对软体机器人的运动进行理论建模分析。实验中发现，由于 VHB 4910 材料具有很强的黏弹性，在驱动器理论模型中采用恒定不变的阻尼系数 ζ 很难有效揭示驱动器的动态性能，因此通过将理论与实验对比分析拟合得到驱动器的阻尼系数 ζ 与激励频率 f 近似存在如下的函数关系[见图 7-13(a)]：

$$\zeta = 0.03322\,f^2 - 1.757f + 24.33 \qquad (7-19)$$

　　软体机器人采用单向轴承设计足部结构来实现仿尺蠖运动。当驱动器施加的电压逐渐增加时，软体机器人前轮移动后轮不动，整个软体机器人伸长；当电压由峰值逐渐减小时，软体机器人的前轮不动后轮向前移动，软体机器人恢复到初始长度，从而实现软体机器人的一个运动周期。若将机器人的质量集中在前、后两个轮子上，则描述软体机器人运动特点的动力学方程为

$$m_{\mathrm{f}}\ddot{x}_{\mathrm{f}} = F - P - \zeta\dot{x}_{\mathrm{f}}, \ (\dot{x}_{\mathrm{r}} = 0)$$

$$(7-20)$$

$$m_{\mathrm{r}}\ddot{x}_{\mathrm{r}} = F - P - \zeta\dot{x}_{\mathrm{r}}, \ (\dot{x}_{\mathrm{f}} = 0)$$

式中，m_{f}、m_{r} 分别为软件机器人在前轮与后轮上的质量分布；x_{f}、x_{r} 分别为软体机器人前轮与后轮的位移。

采用与图7-5相同的动力学求解方法可得到软体机器人在方波激励下弯曲角度 θ 与角速度 $\dot\theta$ 随时间的变化规律,如图7-13(b)所示。从图可以看出,随着软体机器人的运动,驱动器的弯曲角度与角速度呈现周期变化。根据软体机器人位移与驱动器弯曲角度 θ 之间的函数关系,可将求解获得的 θ 转换为软体机器人的位移,进而获得软体机器人的平均速度。图7-13(c)为软体机器人在不同激励频率下速度响应的实验与理论模型对比。从图可以看出,软体机器人在26 Hz附近出现了速度响应峰值,而该频率刚好对应于驱动器在方波激励下的共振频率。据此可以看出,为了实现软体机器人较快的运动速度,可以调控与系统固有频率接近的激励频率。

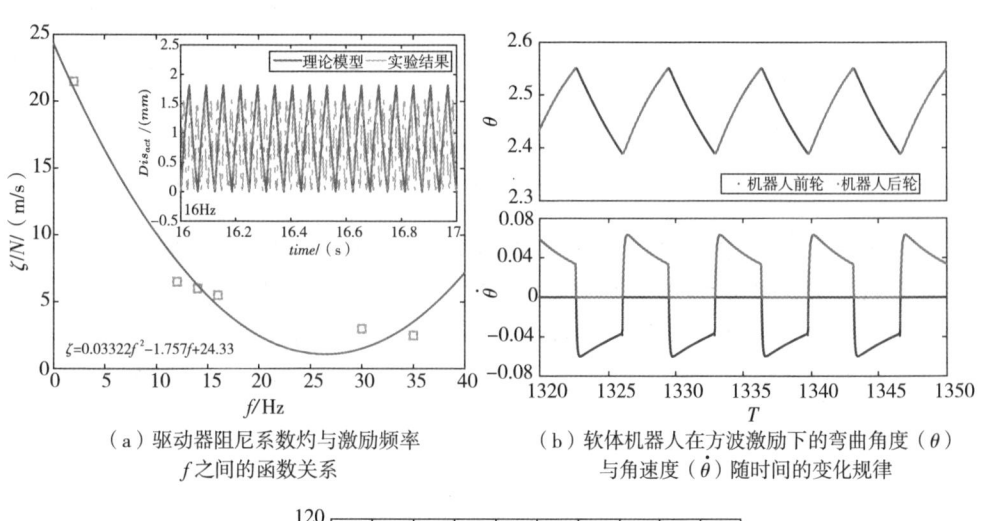

(a)驱动器阻尼系数灼与激励频率 f 之间的函数关系

(b)软体机器人在方波激励下的弯曲角度(θ)与角速度($\dot\theta$)随时间的变化规律

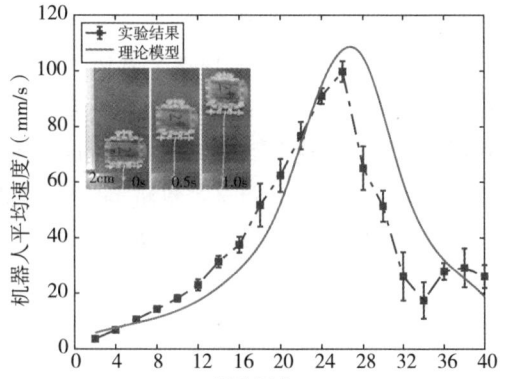

(c)软体机器人在不同激励频率下速度响应的实验与理论模型对比

图7-13 软体机器人运动学分析

7.4　摩擦纳米发电对软体机器人驱动和控制

当前,软体机器人的驱动和控制多是通过有线电压源和信号发生器实现。尽管现有的驱动和控制方法精度较高,但是仍存在成本高、体积庞重、结构复杂和适应性差等不足。摩擦电纳米发电机(Triboelectric Nanogenerators,TENG)作为一种新型的能量收集技术[14],与传统的电源设备相比,具有成本低廉、制作简单、性能稳定和选材广泛等优点。其能够轻松地收集自然界的各种低频机械能,并将其加以利用。目前,在智能驱动、人机交互及自驱系统等方面得到了广泛的探索性研究与应用。[15-17] 因此,本节将 TENG 与 PS - DEMES 软体机器人结合来介绍 TENG 在 DE 驱动与控制方面的潜力,从而为 DE 的驱动和控制设计提供新思路与新方法。

图 7 - 14(a)为独立层模式 TENG 驱动软体机器人的原理示意。该 TENG 主要由三部分组成:氟乙烯丙烯共聚物(Fluorinated Ethylene Propylene,FEP)薄膜($25~\mu m$)、铜箔和亚克力基底,其中 FEP 薄膜为摩擦层,铜箔既是摩擦层也是电极;在制作过程中,将 FEP 薄膜裁剪成 $20~cm \times 60~cm$ 的矩形,然后将其固定在相同尺寸的亚克力基底之上,在 FEP 层正下方的另一个亚克力基底上安装两个和 FEP 薄膜尺寸相同的铜箔电极,左右两电极间隔 1 cm。图 7 - 14(b)为 TENG 驱动软件机器人的原理与过程:Ⅰ为初始状态,此时两铜箔电极之间没有电势差,DEA 两侧无电荷累积,软体机器人处于静止状态;Ⅱ为 FEP 层向右侧滑动,此时铜箔电极产生电势差,进而通过导线为 DEA 提供高压,在单向轴承的作用下,软体机器人后脚不动,前脚向前运动;Ⅲ为 FEP 层运动至最右侧,此时 DEA 两侧电压达到峰值,软体机器人达到单行程内最大伸展状态;Ⅳ为 FEP 层从右端滑向左侧,此时电压降低,DEA 变形减小,在单向轴承的作用下,软体机器人前脚不动,后脚开始向前移动,从而完成了一个周期的爬行运动。图 7 - 14(c)为 TENG 驱动软体机器人的照片。为了提高 TENG 的输出性能,在设备使用前,通常需要在 FEP 薄膜的表面进行电感耦合等离子体(Indutively Coupled Plasma,ICP)蚀刻,使表面产生纳米棒状结构。

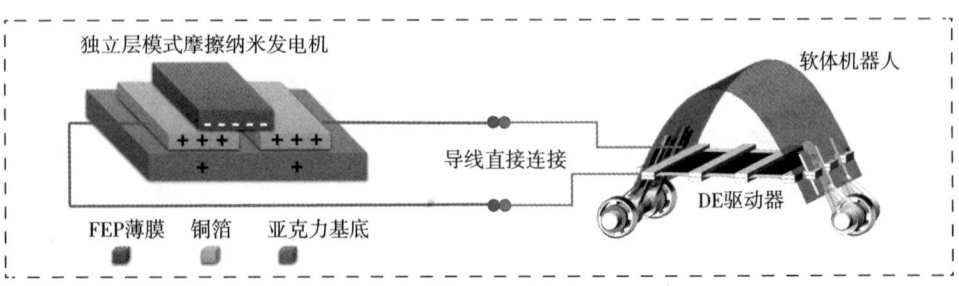

（a）独立层模式TENG驱动软体机器人的原理示意

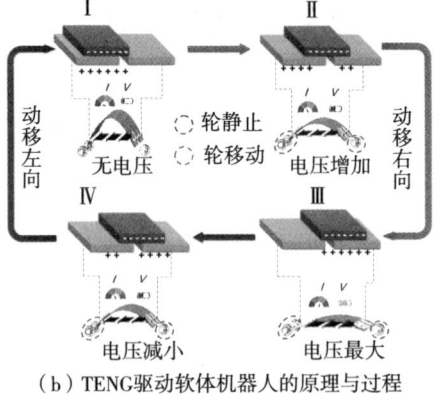

（b）TENG驱动软体机器人的原理与过程

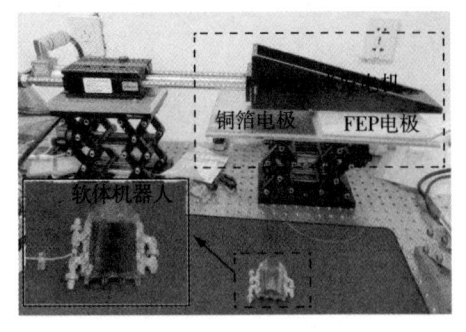

（b）TENG驱动软体机器人的照片

图 7-14　TENG 驱控下的软机器人

在实验时，FEP 层由一个往复运动的线性电机驱动。线性电机每一个运动周期包含正向滑动和反向滑动两个行程，每个行程的起点和终点时刻对应的 FEP 滑动速度为零。为了更好地表征线性驱动器的速度和时间关系，图 7-15（a）给出了 FEP 层速度变化示意：线性电机带动 FEP 薄膜运动过程中，每个单向行程中的速度包括匀加速、匀速和匀减速三个阶段。为了提高摩擦发电的效果，理论上速度越快越好，即 $N = t_2 t_1$ 越大越好。由相关计算推导可得，对应不同的 N 时，加速度 a 和滑动速度 v 之间的关系为 $a = (N+l)v^2$，其中 l 是线性 FEP 的单向行程。但是受到设备的限制，加速度上限为 20 m/s²。驱动过程中，若电机加速度超过上限，则其运动效果因失真而无法预测。图 7-15（b）为 FEP 摩擦层速度与加速度的关系。

图 7-16 为 TENG 在三种滑动方式下的电压输出特性。FEP 摩擦层从初始静止状态开始，经历一个加速过程后短暂稳定，再减速为 0，整个过程通过编程来严格控制，如图 7-16（a）所示。图 7-16（b）为 FEP 摩擦层在三种滑动方式（$a =$

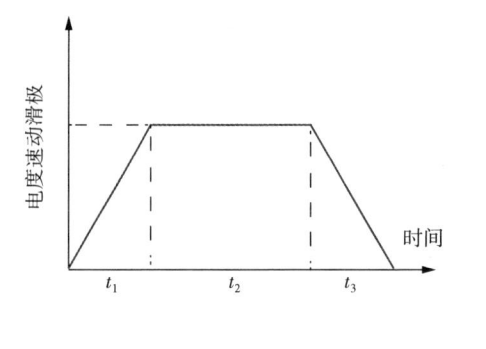

（a）FEP层速度变化示意

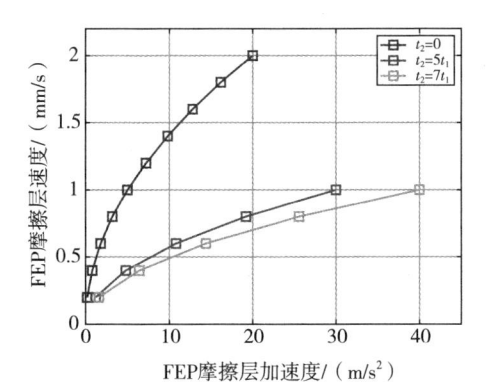

（b）FEP摩擦层速度与加速度的关系

图 7 - 15 FEP 摩擦层的运动规律

$1\ \mathrm{m/s^2}$、$a=10\ \mathrm{m/s^2}$、$a=20\ \mathrm{m/s^2}$）下电极滑动距离与时间的关系。实验中采用高压衰减探头和示波器来测量 TENG 的输出电压，从图 7 - 16(c)可以看出，随着 FEP 层滑动加速度的增大，摩擦产生的驱动电压幅值显著增加。TENG 的电压输出曲线为复杂的周期信号，采用快速傅里叶变换（FFT）对其分析以确定主频[见图 7 - 16(d)]，分析结果表明，TENG 的输出电压主频均处在低频域（<10 Hz），且随着 FEP 摩擦层加速度的不同输出电压的主频也相差较大。

通过实验研究可以得到软体机器人运动速度和电极滑动速度的关系，如图 7 - 17(a)所示。从图可以看出，当 $t_2=5t_1$ 且电极滑动速度为 0.8 m/s 时，软体机器人运动效果最佳，当电极滑动速度继续增大时，软体机器人运动效果反而下降。对于 $t_2=7t_1$ 而言，初始时软体机器人运动速度上升较快，但是当电极滑动速度大于等于 0.8 m/s 时，软体机器人运动速度下降，下降的原因主要是此时加速度值超过设备上限。当 $t_2=0$ 时，由于该运动过程没有匀速运动阶段，因此可能出现峰值偏移或失真，因而导致该模式下 TENG 输出特性较为复杂。虽然此时加速度值并没有超过设备上限，但是当电极滑动速度大于 0.8 m/s 时，软体机器人运动速度和电极滑动速度的对应关系会发生变化，因此在实际使用过程中应避免该现象出现。在 $t_2=5t_1$ 的条件下，测试了 TENG 驱动携带 9 g 负载（约为 2 倍软体机器人自重）的软体机器人，测试结果如图 7 - 17(b)所示。从图可以明显地看出，无论软体机器人是否携带负载，软体机器人的运动速度与电极滑动速度之间总是存在良好的线性关系，这对简化机器人的驱动和控制有着重要的意义。

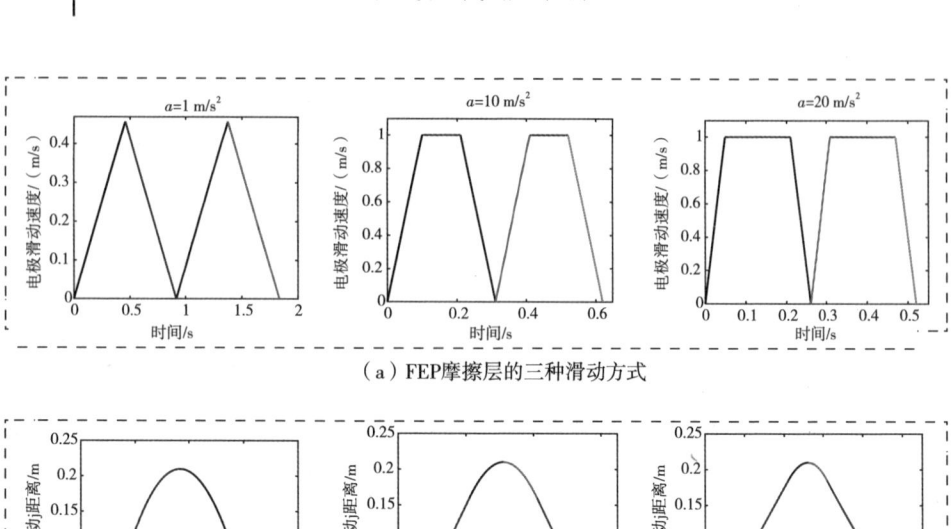

（a）FEP摩擦层的三种滑动方式

（b）FEP摩擦层在三种滑动方式下电极滑动距离与时间的关系

（c）TENG的电压输出特性

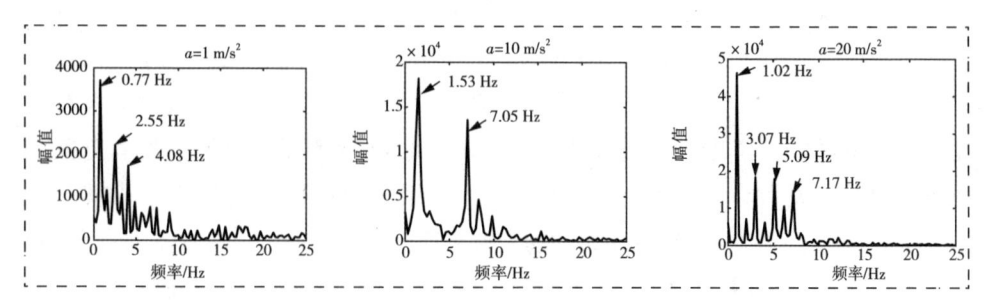

（d）TENG输出电压的频率分析

图 7-16　TENG 在三种滑动方式下的电压输出特性

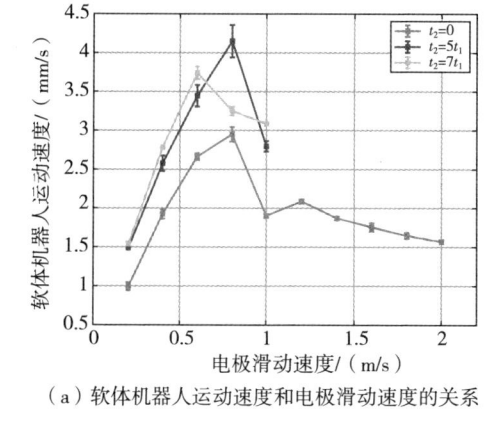
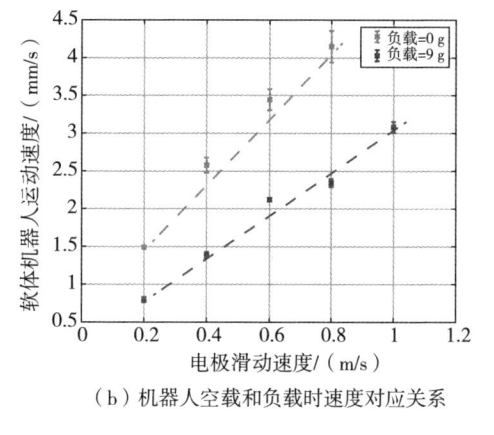

（a）软体机器人运动速度和电极滑动速度的关系　　（b）机器人空载和负载时速度对应关系

图 7 - 17　TENG 驱动下软体机器人的运动性能

7.5　本章小结

　　PS - DEMES 驱动器，具有少自由度输出、稳定性好等优点，是 DEA 的一种重要组成部分。本章介绍了 PS - DEMES 的设计方法与理论模型的建立，分析了其动力学与运动学特征，并结合纳米摩擦发电机实现了摩擦直驱的软体机器人，为柔性驱动领域带来了新的发展方向。

参考文献

　　[1] WANG Y, CHEN B H, BAI Y Y, et al. Actuating dielectric elastomers in pure shear deformation by elastomeric conductors[J]. Applied Physics Letters, 2014, 104(6): 836.

　　[2] CAO C, HILL T L, LI B, et al. Uncovering isolated resonant responses in antagonistic pure-shear dielectric elastomer actuators[J]. Soft Science, 2021, 1(1): 1 - 19.

　　[3] CHEN Y, KANG G, HU Y, et al. Low-cycle electro-mechanical fatigue of dielectric elastomers: pure-shear experiments and life-prediction model[J]. International Journal of Fatigue, 2021, 148: 106220.

　　[4] KHURANA A, SHARMA A K, JOGLEKAR M M. Nonlinear

oscillations of electrically driven aniso-visco-hyperelastic dielectric elastomer minimum energy structures[J]. Nonlinear Dynamics,2021,104(3):1991-2013.

[5] HUANG J, SHIAN S, DIEBOLD R M,et al. The thickness and stretch dependence of the electrical breakdown strength of an acrylic dielectric elastomer [J]. Applied Physics Letters,2012,101(12):33-50.

[6] ZHOU J Y,JIANG L Y,CAI S Q. Predicting the electrical breakdown strength of elastomers[J]. Extreme Mechanics Letters,2020,34:100583.

[7] LI T,ZOU Z,MAO G,et al. Agile and resilient insect-scale robot. Soft Robotics [J]. 2019,6(1):133-141.

[8] SHIAN S, BERTOLDI K, CLARKE D R. Use of aligned fibers to enhance the performance of dielectric elastomer inchworm robots[J]. Proceedings of SPIE-The International Society for Optical Engineering,2015,9430.

[9] CAO J W,QIN L,LIU J,et al. Untethered soft robot capable of stable locomotion using soft electrostatic actuators [J]. Extreme Mechanics Letters 2018,21:9-16.

[10] DIGUMARTI K M,CAO C,GUO J,et al. Multi-directional crawling robot with soft actuators and electroadhesive grippers [J].2018 IEEE International Conference on Soft Robotics,2018,303-308.

[11] DUDUTA M,CLARKE D R,WOOD R J. A high speed soft robot based on dielectric elastomer actuators [J].2017 IEEE International Conference on Robotics and Automation,2017,4346-4351.

[12] GU G Y,ZOU J,ZHAO R K,et al. Soft wall-climbing robots [J]. Science Robotics 2018,3(25):2874.

[13] TANG C,LI B,LIU L,et al. Nonlinear out-of-plane resonation of a circular dielectric elastomer [J].Smart Materials and Structures, 2020, 29 (4):045003.

[14] ZHU G, PENG B, CHEN J, et al. Triboelectric nanogenerators as a new energy technology:From fundamentals, devices, to applications[J]. Nano Energy,2015,14:126-138.

[15] WU C S, WANG A C,DING W B,et al. Triboelectric nanogenerator: a foundation of the energy for the new era[J]. Advanced Energy Materials,2019,

9(1):1802906.

[16] WANG Z L,CHEN J,LIN L. Progress in triboelectric nanogenerators as a new energy technology and self-powered sensors [J]. Energy & Environmental Science,2015,8(8):2250 – 2282.

[17] 张弛,付贤鹏,王中林. 摩擦纳米发电机在自驱动微系统研究中的现状与展望 [J]. 机械工程学报,2020,55(7):89 – 101.

第 8 章 离子型 EAP 传感机理与方法

离子聚合物金属复合材料（Ionic Polymer - Metal Composites, IPMC）是一类典型的电活性聚合物（Electroactive Polymer, EAP）智能材料，可以作为离子式传感器，并兼具驱动功能。[1-3]IPMC 由两层导电电极和一层离子聚合物基体复合形成类"三明治结构"[4]。电极一般通过物理或化学方法将导电材料沉积在中间层离子聚合物（Nafion、Flemion、Aciplex 等）表面。在离子聚合物内部，阴离子固定在聚合物侧链末端，阳离子与水分子结合后在纳米离子通道中移动。[5-6]在外界刺激作用下，IPMC 会发生变形，导致聚合物内部应力分布不均，此时可移动阳离子会在应力作用下重新分布，从而在两侧电极间产生电压信号。这就是 IPMC 作为有源传感器的传感机理。[7-8]IPMC 的离子聚合物内部含有溶剂、可移动离子，具有较强的吸湿溶胀特性，可以对湿度、压力及弯曲等多种外界刺激产生响应，拥有潜在的多物理参数感知能力。本章将基于 IPMC 的传感机理对各种传感功能进行介绍和分析。

8.1 湿度响应与传感功能

8.1.1 湿度响应的微观原理

IPMC 由一层离子聚合物基体和两层金属电极组成，其中离子聚合物基体在 IPMC 的湿度传感中起着关键作用。离子聚合物的内部由固-液两相微观结构组成，包括团聚分子长链和溶剂。长链末端有亲水性磺酸基团，可将阳离子与几个水分子通过化学键连接在一起。因此，离子聚合物基体具有固有的吸湿溶胀、离子迁移等特性。目前，采用最多的 IPMC 基体材料是 Nafion 膜，其具有高吸湿性和高离子容量，是常用的湿敏离子聚合物。

IPMC 吸水后会表现出明显的不均匀溶胀（见图 8-1）。首先，由于 Nafion 吸水后溶胀会导致中间层介电常数发生变化,同时也会导致两电极间的距离与正对面积发生变化,因此双电层的电容值将发生改变。这表明 IPMC 材料可以实现湿度电容传感。其次,由于 IPMC 表面电极呈多孔结构,具有疏松特性,随着 IPMC 吸水引起的表面溶胀,电极颗粒之间的间隙会增大,因此表面电极层的电阻会随之增加。这表明 IPMC 可以实现湿度电阻传感。最后,随着水分子进入离子聚合物内部,聚合物内部的应力梯度与浓度梯度会发生改变,可移动阳离子会在二者的耦合作用下发生定向迁移,此时在两电极层之间可以检测到电信号。这意味着 IPMC 可以实现湿度电压传感。下面分别对这些功能进行介绍。

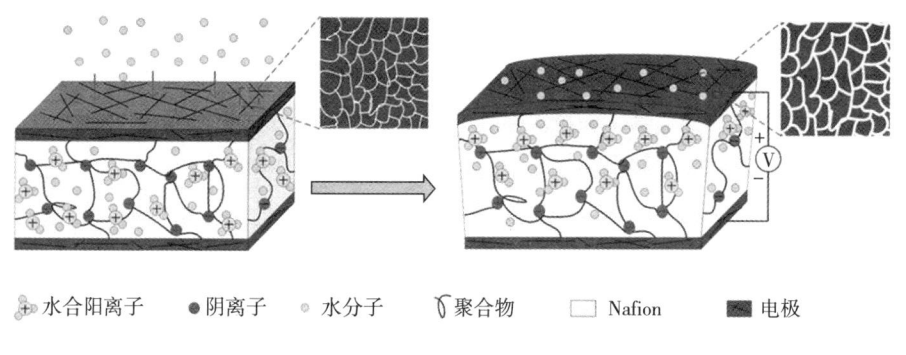

图 8-1　IPMC 湿度传感机理

8.1.2　电容湿度传感功能

根据 IPMC 的电容湿度传感机理可知,IPMC 在不同的稳态湿度环境中,电容值会逐渐趋于稳定。图 8-2 是一个 IPMC 样品在环境湿度(40% RH)中稳定后放进其他湿度环境后的电容变化过程。首先,将样品在环境湿度中放置 1 h 左右使其电容值达到稳定,然后快速放入特定湿度的湿度瓶中,保持测量时间为 4 h。从图 8-2 中可以看出,当湿度小于等于 33% RH 时,样品的电容值迅速下降并达到稳定;当湿度为 43% RH～57% RH 时,样品的电容值缓慢上升并达到稳定;当湿度大于等于 75% RH 时,样品的电容值先快速上升直到出现峰值,然后缓慢下降并达到稳定值。在大多数 RH 湿度环境中,样品的电容值在 1 h 内就达到了稳定,而在 22% RH 湿度环境中,需要更长的时间(2～3 h)来达到稳定。

为了进一步研究 IPMC 电容湿度响应的循环性与稳定性,接下来进行循环测试。循环性曲线如图 8-3(a)所示,样品在湿度上升过程中的电容值略小于样品在湿度下降过程中的电容值,但总体而言表现出了较好的循环特性。通过连续 19 d

测量样品在 57% RH 环境中的电容值获得了稳定性曲线如图 8-3(b)所示。从图中可以看出,在 19 d 的时间中,样品在 57% RH 下的电容值波动较小,波动误差约为 7%,总体来说,IPMC 样品展现出了较好的稳定性。

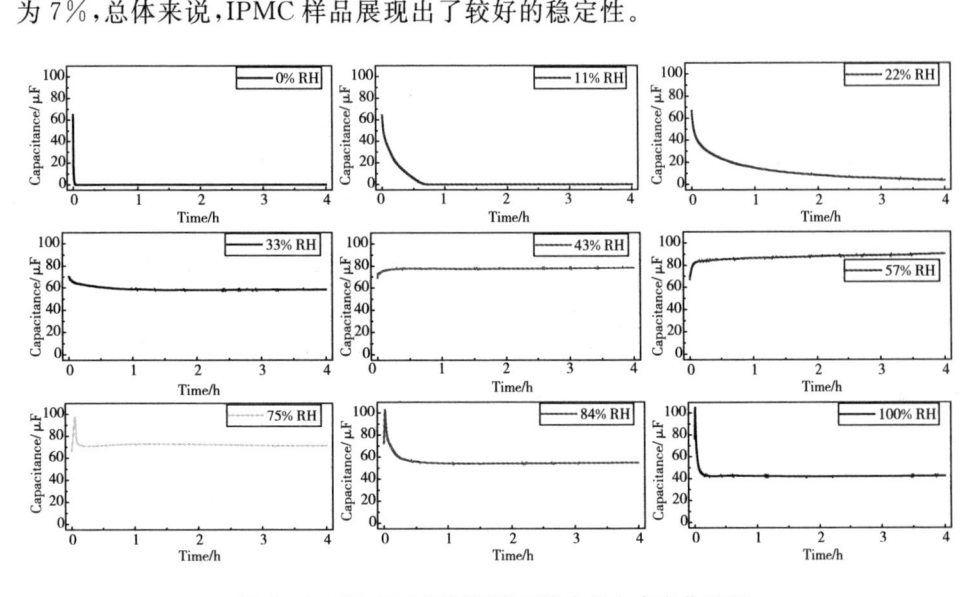

图 8-2　IPMC 在不同湿度环境中的电容变化过程

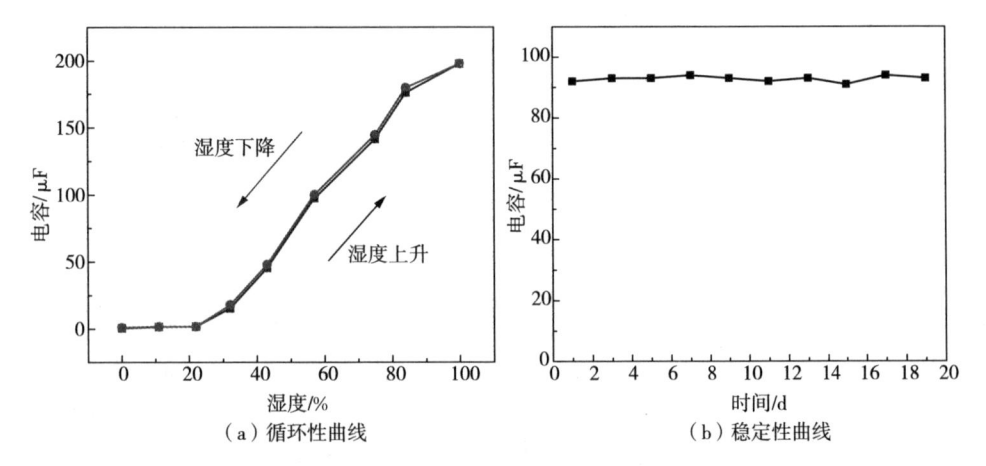

图 8-3　IPMC 样品的电容湿度传感性能

将图 8-2 中样品在不同湿度环境中放置 4 h 后的电容值绘制成图 8-4 所示的电容值变化图。IPMC 在 0% RH 和 11% RH 环境中的电容值为 0 μF。其原因可能是,在超低湿度环境中 IPMC 内部几乎不含游离水,用万用表不能测量出 IPMC 的电容值。随着湿度的逐渐上升,样品的电容值随之提高,这是因为吸湿后 IPMC 的表面发生了膨胀，离子聚合物层的介电常数得到了提升。然而，当湿度大于 57% RH 后，样品的电容值反而出现了下降的现象，这与 IPMC 的疏松电极特性有关。由于 IPMC 的表面电极呈块状，因此当其吸湿膨胀后，表面电极会发生开裂。由于电极间的结合力较差，因此在高湿度下吸收过多的水分会导致电极间裂缝越来越大，各电极块之间无法连成整体，表面电极发生断路。此时，整个 IPMC 电容器被分割成许多孤立电容器，只有与测量电极接触部分的电容可以被测量，所以测得的电容值越来越小。该现象也验证了前人的理论模型预测结果。[9]

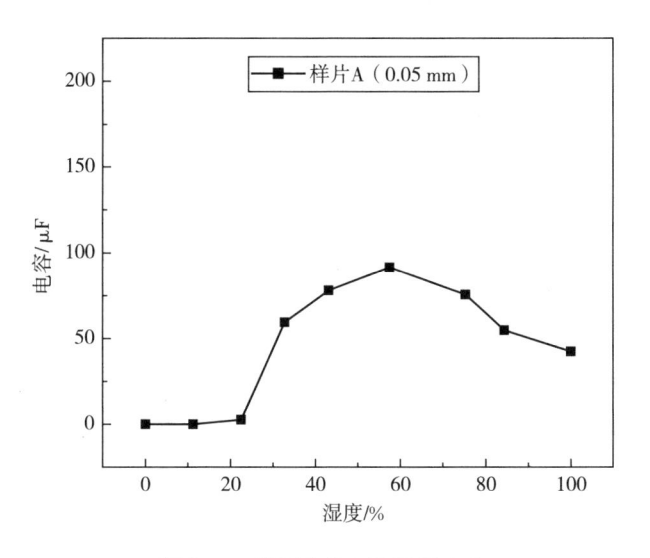

图 8-4　IPMC 的电容湿度响应

8.1.3　电阻湿度传感功能

IPMC 表面的电极电阻会随着湿度的发展而变化，因此可以发展电阻湿度传感。首先，将样品在环境湿度中放置 1 h 左右使其电容值达到稳定，然后快速放入盛有饱和盐溶液的湿度瓶中，保持 4 h。图 8-5 为 IPMC 样品在环境湿度（40% RH）中稳定后放进相对湿度分别为 0% RH、22% RH、43% RH、57% RH、84% RH 与 100% RH 环境后的表面电阻变化过程。从图中可以看出，当湿度升高时，样品的稳定电阻值也在随之升高。湿度梯度越大，样品达到稳定电阻值的时间就越长。例如，在 57% RH 环境中样品的表面电阻在 20 min 内就达到了稳定，而在 100% RH 环境中则需要 3 h。

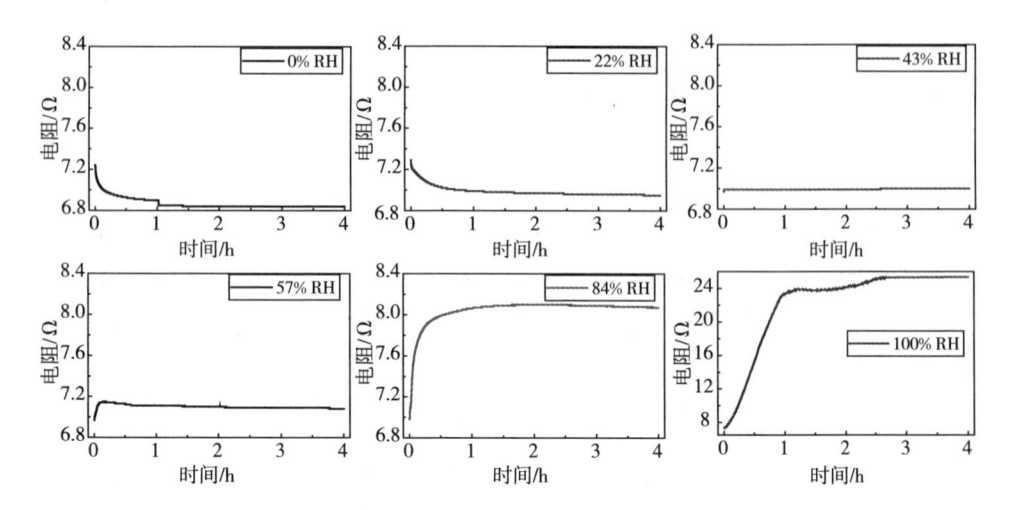

图 8-5 IPMC 样品在不同相对湿度环境中的表面电阻变化

为了进一步研究 IPMC 的电阻湿度传感性能,针对样品进行循环性和稳定性测试。循环性曲线如图 8-6(a)所示,样品在湿度上升过程中的电阻值略小于样品在湿度下降过程中的电阻值,但总体而言表现出了较好的循环特性。通过连续 19 d 测量样品在 57% RH 环境中的电阻值获得了稳定性曲线如图 8-6(b)所示。从图中可以看出,在 19 d 的时间中,样品在 57% RH 下的电阻值波动较小,波动误差约为 5.3%,总体来说,IPMC 样品展现出较好的稳定性。

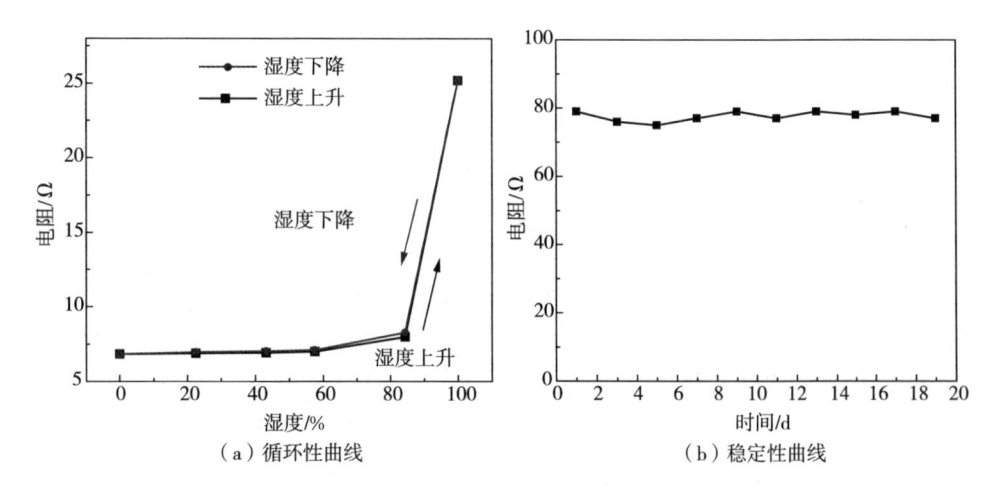

图 8-6 IPMC 的电阻湿度传感性能

为了进一步研究样品在湿度电阻传感方面的响应速度,对不同制备得到的 IPMC 样品进行测试。首先,将样品在 57% RH 环境中放置 4 h,使其表面电阻值达到稳定,然后将其迅速放入 0% RH 的湿度瓶中,并对表面电阻变化过程进行记录。假设 IPMC 样品的实时表面电阻值为 r,则在 57% RH 环境中的表面电阻值为 $R_{57\% \text{ RH}}$,在 0% RH 环境中的表面电阻值为 R。若响应速度为 η,则 η 可以表示为

$$\eta = \frac{R_{57\% \text{ RH}} - r}{R_{57\% \text{ RH}} - R} \tag{8-1}$$

不同样品从 57% RH 到 0% RH 的响应程度变化如图 8-7 所示。从图中可以看出,样品的响应速度与其对应的吸湿能力是一致的。随着浸泡还原次数的增加,IPMC 的电阻湿度响应速度不断降低。

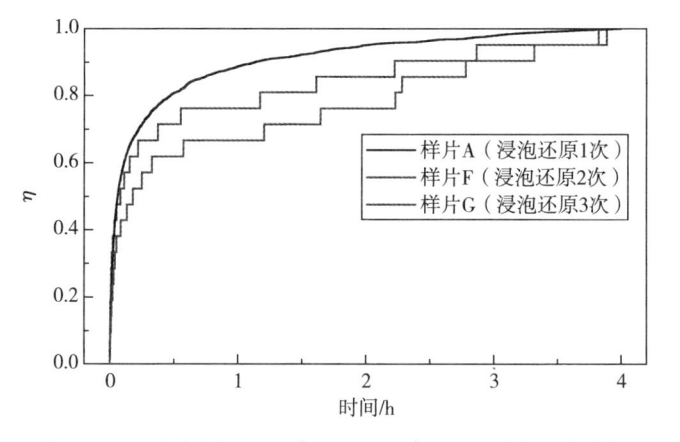

图 8-7　不同样品从 57% RH 到 0% RH 的响应程度变化

8.1.4　电压湿度传感功能

由于电压响应是一个动态量,因此本小节研究了 IPMC 样品从 57% RH 瞬间切换到其他不同相对湿度的电压变化如图 8-8 所示。从图中可以看出,从 57% RH 切换到更高的湿度环境,电压呈现先上升再趋于稳定的趋势;反之,从 57% RH 切换到更低的湿度环境,电压呈现先下降再趋于稳定的趋势。这是因为当从 57% RH 切换到更高的湿度环境时,水分子的进入使 IPMC 吸湿侧的离子浓度降低,内部阳离子会从浓度高的区域迁移到浓度低的区域,以使整体的离子浓度达到平衡,即从背湿侧迁移到吸湿侧,反之亦然。此外,实验结果表明,响应电压的幅值会随着湿度梯度的增大而上升。这是因为当湿度梯度增大时,IPMC 会吸收或失去更多的水分,阳离子迁移的数量更多,从而产生更大的电压幅值。在响应时间方面,与电容和表面电阻响应相比,电压响应表现出小于 0.5 s 的极短响应时间。

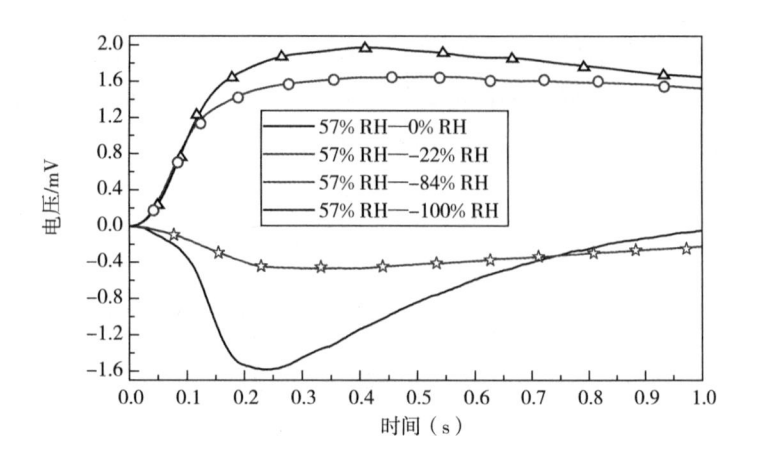

图 8-8　IPMC 样品从 57% RH 瞬间切换到其他不同相对湿度的电压变化

　　由于湿度电压响应的结果表现为由一个湿度指向另一个湿度的矢量,具有正负的方向,因此无法用传统的循环性实验方法进行表征。本小节测试了样品在吸湿和解吸过程中的电压响应[见图 8-9(a)]。在吸湿过程与解吸过程中产生的电压响应信号符号相反,吸湿过程的响应电压的绝对值稍大。值得注意的是,在 0% RH~57% RH 湿度梯度下,电压响应几乎接近 0 V。这是 IPMC 完全失水后缓慢吸水的过程。通过连续 19 d 测量样品从 57% RH 到 100% RH 的电压响应幅值获得稳定性曲线[见图 8-9(b)]。从图中可以看出,在 19 d 的时间中,样品从 57% RH 到 100% RH 的电压响应幅值波动较小,波动误差约为 4.7%,总体来说展现出较好的稳定性。

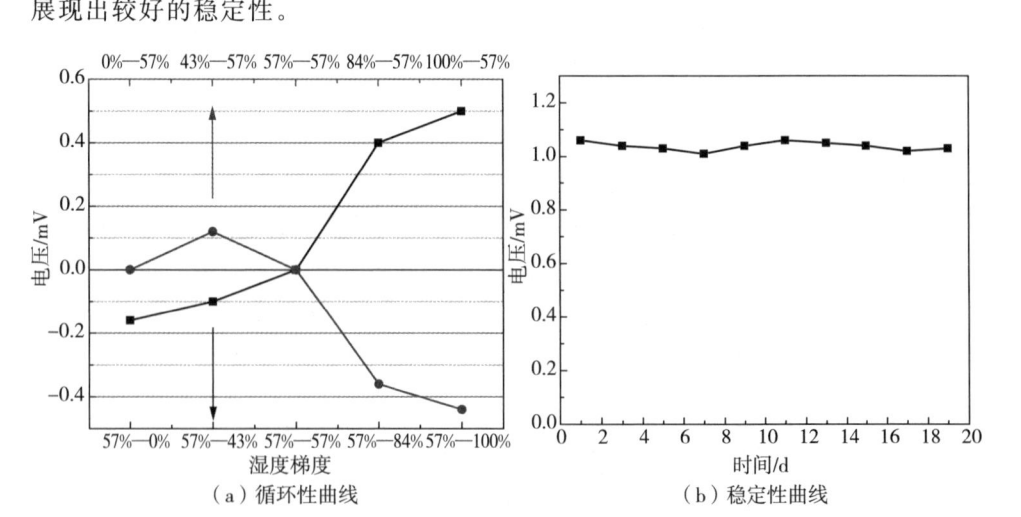

图 8-9　电压湿度传感性能

8.2　力电响应机理

8.2.1　压力传感机理

　　IPMC 压力传感机理如图 8-10 所示。如前所述,IPMC 的基体膜内部含有固定阴离子、可移动阳离子及水分子[见图 8-10(a)]。当受到不同方向的力作用时,IPMC 会发生局部应变,导致内部产生应力差。可移动阳离子携带水分子在应力梯度的作用下会重新分布,从而导致两侧电极间产生一个可测量的电压信号,压力的大小和方向会影响输出电压信号的大小,因此 IPMC 可用作压力传感器。

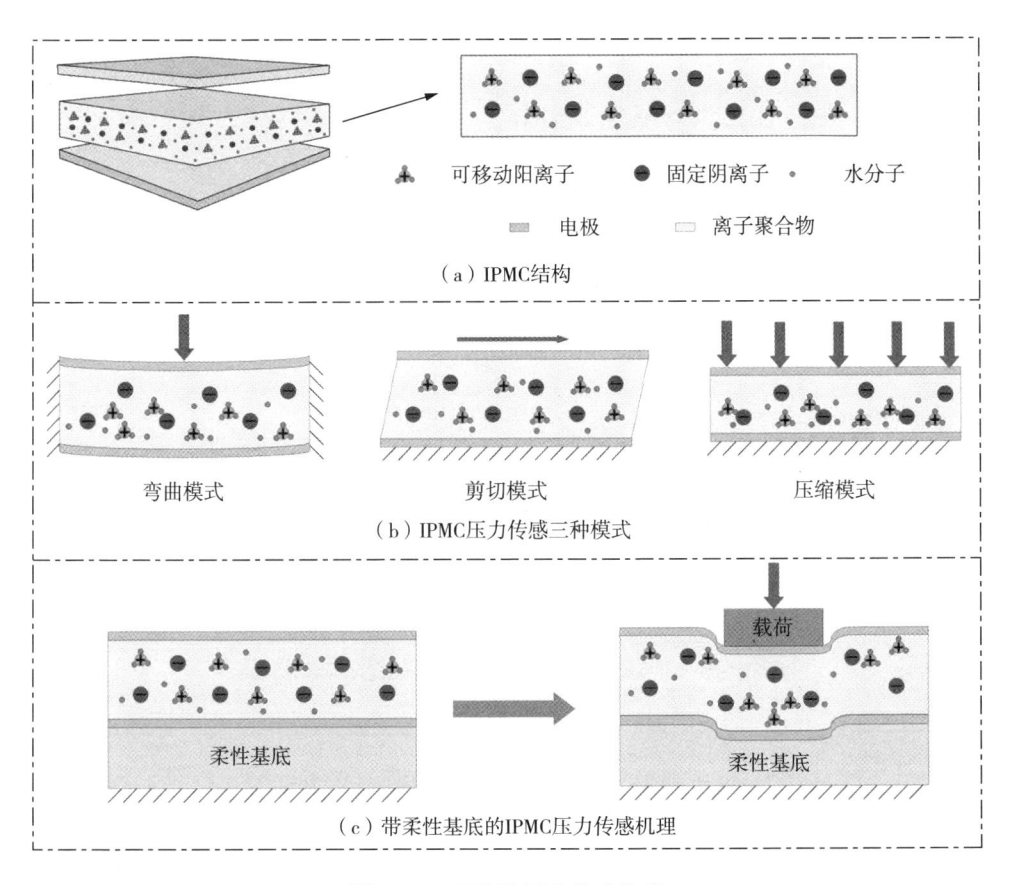

图 8-10　IPMC 压力传感机理

IPMC 的压力传感被划分为弯曲、剪切和压缩三种模式[见图 8-10(b)]。弯曲模式是将 IPMC 两端固定,通过其变形产生的电信号测得施加在表面的力。由于当载荷分布均匀或者过大时,IPMC 难以产生电信号且边缘容易脱落失效,因此这种方式只能测量相对小的集中载荷。剪切模式是将 IPMC 的一侧电极固定,根据产生的电信号来检测另一侧表面的切向作用力。当已知接触层之间的摩擦系数时,这种模式可以测量摩擦力和表面粗糙度。压缩模式是将 IPMC 的一侧电极固定,当另一侧被压缩时可以输出电压信号。与前两种模式相比,压缩模式表现为 IPMC 一侧固定,另一侧施加正压力,其可以感知集中载荷和分布载荷,具有丰富的力感知能力。

事实上,在实际作用力测试中,单一力作用模式较为少见,一般多为复合力作用模式。例如,在剪切模式中,两个物体只有在相互挤压的状态下发生移动才会产生摩擦力,这必然又涉及压缩力作用。如图 8-10(c)所示,当 IPMC 添加一层柔性基底,且表面受到局部压缩时,被压区域发生压缩变形,而周围区域发生弯曲变形,因此其输出的电压信号是压缩与弯曲的耦合作用。

8.2.2 不同接触特征下的压力传感特性

1. 一维接触

在一维接触特征中,通过 3D 打印制作了一系列不同角度的圆锥结构对 IPMC 表面进行施压。如图 8-11 所示,圆锥结构的角度分别为 30°、60°、90°和 120°,当圆锥按压 IPMC 表面时,圆锥的尖端部分与 IPMC 表面进行接触,因此可以认为该接触是点接触,即一维接触。

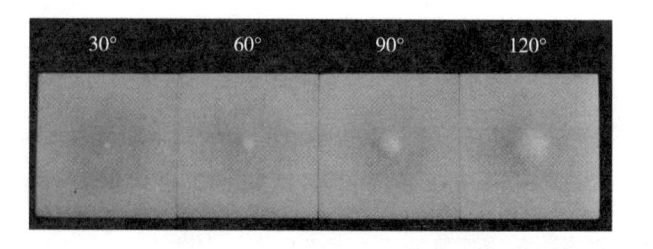

图 8-11　不同角度的一维接触

保持施加的压力幅值恒定为 5 N,不同角度的圆锥结构按压 IPMC 表面所产生的压力传感信号如图 8-12(a)所示。从图中可以看出,在压力保持不变的情况下,随着角度的增大,IPMC 压力传感信号的幅值不断减小。当角度为 30°时,IPMC 压力传感信号幅值为 0.39 mV;当角度增加到 120°时,IPMC 压力传感信号幅值降低到了 0.18 mV。为了进一步明确 IPMC 压力传感信号幅值与角度之间的关系,提取了不同角度接触下 IPMC 压力传感信号的幅值,绘制了如图 8-12(b)所示的折线图。从图中可以看出,IPMC 压力传感信号的幅值与角度之间近似成线性关系,通过线性拟合得出其灵敏度约为 0.00229 mV/°。

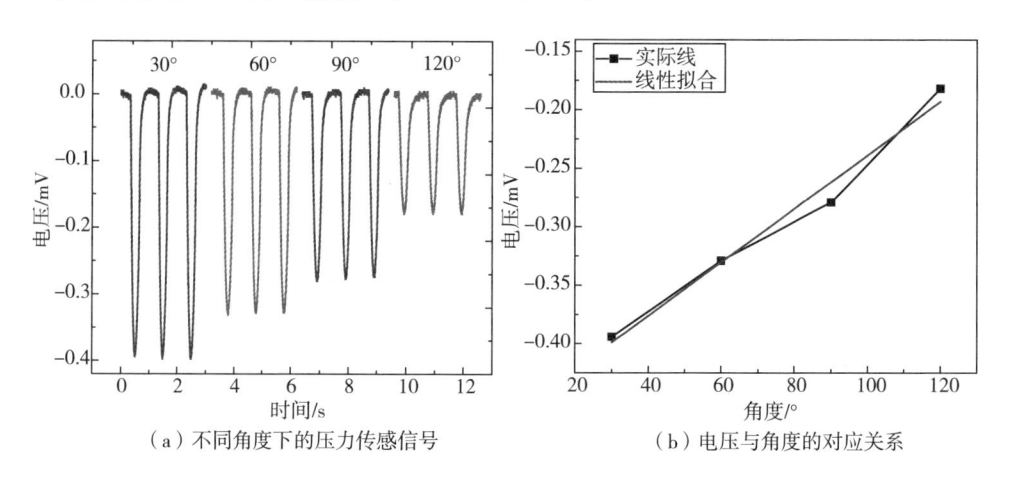

(a)不同角度下的压力传感信号　　　　(b)电压与角度的对应关系

图 8-12　角度对压力传感信号的影响

在点接触作用下,IPMC 与圆锥结构接触位置会被挤压向内凹陷,发生局部应变,因而内部阳离子会在应力梯度作用下向上表面发生弯曲的部分聚集。由于上表面连接信号负极,因此产生的压力传感信号为负。当圆锥结构的角度不断增大时,IPMC 向内侧凹陷的变形程度不断减小,导致向上表面聚集的离子数目不断减少,因此产生的压力传感信号持续降低。

2. 二维接触

在二维接触特征中,通过 3D 打印设计一系列弧度与折线结构对 IPMC 表面施加压力,研究弧线接触弧度与折线接触角度对 IPMC 压力传感信号的影响。

不同弧线接触弧度的二维接触结构如图 8-13 所示,圆弧两端与圆心之间的夹角分别为 180°、135°、90°、45° 与 0°。

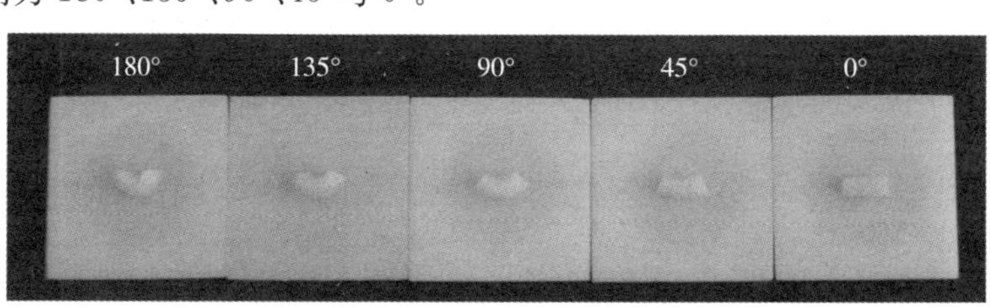

图 8-13　不同弧线接触弧度的二维接触结构

保持施加的压力恒定为 5 N,不同弧度的二维接触结构按压 IPMC 表面所产生的压力传感信号如图 8-14(a)所示。从图中可以看出,在压力保持不变的情况下,随着弧度的增大,IPMC 的压力传感信号基本没有变化。提取了不同弧度的二维接触下压力传感信号的峰值,绘制了如图 8-14(b)所示的响应幅值与弧度的对应关系曲线。从图中可以看出,压力传感信号的幅值基本不随弧度的变化而变化,保持在 0.28 mV 左右。这是由于当弧度发生变化时,二维接触的线长并未发生变化,因此 IPMC 表面产生的应变区域面积与上表面下陷深度均未发生变化,产生的压力传感信号始终保持不变。

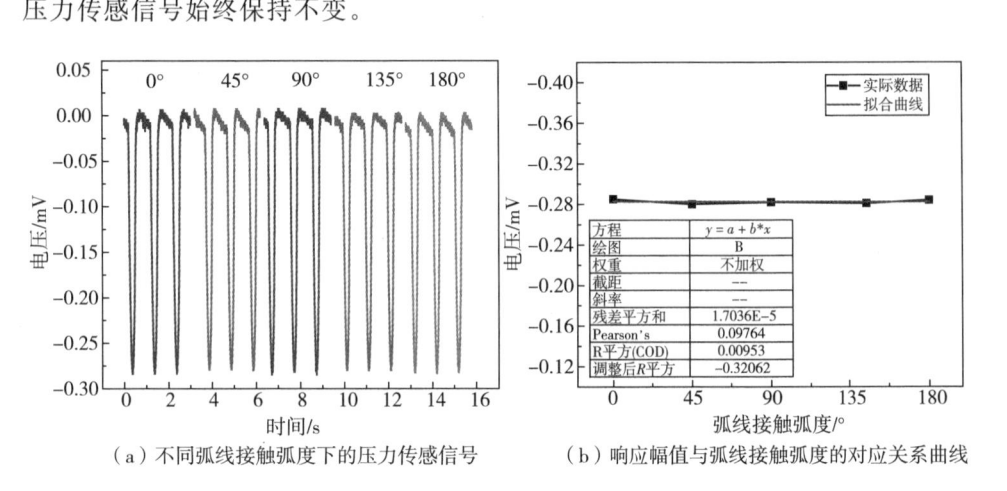

（a）不同弧线接触弧度下的压力传感信号 （b）响应幅值与弧线接触弧度的对应关系曲线

图 8-14 弧线接触弧度对压力传感信号的影响

不同角度的二维接触结构如图 8-15 所示,其角度分别为 60°、90°、120°、150° 和 180°。

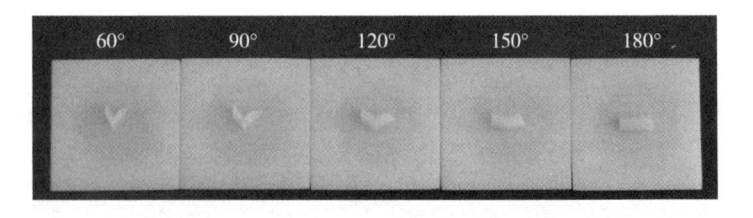

图 8-15 不同折线接触角度的二维接触结构

保持施加的压力恒定为 5 N,不同折线接触角度的二维接触结构按压 IPMC 表面所产生的压力传感信号如图 8-16(a)所示。从图中可以看出,在压力保持不变的情况下,随着折线接触角度的增大,IPMC 压力传感信号的幅值也在不断增大。当折线接触角度为 60°时,IPMC 的压力传感信号为 0.14 mV;当折线接触角度增加到 180°时,IPMC 的压力传感信号幅值增大到了 0.28 mV。为了进一步明确 IPMC 的压力传感信号与折线接触角度之间的关系,提取了不同折线接触角度的 二维接触下压力传感信号的峰值,绘制了如图 8 - 16(b)所示的响应幅值与角度的 对应关系曲线。从图中可以看出,IPMC 压力传感信号的幅值与角度之间同样近 似成线性关系,通过线性拟合得出其对接触角度的灵敏度约为 - 0.00114 mV/°。 不同于弧线接触角度,在折线接触角度中,二维接触结构由两条直线组成,而这两 条直线对 IPMC 施加压力产生的应变区域有所重合,产生了互相干涉,折线接触角 度越小,产生干涉区域的面积越大,从而产生的压力传感信号幅值越小。因此随着 折线接触角度的增大,IPMC 的压力传感信号不断增大。

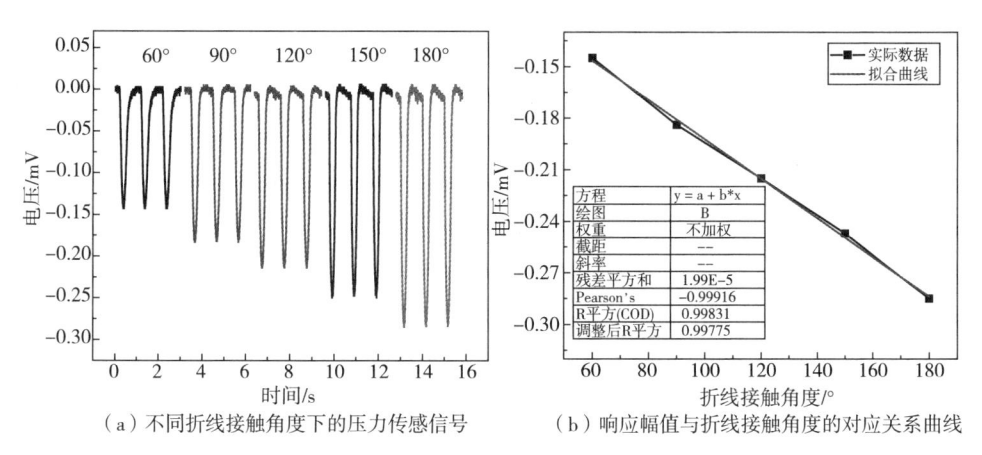

（a）不同折线接触角度下的压力传感信号　　（b）响应幅值与折线接触角度的对应关系曲线

图 8 - 16　折线接触角度对压力传感信号的影响

3. 三维接触

通常,压力传感器与施力物体多是三维接触,因此需要探究不同形式的三维接 触对 IPMC 压力传感信号的影响,如球面接触、柱面接触、平面接触等。

不同半径的球面接触结构如图 8-17 所示,其半径分别为 2 mm、4 mm、6 mm 和 8 mm。

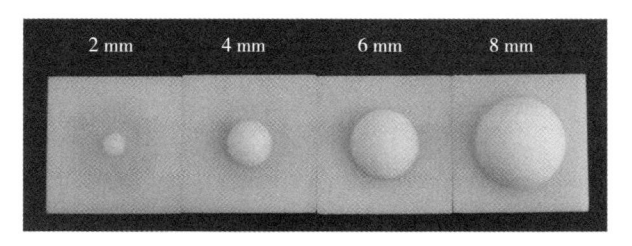

图 8 - 17　不同半径的球面接触结构

同样,保持施加的压力恒定为 5 N,不同半径的球面结构按压 IPMC 表面所产生的压力传感信号如图 8-18(a)所示。从图中可以看出,在压力保持不变的情况下,随着半径的增大,IPMC 的压力传感信号的幅值不断减小。当球面半径为 2 mm 时,IPMC 的压力传感信号为 0.24 mV;当球面半径增加到 8 mm 时,IPMC 的压力传感信号降低到了 0.06 mV。为了进一步明确 IPMC 的压力传感信号幅值与球面半径之间的关系,提取了不同半径下压力传感信号的峰值,绘制了如图 8-18(b)所示的响应幅值与半径的对应关系曲线。从图中可以看出,随着球面半径的增大,IPMC 的传感信号幅值不断减小,其幅值降低的速度随着球面半径的增大也成降低趋势。与点接触相似,在球面接触下 IPMC 的上表面发生局部变形。当球面半径增大时,IPMC 向内侧凹陷的变形减小,导致向上表面聚集的离子数目减少,从而导致产生的压力传感信号发生降低。当球面半径增大到足够大的程度时,可近似看作平面接触。由于球面接触信号存在极限,因此其信号幅值降低的速度不断减小。

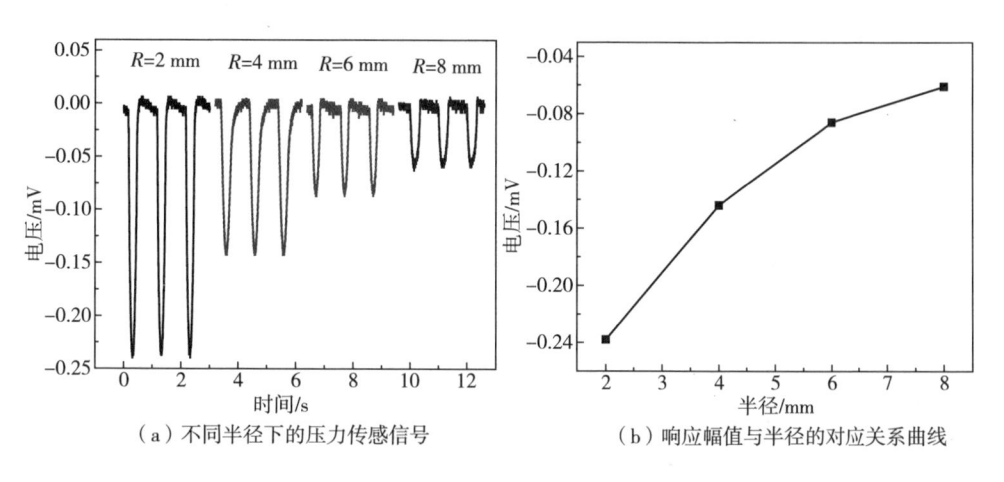

（a）不同半径下的压力传感信号　　　（b）响应幅值与半径的对应关系曲线

图 8-18　半径对压力传感信号的影响

在柱面接触中,需要考虑柱面的长度与半径对 IPMC 压力传感信号的影响。通过 3D 打印设计的不同长度的柱面接触结构如图 8-19 所示,其长度分别为 2 mm、4 mm、6 mm 和 8 mm,柱面半径固定为 1 mm。

当柱面半径为 1 mm,施加恒定压力为 5 N 时,不同柱面长度的柱面结构按压 IPMC 表面所产生的压力传感信号如图 8-20(a)所示。从图中可以看出,在压力保持不变的情况下,随着柱面长度的增大,IPMC 的压力传感信号基本没有变化。提取了不同柱面长度接触下压力传感信号的幅值,绘制了响应幅值与柱面长度的对应关系曲线如图 8-20(b)所示。从图中可以看出,压力传感信号的峰值确实不随柱面长度的变化而变化,幅值保持在 0.25 mV 左右。这是因为,随着柱面长度的增加,在同样压力下按压 IPMC 产生的压强会减小,IPMC 表面下陷的程度会降低,然而柱面长度的增加又导致了应变区域面积的增加,二者相互耦合,最终导致产生的压力传感信号基本没有发生变化。

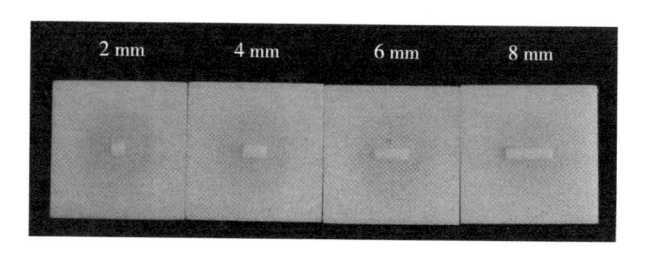

图 8-19　不同长度的柱面接触结构

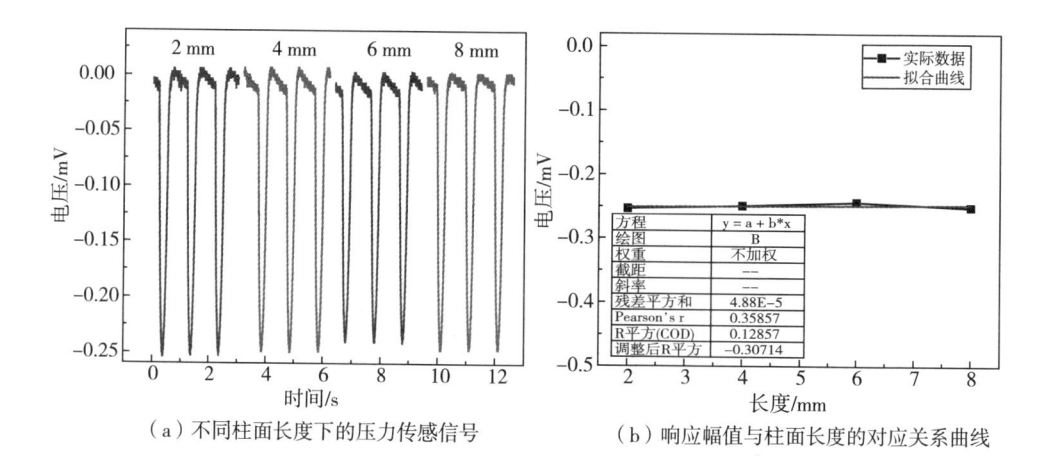

（a）不同柱面长度下的压力传感信号　　　　（b）响应幅值与柱面长度的对应关系曲线

图 8-20　柱面长度对压力传感信号的影响

　　压力传感信号出现由负到正的转变可能是柔性基底的影响。为了验证该猜想,设置了一组刚性基底的对比实验,即在无柔性基底的状态下研究不同接触半径对 IPMC 压力传感信号的影响,并综合考虑了样品厚度与大小的影响,结果如图 8-21所示。图 8-21(a)为样品半径为 5 mm 时,不同厚度的 IPMC 压力传感信号与接触半径之间的关系。图 8-21(b)为样品厚度为 0.2 mm 时,不同半径的 IPMC 压力传感信号与接触半径之间的关系。从图中可以看出,在不施加柔性基底的状态下,不论 IPMC 半径与厚度如何变化,IPMC 的压力传感信号一直为负,不再出现由负变正的现象。在不施加柔性基底的状态下,IPMC 在相同接触半径下产生了更小的电压信号,而当接触半径达到 3 mm 时,所有样品的传感信号都降低到 0 V,失去传感能力。这证实了柔性基底是电压产生由负到正转变的直接原因,同时提高了 IPMC 的压力传感信号。

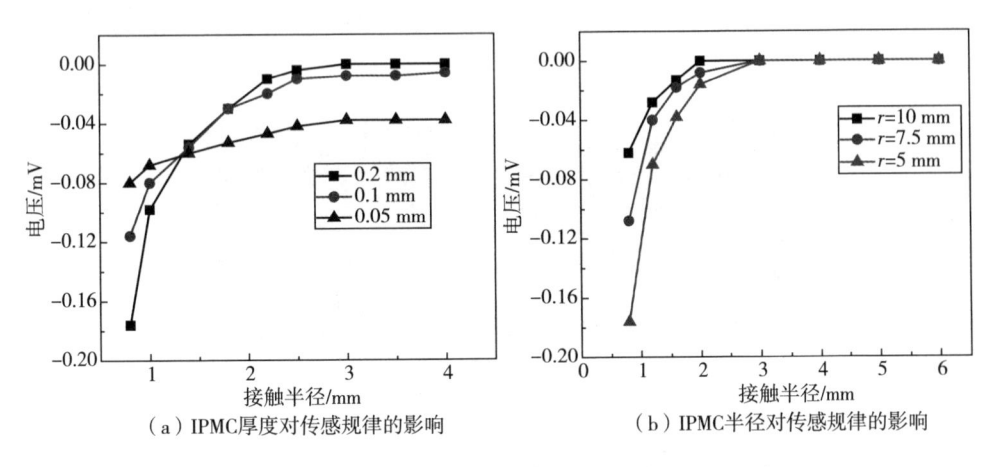

（a）IPMC厚度对传感规律的影响　　　（b）IPMC半径对传感规律的影响

图 8-21　样品厚度与半径对平面接触传感信号的影响

8.3　本章小结

IPMC 是典型的离子型 EAP 材料,具有丰富的感知功能。本章介绍了 IPMC 传感的原理及对应的丰富电学参数变化,分析了电阻、电容和电压湿度传感的工作原理及效果,同时面向触觉传感设计了一维、二维和三维的传感结构,实现了多样化的传感体系。

参考文献

[1] ANNABESTANI M, NAGHAVI N, Mohammad M N. From modeling to implementation of a method for restraining back relaxation in ionic polymer - metal composite soft actuators[J]. Journal of Intelligent Material Systems and Structures, 2018, 29(15):3124 - 3135.

[2] BASHIR M, RAJENDRAN P. A review on electroactive polymers development for aerospace applications [J]. Journal of Intelligent Material systems and structures, 2018, 29(19):3681 - 3695.

[3] SHAHINPOOR M, KIM K J. Ionic polymer-metal composites: Ⅲ. Modeling and simulation as biomimetic sensors, actuators, transducers, and artificial muscles[J]. Smart Materials & Structures, 2004, 13(6):1362.

[4] BHANDARI B, LEE G, AHN S, et al. A review on IPMC material as actuators and sensors: Fabrications, characteristics and applications [J]. International Journal of Precision Engineering & Manufacturing, 2012, 13(1): 141 - 163.

[5] WANG Y J, CHEN H L, WANG Y Q, et al. Effect of dehydration on the mechanical and physicochemical properties of gold and palladium-ionomeric polymer-metal composite(IPMC)actuators[J]. Electrochimica Acta, 2014, 129: 450 - 458.

[6] WANG Y J, ZHU Z C, LIU J Y, et al. Effects of surface roughening of Nafion 117 on the mechanical and physicochemical properties of ionic polymer - metal composite (IPMC) actuators[J]. Smart Materials & Structures, 2016, 25 (8):085012.

[7] PUNNING A, KRUUSMAA M, AABLOO A. A self-sensing ion conducting polymer metal composite (IPMC) actuator[J]. Sensors Actuators: A. Physical,2006,136(2):656 - 664.

[8] QAVIANDAM Z, NAGHAVI N, SAFAIE J, et al. A New Approach to Improve IPMC Performance for sensing Dynamic Deflection: sensor Biasing [J]. IEEE. sensors Journal, 2020, 20(15):8614 - 8622.

[9] NARIMANI K, NAYERI FD, KOLAHDOUZ M, et al. Fabrication, modeling and simulation of high sensitivity capacitive humidity sensors based on ZnO nanorods[J]. sensors and Actuators B:Chemical, 2016, 224:338 - 343.

第 9 章　离子型 EAP 传感器设计与制备

离子型 EAP 传感器通常由两个电极和离子材料构成,具有较低的杨氏模量及超高的灵敏度。固体离子材料通常包含聚合物网络和离子溶液,聚合物网络使离子材料成为弹性固体,而离子溶液使离子材料成为带电体。聚合物网络的网孔尺寸通常比水分子大得多,使得离子材料中的水分子保持与液态水相同的化学和物理性质,因此可移动的离子可以在聚合物中自由移动。在机械力的作用下,离子会重新排列,并且在离子材料和金属电极之间的界面上形成一个电双层。

9.1　离子型 EAP 传感器的设计及制备工艺

9.1.1　实验原材料和设备

制备过程中所需的实验材料见表 9-1 所列,主要包括 Nafion 膜、HCl 溶液、二氯四氨钯[$Pd(NH_3)_4Cl_2$]溶液、硼氢化钠($NaBH_4$)溶液、氨水溶液、黄金电镀液及 NaOH 溶液等。制备过程中所需的实验设备见表 9-2 所列,主要包括喷砂机、超声清洗器、恒温水浴锅、超纯水机、电子天平、恒温振荡器及电镀装置等。

表 9-1　实验材料

材料名称	作用
Nafion 膜(0.2 mm)	阳离子交换膜
HCl 溶液(0.2 mol/L)	除杂并纯化基体膜中的 H^-,转化为 H^+
$Pd(NH_3)_4Cl_2$溶液	$Pd(NH_3)_4^{2+}$进入基体膜
$NaBH_4$溶液	还原出金属 Pd 颗粒
氨水溶液	抑制钯盐的水解
黄金电镀液	形成 Pd^-Au 复合电极
NaOH 溶液(0.2 mol/L)	交换 Na^+

表 9 - 2　实验设备

设备名称	作用
喷砂机	糙化基体膜表面
超声清洗器(SK220BT)	清洗
恒温水浴锅(HH - 2)	煮洗去除杂质
超纯水机	去离子纯水
电子天平(FA1004)	精准称量原料
恒温振荡器(SHA - C)	促进浸泡还原镀过程,生成钯电极
电镀装置(钛金属网＋金属探针)	生成金电极
四探针电阻检测仪	测量 IPMC 表面电阻
多路直流稳压电源(APS3003S - 3D)	提供稳定电压
采集卡(USB - 6001)	采集、传输、处理信号
工控 PC 机(IPC - S2210)	记录信号

9.1.2　电极设计制备工艺

目前,IPMC 的制备手段主要包括两种:化学制备和物理制备。其中,化学制备得到的金属电极与芯层之间具有强黏附力,这是物理制备所缺失的。相比于直接黏附、热压、喷涂等物理手段,采用化学沉积所制备的 IPMC 集成度高、传感性能好。此外,研究人员发现界面电极的存在将极大地增强 IPMC 的传感特性。

IPMC 材料是在离子交换膜芯层材料两个表面上通过恰当方法制备电极后才获得三明治结构的,因此在 Nafion 基体膜表面形成稳定性强、表面电阻低、比电容高、界面粗糙、比表面积大的电极对 IPMC 材料的传感特性至关重要。20 世纪 50 年代,陶氏化学公司研究人员[1]利用离子交换法在离子交换膜的表面形成了一层金属电极,首次得到了电极和基体膜具有一定结合强度的 IPMC 材料。接着,Takenaka 等人[2-3]研发了还原剂渗透法(Reductant Permeation,RP),即实验中使还原剂从基体膜的一侧渗透至另一侧,然后与盐溶液反应,在基体膜表面形成电极层。由于还原剂的单向扩散,因此基体膜两侧表面形成的电极厚度不一致。随后,浸渍-还原法(Impregnation - Reduction,IR)得到了开发。IR 制备过程:将基体膜浸泡于金属盐溶液中,利用其离子交换特性,吸附一定量的金属离子,再将其置入还原剂溶液中,在化学势和离子扩散作用下,金属离子被还原到基体膜两侧表面,形成电极。为了进一步提高 IPMC 材料的性能,在浸泡还原镀的基础上,可以结合浸渍电镀法制备树枝状高渗入 Pd 电极 IPMC[4-5](见图 9 - 1),该结构的 IPMC 材料表现出优良的电容特性和传感性能。多次重复的化学镀或电镀能增加渗入电极深度,形成树枝状电极,优化界面电极特性。

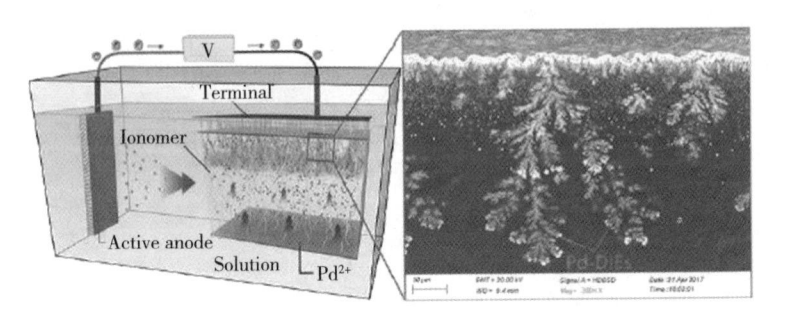

图 9-1　电镀工艺示意图及利用该电气度工艺制备的树枝状界面电极的 SEM 图

在化学制备工艺发展的同时,为了降低成本和实现标准化工艺,一系列物理制备工艺也被相继提出,如物理气相沉积(Physical Vapor Deposition,PVD)[6]、溶液铸膜[7]及分子自组装技术(Direct Assembly Process,DAP)[8]等。物理气相沉积工艺既可以单独使用,也可以与电镀、化学镀等结合使用。溶液铸膜工艺是将 Nafion 溶液与碳、金、铂及钯等导电微/纳米颗粒按一定比例混合后固化成型,以浇铸电极层。分子自组装技术是将导电颗粒与挥发性溶剂的混合溶液涂敷到模具或 Nafion 基体膜表面,再经热压使导电颗粒渗入到 Nafion 膜内部,形成电极层。Au/MWCNT 复合电极 IPMC 材料微观结构示意和 SEM 图如图 9-2 所示,其中 MWCNT 为多壁碳纳米管。

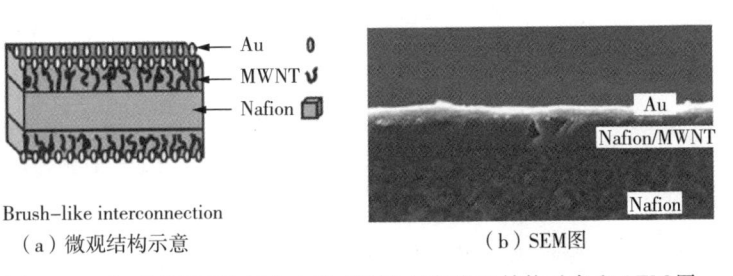

（a）微观结构示意　　　　　　　　（b）SEM图

图 9-2　Au/MWCNT 复合电极 IPMC 材料微观结构示意和 SEM 图

9.2　基体膜制备工艺

作为离子传输和结构的载体,基体膜在 IPMC 材料传感特性中起着关键作用。基体膜中,高分子主链主要决定 IPMC 材料的机械性能,而带有离子基团的侧链则主要决定材料的电化学特性。[8]基体膜的弹性模量、离子电导率、介电特性、离子交换当量及含水量等因素综合决定了 IPMC 材料的传感特性。为了提高基体膜的性能,一些研究人员从铸膜及热压工艺、掺杂工艺等方面开展研究。

9.2.1　铸膜及热压工艺

商业可购买的 Nafion 膜比较薄(50～200 μm),以此为基体膜的 IPMC 材料的输出力非常小,通常为几毫牛,严重限制了其工程应用推广。为了弥补商业 Nafion 膜厚度薄、结构单一、可选择性少等不足,研究人员对铸膜和热压工艺进行了研究。经研究发现,IPMC 材料的输出力随着基体膜的厚度增加而增大,但变形却随着基体膜厚度的增加而减小。铸膜工艺不但能浇铸超薄、超厚等特定尺寸的基体膜来改变 IPMC 材料的力和位移输出比,而且能改变高分子的结晶度和交联度,提高基体膜的弹性模量[9]。亦有报道称,基于热压工艺制备的 Nafion 膜随 IPMC 材料往复变形后会发生分离现象,稳定性欠佳。[10]

9.2.2　掺杂工艺

掺杂工艺是在铸膜工艺的基础上发展起来的,即通过在 Nafion 溶液中添加微/纳米级功能化粒子,浇铸成功能化的基体膜,提高其弹性模量、离子电导率、介电特性、离子交换当量及含水量等,以优化 IPMC 材料的电化学特性和力电特性。常用的添加剂有碳纳米管及其衍生物(如羧基化碳纳米管、定向碳纳米管)、石墨烯及其衍生物(如氧化石墨烯、磺化石墨烯)、富勒烯及其衍生物、纳米银粉、导电聚合物及硅酸盐(如蒙脱石、二氧化硅)等。

9.2.3　离子选择与液体介质

工作溶剂和驱动离子是 IPMC 材料的重要组成部分,同时也是影响其驱动性能的重要因素。目前,IPMC 材料应用最多的工作溶剂是水,但由于水易挥发,电解电压低(一般为 1.23 V),因此 IPMC 材料在空气中工作时,其内部水分极易耗散,从而导致驱动性能随工作时间增加而急剧衰退。这严重制约了 IPMC 材料的应用推广。为了克服水分耗散引起的不稳定现象,研究人员探索使用有机溶剂(如二甲基亚砜、甲基吡咯烷酮、二甲基甲酰胺和聚乙二醇 200)和离子液体(如 1 -乙基- 3 -甲基咪唑三氟甲磺酸盐、1 -乙基- 3 -甲基咪唑双三氟甲基磺酸胺、1 -乙基-3 -甲基咪唑三氟醋酸盐、1 -丁基- 3 -甲基咪唑六氟磷酸盐、1 -丁基- 3 -甲基咪唑四氟硼酸盐和1-乙基-3-甲基咪唑四氟硼酸盐)等代替水,试图克服溶剂挥发和电解问题。使用有机溶剂和离子液体尽管能够改善 IPMC 材料对较高电压的耐受性,延长使用寿命,但是也会导致材料的响应速度和变形大幅度下降。因此,水依然是 IPMC 材料最常用的、难以替代的工作溶剂。

9.3 传感器结构与尺寸设计

9.3.1 单层结构

传统的 IPMC 材料通常为采用化学镀的方式在离子交换薄膜的两侧表面形成贵金属电极制成的具备三明治结构的电致动复合材料,如图9-3所示。电极层使用的材料主要有 Au、Pt、Pd、Ag 等贵金属。电极层多使用化学方法制得,也有使用物理方法制得的,但使用物理方法制备的 IPMC 材料一般电化学性能和力电性能较差。

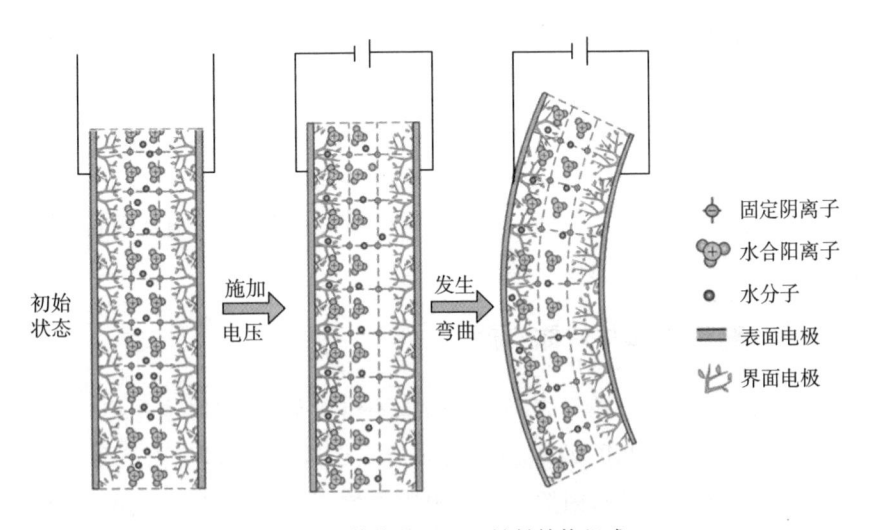

图9-3 传统的 IPMC 材料结构组成

图9-4为不同立体构型及其竖直方向的应力分布。不同的结构在相同的外载荷条件下存在着不同的应力分布:梯度结构存在上下表面间的应力差,两段结构在两段过渡处存在应力集中,存在圆孔的均质结构在圆孔附近存在应力集中。因此,结构的不同会导致材料内部应力分布形式的差异和应力差值大小的不同。通

过研究这种应力分布对离子聚合物传感性能的影响,可以探究其在外载荷作用下产生电响应信号的幅值与材料内部应力差的关系。

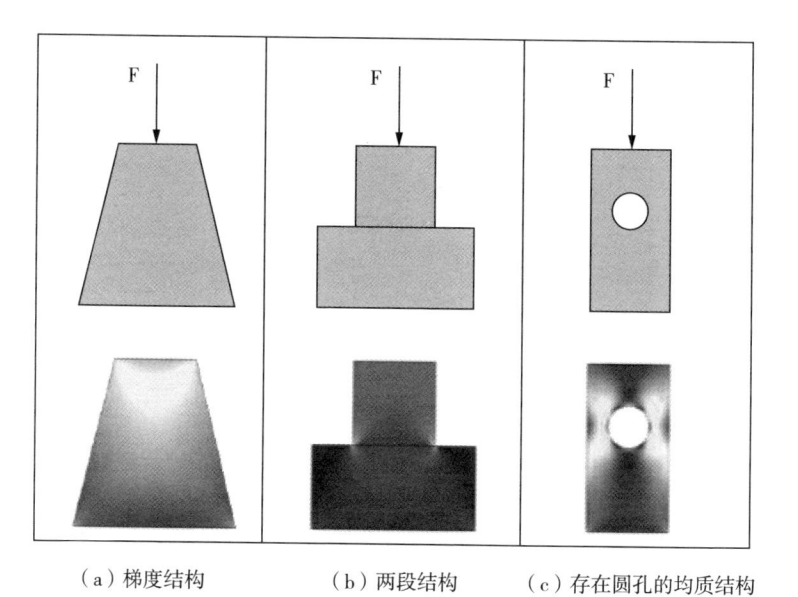

（a）梯度结构　　　（b）两段结构　　　（c）存在圆孔的均质结构

图 9 - 4　不同立体构型及其竖直方向的应力分布

在片状 IPMC 制备过程中,因 Nafion 基体膜较薄,可以通过化学方法在 Nafion 基体膜表面镀上电极层,再裁剪去除上下表面之外的其他面上多余的金属层。对于立体构型的离子聚合物来说,化学镀会使整个结构表面覆盖电极层。对于非平面结构来说,多余的金属层难以去除。为了避免形成多余的电极层,可以通过电极贴附的方式制备聚合物传感器。此外,由于离子聚合物传感器的制备工艺中还涉及离子聚合物基体的成型、上下表面平行的结构易于电极的黏附、聚合物基体表面结构平整方便制备,因此研究人员选择梯度结构的离子聚合物为研究对象。四棱柱、三棱柱和圆台均具有面积的梯度变化。由于圆台结构的侧面过渡平滑,过轴线且垂直于底面的每个面上应力分布规律一致,因此选择圆台结构作为研究的主体可以更清楚地分析在竖直方向外载荷作用下,离子聚合物内部上下表面间的应力差。

9.3.2　叠层结构

叠层传感器制备所需的材料如图 9 - 5 所示,主要包括离子聚合物、金属复合材料(IPMC)及三种不同类型的聚二甲基硅氧烷薄膜(PDMS)。PDMS 薄膜根据弹性模量差异可分为 KYN 型、KYQ 型和 KRN 型。IPMC 层和 PDMS 层的材料特征参数见表 9-3 所列。

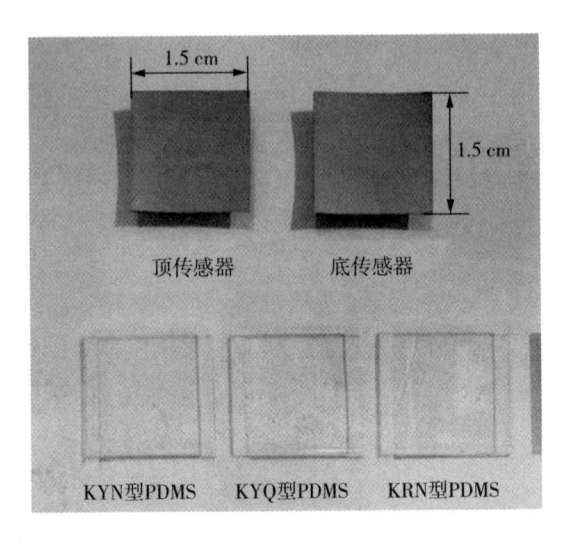

图 9-5 叠层传感器制备所需的材料

表 9-3 IPMC 层和 PDMS 层的材料特征参数

样片	材料	弹性模量/MPa	长×宽/mm	厚度 1/mm	厚度 2/mm	厚度 3/mm	厚度 4/mm
A	IPMC	200	15×15	0.2	—	—	—
B	PDMS(KYN)	2.3	15×15	0.7	0.5	0.3	0.1
C	PDMS(KYQ)	1.7	15×15	0.7	0.5	0.3	0.1
D	PDMS(KRN)	1.2	15×15	0.7	0.5	0.3	0.1

受人类皮肤多层结构启发,叠层式离子传感器由两层离子传感层和一层基质层组成,如图 9-6 所示。用 IPMC 制成的离子传感层($E = 200$ MPa,厚度为 200 μm)位于离子传感器的不同深度,可以用于接收力学刺激并将其转化为电信号。根据两层离子传感层在结构中的位置将其命名为顶部 IPMC 传感层和底部 IPMC 传感层,它们分别代表着机械传感器(触觉小体)和伤害传感器(游离神经末梢)。对于每一个 IPMC 传感单元,两侧的电极分别连接一根电线。PDMS 基质层($E = 2.3$ MPa,厚度为 500 μm)具有优良的化学稳定性和低杨氏模量,主要有以下

3 个作用:第一,结构支持作用,定位上下传感单元和维持整体离子传感器的形态;第二,中间层参与力学刺激的运输和信号传导,对离子传感器的压力阈值进行物理调控,从而实现可区分的信号响应;第三,中间层的绝缘特性避免了两传感层之间的串扰。此外,由美纹纸胶带制成的保护层模拟生物表皮,可以传递外部刺激,保护内部结构。相较于离子传感器的尺寸(15 mm×15 mm),封装层的尺寸偏大(30 mm×30 mm),这是为了固定引出导线并防止测试过程中导线运动引起的干扰信号。

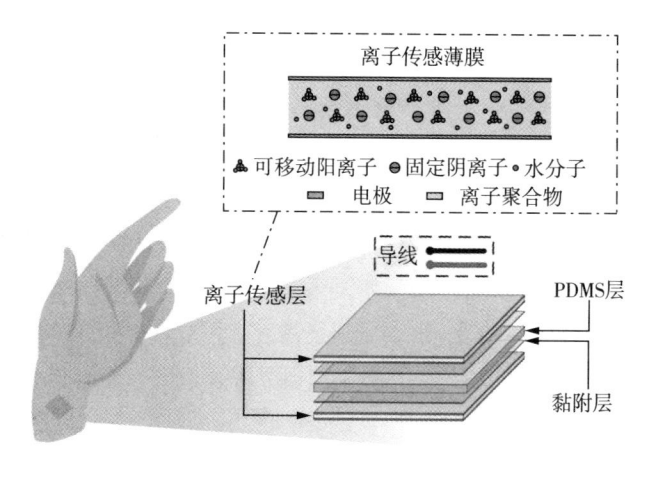

图 9-6　叠层式离子传感器结构设计与集成制备

为了保证各层之间的紧密结合,可采用自底向上组装的方法,互连层级间相似的形状特征可以实现整体结构的协同大变形。首先,采用 0.13 mm 的透明 VHB 黏结层将底部 IPMC 传感层安装在底部外保护层上;然后将 PDMS 层裁剪为与 IPMC 一致的形状与尺寸(15 mm×15 mm×0.5 mm),并将其覆盖在 VHB 黏结层上以增加 IPMC 与 PDMS 中间介质层的黏附性;接着,选取相同尺寸和形状的 VHB 黏结层覆盖在 PDMS 层上表面,为顶部 IPMC 传感层的下表面提供固定约束;最后,将顶部外保护层置于热压机上端,而半组装样品置于热压平台,在 0.6 MPa 的稳定气压、常温下进行压缩黏合,消除各层间的间隙,得到具有多层结构的叠层式离子传感器,传感器尺寸为 15 mm×15 mm×1.35 mm。在组装过程中,用高弹性指钳将纯铜导线附着在 IPMC 的两表面作为引出电极。此外,美纹纸保护层的外部全面封装和 VHB 黏结层的内部封装为 IPMC 传感单元提供了锁水环境,避免了 IPMC 材料内部水分挥发对其传感性能的不良影响,保证了叠层式离子传感器的长时间正常运作。

9.4 离子型 EAP 传感器的制备工艺优化

9.4.1 Pt‑Au 复合电极制备工艺

Pt‑Au 复合电极制备工艺包含预处理、浸泡还原镀、电镀和后处理四个阶段。

1. 预处理

Nafion 基体膜经过糙化处理后会加大基体膜表面与生成金属电极间的接触面积，从而促进后续的浸泡还原镀。这里使基体膜表面均匀粗糙化采用的工艺是等压力喷砂。裁剪后将其放置于去离子水溶液中，60 ℃下超声清洗 30 min，以除去糙化过程中残留在基体膜表面的杂质颗粒。为了清洗基体膜内部的杂质离子和增加基体膜中的 H^+ 含量，将清洗后的 Nafion 膜置于 0.2 mol/L 的 HCl 溶液中进行煮洗，100 ℃恒温条件持续煮洗 60 min。最后，为了去除残留的大量 Cl^- 和 H^+ 及增强基体膜的溶胀效果，需在 100 ℃的去离子水中煮洗 30 min，得到纯净的 Nafion 基体膜。

2. 浸泡还原镀

预处理后的 Nafion 基体膜在 0.01 mol/L 的 $Pd(NH_3)_4Cl_2$ 溶液中浸泡 1 h，Nafion 基体膜中的 H^+ 被交换为 $[Pd(NH_3)_4]^{2+}$。这一反应需在 50 ℃、90 r/min 的震荡条件下进行，因为此条件可以加速复合物阳离子向 Nafion 基体膜内部渗透。在相同实验环境下，将去离子水冲洗后的 Nafion 基体膜浸泡在 0.02 mol/L 的 $NaBH_4$ 溶液中震荡 30 min，$[Pd(NH_3)_4]^{2+}$ 在 Nafion 基体膜表面附近会被还原为金属钯颗粒，并沉积在 Nafion 基体膜表面，进而在 Nafion 基体膜表面形成贵金属电极。经过多次浸泡还原镀后，均匀的 Pd 电极沉积在 Nafion 基体膜的两侧，从而得到 IPMC。

3. 电镀

利用电镀装置，以金属钛为阳极、IPMC 为阴极，在直流稳定电压下，电镀液中的 Au^+ 沉积到 IPMC 金属电极表面，形成更牢固、导电率更高的 Pd‑Au 复合电极，从而提高 IPMC 的传感性能。为了保证两侧电极的均匀与一致，每面电镀 30 s，各电镀 5～10 次。

4. 后处理

电镀后需对 IPMC 边缘进行裁剪，避免性能测试时形成短路。去离子水清洗后,将样片浸泡于 0.2 mol/L 的 NaOH 溶液中静置 2 h,进行离子交换。在该过程中 IPMC 中的反离子被替换为具有良好迁移作用的 Na^+,传感性能提高。

9.4.2　枝状界面电极制备工艺

1. 预处理

基体膜的预处理主要是指表面糙化与表面清洗,其中表面清洗包括超声清洗、HCl 煮洗与去离子水煮洗。糙化过程可以使基体膜表面变得更加粗糙,增加基体膜与沉积电极层之间的接触面积,使电极层能够紧密贴合于基体膜表面而不会脱落。糙化形成的微小缝隙不仅使离子交换顺利进行,更有利于后续枝状界面电极的生长。一系列的表面清洗,主要目的是去除基体膜表面及内部的杂质,以获得相对干净的基体膜。超声清洗可以去除糙化过程中残留在基体膜上的杂质;HCl 煮洗可以去除基体膜内部的杂质离子,并纯化基体膜中的 H^-,使其转化为 H^+;去离子水煮洗可以去除 HCl 煮洗过程中残留的大量 Cl^- 和 H^+,使基体膜充分溶胀,以提高材料的储水能力。

首先,用干净的小刀切割出所需的 Nafion - 117 基体膜,接着利用喷砂机进行糙化处理(喷砂强度选用 0.4 MPa,砂型选用 100 目大小的石英砂)。操作过程中应确保基体膜距离喷头合适的距离,并呈"Z"字形匀速喷砂,基体膜两表面的喷砂时间相同,以保证两侧的基体膜糙化程度基本一致。其次,将糙化后的基体膜进行切边处理并放入去离子水中,在超声清洗机中进行 30 min 50 ℃的超声清洗。再次,其放入 0.2 mol/L 稀 HCl 溶液中,在恒温水浴锅中用 100 ℃的 HCl 煮洗 1 h。最后,将其放入去离子水中,在恒温水浴锅中用 100 ℃的去离子水煮洗 1 h。

2. 浸泡还原镀

浸泡还原镀包括浸泡钯溶液与还原镀两个步骤。Nafion 基体膜在浸泡钯盐溶液后,末端离子在有水的条件下水解为可移动的阳离子(干态 Nafion 不具备此特性)。此时在离子交换作用下,Nafion 基体膜内部的阳离子被置换为铵络合钯阳离子 $[Pd(NH_3)_4^{2+}]$。由于内部一价的反离子被二价的反离子取代,Nafion 基体膜的溶胀度将减小,体积也将相应减小。随后,将 Nafion 基体膜放入还原剂(NaBH$_4$)溶液中,由于膜内外离子浓度差较大,NaBH$_4$ 与 OH^- 在浓度差的驱使下向膜内部运动,而 $Pd(NH_3)_4^{2+}$ 则向膜外运动。当它们相遇时,$Pd(NH_3)_4^{2+}$ 被还原成 Pd 金属,并沉积在 Nafion 基体膜两侧近表面,从而形成颗粒状的渗入电极。浸泡过程和还原过程发生的化学反应如下:

$$2[R^-][H^+]+[Pd(NH_3)_4]Cl_2 \Longleftrightarrow [R^-]_2Pd(NH_3)_4^{2+}+2HCl \qquad (9-1)$$

$$NaBH_4+4Pd(NH_3)_4^{2+}+8OH^- \longrightarrow 4Pd+16NH_3+NaBO_2+6H_2O \quad (9-2)$$

式中,R 为 Nafion 基体膜中的固定链结构。

首先,配置 0.01 mol/L 的钯盐溶液,并加入适量的氨水溶液抑制钯盐的水解。其次,将预处理后的 Nafion 基体膜放入钯盐溶液中进行浸泡,并在恒温水浴锅中进行 1 h 的震荡(温度设置为 50 ℃,震荡速度设置为 85～90 次/min)。此时,钯盐溶液浓度较高,离子交换过程易于进行,通过均匀震荡可以使钯阳离子较快地进入 Nafion 基体膜内部。再次,将其从钯盐溶液中取出后用去离子水冲洗,放入配置好的 0.02 mol/L 的 NaBH₄ 溶液中,并在恒温水浴锅中进行 30 min 的震荡(温度设置为 50 ℃,震荡速度设置为 85～90 次/min)。此时,可以观察到,Nafion 基体膜表面迅速变黑,内部的钯离子在强还原剂的作用下迅速被还原成金属 Pd,并沉积在基体膜表面,形成了表面电极层。为了增加渗入电极的深度以提高 IPMC 材料的驱动性能,浸泡还原渡过程一般需要重复多次。通常来说,当 Nafion 基体膜内外钯离子浓度相近时,钯盐溶液中的钯离子向内部运动的趋势将降低,因此钯盐溶液中的钯离子不会在一次浸泡过程中全部交换入 Nafion 基体膜内部。对于已经经历过一次浸泡还原渡过程的钯盐溶液来说,此时虽然浓度降低,但是由于基体膜对高价离子的亲和性和交换选择性迅速提高,因此钯盐溶液可以重复使用 3～4 次。而 NaBH₄ 溶液作为还原剂需要提前单独配置,不能重复使用。需要注意的是,由于钯盐浓度的降低,因此相应的浸泡时间和还原时间会有所增加。二次浸泡还原渡过程中,浸泡和还原需要在与之前一致的温度和速度下分别震荡 2 h 和 1 h,而三次浸泡还原渡过程则需要分别震荡 3 h 和 1.5 h。

实验中,为保证钯盐溶液中钯离子的含量,每一次钯盐浸泡后需要利用还原剂检测溶液中是否含有钯离子。从实验过程中看,3 次钯盐浸泡后钯盐溶液的颜色变得很浅,里面的钯盐几乎消耗一空。因此,如果要继续进行浸泡还原渡过程,需要重新配置相同浓度的钯盐溶液。此时,钯盐溶液虽然浓度较高,但是 Nafion 基体膜经过 3 次的浸泡还原渡过程,表面已经形成了相对致密的 Pd 金属电极层阻碍离子交换过程,钯离子进入膜内部的难度增加,所以后续浸泡还原渡过程的浸泡时间与还原时间与第三次时相同,分别需要震荡 3 h 和 1.5 h。浸泡还原渡过程完成后对 Nafion 基体膜材料进行切边,并记录相应的电阻值。

3. 浸泡电镀(IEP)

从功能上说,当 Nafion 基体膜经过 3 次以上浸泡还原渡过程后,已基本具备了 IPMC 的特征,但还远远达不到改善 IPMC 机电性能的程度。枝状界面电极的生成是以之前的多次浸泡还原渡过程为基础,通过化学电镀使 Nafion 基体膜中的钯阳离子被阴极吸引,受电场力作用在阴极还原为金属 Pd 并沉积,逐渐在基体膜内部形成枝状界面电极。如果将 IPMC 材料看作电容器,那么枝状电极增大接触面积的同时,也减小了两电极之间的距离,提高了材料的储存电荷能力,进而提高了其驱动性能。化学电镀过程中,阳极发生氧化反应失电子,阴极发生还原反应得电子。由于反应物中有气体生成,因此在电镀过程中两端都可以观察到细微的气泡,且温度较高反应剧烈时,气泡更为明显。具体的化学反应如下:

阳极化学反应

$$4OH^- - 4e^- \longrightarrow O_2 + H_2O \tag{9-3}$$

阴极化学反应

$$2[Pd(NH_3)_4]^{2+} + 4e^- \longrightarrow 2Pd + 8NH_3 \tag{9-4}$$

总反应

$$2[Pd(NH_3)_4]^{2+} + 4OH^- \longrightarrow 2Pd + 8NH_3 + O_2 + 2H_2O \tag{9-5}$$

与浸泡还原渡过程类似,为了使 Nafion 基体膜内部包含 $Pd(NH_3)_4^{2+}$,需要将已进行浸泡还原渡过程的 Nafion 基体膜放入 0.01 mol/L 的钯盐溶液中,并充分震荡 3 h,使钯阳离子较多的进入 Nafion 基体膜内部。化学电镀采用黄金水作为电解液,偏碱性的黄金水可以提供所需的 DH^-,且其良好的电导性还有利于电镀过程的进行。电镀所需的电压和电流由直流稳压电源提供,钛金属网连接正极后置于电解液中,主要发生阳极反应;连接负极的金属镊子通过夹持 Nafion 基体膜两端使两侧发生阴极反应,生成 Pd 金属粒子并沉积。设置合适的电镀时间、电镀电压等,且应当保持 Nafion 基体膜两侧电镀的时间一致,以保证界面层的枝状电极对称生长。

从实验过程中观察到,只经过浸泡还原渡过程的 Nafion 基体膜表面呈现黑灰色,而经过浸泡电镀过程的 Nafion 基体膜表面会呈现暗黄色。这表明,电解液中的金络合离子在电镀过程中也被还原成了金粒子并覆于 Nafion 基体膜表面。由于 Nafion 基体膜表面已存在一层较为致密的 Pd 电极,且电镀反应时间较短(一般不超过 10 min),因此被还原的金粒子无法进入 Nafion 基体膜内部而只能停留在 Nafion 基体膜表面。当 Nafion 基体膜再次浸泡钯盐溶液后,其表面金黄色逐渐褪去,又恢复到原本的黑灰色。这表明最外层的金粒子被钯阳离子取代,因此在整个电镀过程中,主要发生的反应还是钯离子的还原和钯金属的沉积。为了获得较为茂盛的枝状电极,浸泡电镀过程也需要重复多次,每次浸泡电镀后都要对 Nafion 膜进行切边,避免膜两侧导通而影响电镀效果。

4. 表面电镀

在 Nafion 基体膜内的 $Pd(NH_3)_4^{2+}$ 未被消耗完之前,浸泡电渡过程的主要作用是在界面层生长出枝状电极,因此仍然需要进行表面电镀这一过程。实际上,经过数次浸泡还原镀过程后,Nafion 基体膜表面已经覆盖一层 Pd 金属电极,但此时的电极呈现颗粒状吸附,表面不平整且容易脱落,导致表面电阻较大。通过在原有的 Pd 金属电极层上电镀一层导电性更好的 Au 电极,形成的 Pd–Au 复合型电极不仅能够降低材料的表面电阻,还能够改善其驱动能力。

表面电镀的实验装置与浸泡电镀过程中使用的相同。表面电镀采用黄金水作为电解液,钛金属网连接正极,金属镊子连接负极。表面电镀之前不需要浸泡钯溶液,黄金水中的金络合离子被还原,并在材料表面形成一层稳定致密的 Au 金属电极。表面电镀过程中 Nafion 基体膜逐渐变为金黄色,表面电阻也在不断减小。为了使 IPMC 表面电极均匀,需要控制表面电镀的参数一致。表面电镀的参数:直流稳压电镀的电压设置为 5 V,电流设置为 0.06 A,每片每面电镀时间为 30 s,并重复 5 次。需要注意的是,表面电镀后仍需对 IPMC 材料进行切边。

4. 后处理

后处理的主要步骤:首先,将 IPMC 材料中可移动的阳离子置换为具有良好驱动性能的阳离子,如 Na^+;其次,将经过表面电镀后的 IPMC 材料用去离子冲洗后,放入 0.2 mol/L 的 NaOH 溶液中,并静置 2 h 以上;最后,将 IPMC 样片取出,用去离子水进行冲洗后妥善保存。

至此,完成具有枝状界面电极的 IPMC 材料的制备。

9.4.3 嵌入式电极溅射工艺

与传统的基于化学反应的浸没还原电镀工艺不同,本小节将喷涂和电沉积 Au 工艺相结合,快速制备了性能优异的 IPMC。具体制备过程如下。

1. 溶液制备

溶液制备的步骤:首先,将 Nafion 溶液与 DMAC 按体积比为 1∶5 进行混合;其次,用磁力搅拌将 Nafion 溶液在 DMAC 中充分稀释,得到 Nafion/DMAC 溶液;再次,按体积比为 1∶50 将 Ag 纳米线(AgNWs)分散液与 EtOH 混合;最后,通过超声振动将 AgNWs 完全分散在 EtOH 溶液中,得到 AgNWs/EtOH 溶液。

2. Nafion 基体膜预处理

Nafion 基体膜预处理的步骤如下。首先,将 Nafion 膜切割成 3.5 cm × 3.5 cm,用喷砂机对 Nafion 基体膜表面进行粗化处理,促进 Nafion/DMAC 溶液渗透到 Nafion 基体膜内部,固化后形成稳定的组合。其次,去除 Nafion 基体膜上的杂质,即在去离子水中(50 ℃)超声波清洗 30 min 去除 Nafion 基体膜表面的石英砂,再将 Nafion 基体膜依次放入 HCl 溶液(0.2 mol/L,100 mL)和去离子水中,在 100 ℃ 水浴中加热 2 h。最后,进行阳离子交换,即将 Nafion 基体膜在 0.2 mol/L 的 NaOH 溶液中浸泡 2 h,再放入去离子水中备用。

3. 过渡层制备

过渡层制备的步骤如下。首先,将 Nafion 基体膜放置在玻璃板上,两块玻璃板用来压缩膜的两端以防止其吸收 Nafion/DMAC 溶液后出现肿胀和变形导致脱落。此外,加热平台的温度设置为 120 ℃,以快速蒸发 DMAC 溶液。然后,用喷枪将 Nafion/DMAC 溶液均匀分散在 Nafion 基体膜表面(Nafion/DMAC 溶液用量: 0.5 mL/cm²)。热固化后,DMAC 等溶剂蒸发,过渡层由液体变为固体。

4. Au – AgNWs 嵌入式电极制备

Au – AgNWs 嵌入式电极制备的步骤如下。首先,通过喷枪将 AgNWs/EtOH 溶液(1.2 mL)均匀分散在过渡层表面。其次,设置加热平台的温度为 90 ℃,蒸发 EtOH 溶液。当 EtOH 蒸发后,形成了 Au – AgNWs 嵌入式电极。再次,重复上述步骤,在另一侧形成电极层。最后,将 IPMC 放入电镀装置中,在 3.5 V 下电镀 60 s。

9.5 本章小结

离子型 EAP 传感器的设计及制备主要包括电极设计及制备工艺、基体膜制备工艺、离子选择与液体介质、传感器结构与尺寸设计。其中,电极制备手段主要包括化学制备和物理制备两种;基体膜制备工艺包含铸膜及热压工艺和掺杂工艺等;IPMC 材料应用最多的工作溶剂是水,使用有机溶剂和离子液体能够改善 IPMC 材料对较高电压的耐受性,延长使用寿命,但同时会使材料的响应速度和变形大幅度下降。传感器结构与尺寸设计包含典型结构设计、离子聚合物结构设计,为了实现 IPMC 的器件化设计提出 IPMC 叠层结构设计。电极是 IPMC 传感性能的关键影响因素,可采用 Pt – Au 复合电极制备工艺、枝状界面电极制备工艺提高 IPMC

的传感特性。Au - AgNWs 嵌入式电极改善了物理电极易脱落的缺陷,增强了使用物理电极的 IPMC 传感及驱动特性。

参考文献

[1] MACNEVIN W M, CRUMMETT W B. Bahavior of platinum group metals toward ion exchange resins[J]. Analytical Chemistry, 2002, 25(11): 1628 - 1630.

[2] TAKENAKA H, TORIKAI E, KOGYO G. Production of ion exchange membraneecatalyst electrode bonded material:JP11026778A [P]. 1980 - 03 - 18.

[3] TAKENAKA H, TORIKAI E, KAWAMI Y, et al. Solid polymer electrolyte water electrolysis[J]. International Journal of Hydrogen Energy, 1982, 7(5):397 - 403.

[4] CHANG L F, CHEN H L, ZHU Z C, et al. Manufacturing process and electrode properties of palladium-electroded ionic polymer-metal composite[J]. Smart Materials & Structures, 2012, 21(6):502 - 510.

[5] WANG Y J, LIU J Y, ZHU Y T, et al. Formation and characterization of dendritic interfacial electrodes inside an Ionomer[J]. ACS applied materials & interfaces,2017, 9, 30258 - 30262.

[6] ZHOU W, LI W J. Micro ICPF actuators for aqueous sensing and manipulation[J]. Sensors and Actuators, A. Physical, 2004, 114(2):406 - 412.

[7] KIM K J, SHAHINPOOR M. A novel method of manufacturing three-dimensional ionic polymer-metal composites (IPMCs) biomimetic sensors, actuators and artificial muscles[J]. Polymer, 2002, 43(3):797 - 802.

[8] SHAHINPOOR M, KIM K J. Ionic polymer-metal composites: I, fundamentals[J]. Smart Materials and Structures, 2001, 10(4):819 - 833.

[9] AKLE B J. Characterization and modeling of the ionomer-conductor interface in ionic polymer transducers[D]. Dissertation Abstracts International, 2005.

[10] LEE S J, HAN M J, KIM S J, et al. A new fabrication method for IPMC actuators and application to artificial fingers [J]. Smart Materials Structures,2006,15(5):1217 - 1224.

第 10 章 离子型 EAP 的器件性能与应用

　　IPMC 作为一种新型的传感器,柔韧性好,生物相容性佳,可微型化,在较小的外界作用下就能产生明显的信号,不需要外部供电装置。基于上述特点,IPMC 材料可用于制备湿度传感器、力传感器、应变传感器、换能器、能量采集器等,在仿生科技、航空航天、生物医学等领域具有十分广泛的应用前景。在湿度检测应用领域,IPMC 湿度传感器可用于人的呼吸监测、人类体表湿度检测及有机试剂测定实验;在可穿戴应用领域,IPMC 压力传感器和 IPMC 应变传感器可集成到人体的各个部位以实现多样化应用;在能量转换与采集领域,基于 IPMC 开发的离子换能器和能量采集器,有望运用到海洋能源的原位开采中。

10.1　离子型 EAP 传感器的湿度检测应用

10.1.1　呼吸监测

　　呼吸频率和呼吸模式是人体重要的生理指标,会随着运动、感冒、紧张等状况的变化而发生改变。监测呼吸气流中湿度的变化可以有效评估人体的健康状况。尤其是在睡眠中,人体呼吸暂停发病率的增加提高了人们对睡眠呼吸监测的重视,从而引发了研究人员在这方面的研究。人在睡眠中呼吸的突然暂停会对身体产生很多大的伤害,随着缺氧的加重,容易产生意识模糊、全身青紫、血压下降、瞳孔散大、昏迷,严重的甚至还会因心跳停止、缺氧窒息而死亡。但若能及时发现呼吸暂停的现象并给出报警,则会降低伤害发生的概率。近几年,人们对呼吸监测的研究有了很大的进展。IPMC 湿度传感器薄膜的响应速度快、灵敏度高、稳定性好,可以用于人体呼吸状况的实时监测。

　　在 57% RH 的环境中,受试者分别以三种不同的呼吸速率进行呼吸(快速呼吸、正常呼吸、慢速呼吸),MWCNT/Nafion/MWCNT 湿度传感器的湿度响应信号通过 NI 采集卡采集数据,每种呼吸速率测试三组数据,最后取平均值,测试的结果如图 10-1 所示。

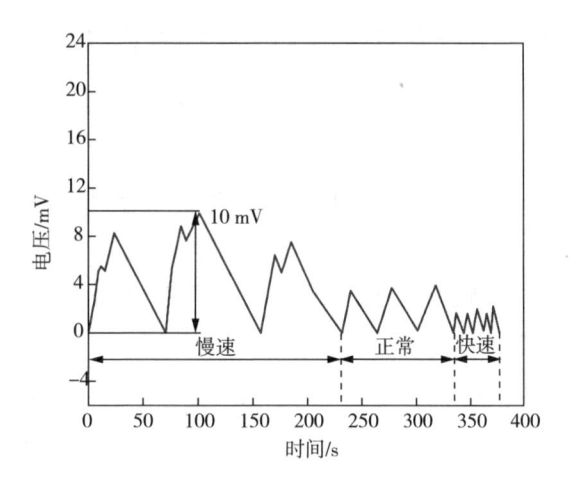

图 10-1 MWCNT/Nafion/MWCNT 湿度传感器呼吸测试的结果

从图 10-1 中可以看出,湿度传感器的电压值随着受试者的呼气和吸气变化而规律性变化:呼气会使被测环境的湿度明显增加,湿度传感器的电压值变大;相反地,吸气会使被测环境的湿度明显减小,湿度传感器的电压值变小。当受试者以不同的速率呼吸时,湿度传感器的电压曲线以不同的频率变化。快速呼吸时电压的变化频率高,慢速呼吸时电压的变化频率低,这与人体呼吸频率一致。

从图 10-1 中也可以看出,呼吸测试曲线先是快速增加,然后缓慢减少,最后在急剧上升后快速返回,这对应于人呼吸循环中的呼气、暂停和吸气。在慢呼吸过程中,最大电响应超过 10 mV,这是因为呼出的空气中存在的大量微小液滴与复合膜进行了充分的交换。此外,当开始吸气时,呼吸测试曲线会出现一个尖锐的峰值,这是由吸气造成的快速气体冲击导致的。进一步分析可以看出,无论是快速呼吸、正常呼吸,还是慢速呼吸,该湿度传感器均能很好地反映出受试者的呼吸频率。由此可知,曲线的频率和震荡幅值随着呼吸频率和呼吸深度的变化而变化,这表明基于 MWCNT 的湿度传感器可以用于人体呼吸面罩实时追踪呼吸运动。

10.1.2 人类体表湿度检测

人体皮肤无时无刻地散发着水汽,通过检测人体体表的水分可以实时监测人体的身体状况。基于该传感器的优异传感性能,它也可以检测到手指指尖周围不同距离的水汽浓度,MWCNT/Nafion/MWCNT 湿度传感器手指湿度测试的结果如图 10-2 所示。从图中可以看出,当手指接近传感膜时,传感膜的电流响应增加,在手指指尖距离传感膜 10 mm、7 mm、5 mm、3 mm 和 1 mm 处,电压变化速率分别达到 0.034 mV/s、0.045 mV/s、0.137 mV/s、0.438 mV/s 和 1.581 mV/s(周围环境湿度为 59.87 ％ RH)。

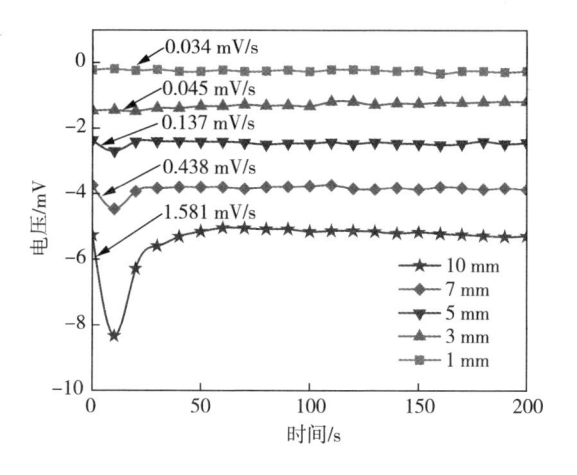

图 10-2　MWCNT/Nafion/MWCNT 湿度传感器手指湿度测试的结果

10.1.3　有机试剂测定实验

由于传感器中的 Nafion 对其他有机溶剂也有良好的溶胀作用,因此传感器对乙醇(乙醇含量为 99.9％)也具有电响应。测试前传感器处于干燥状态,MWCNT/Nafion/MWCNT 湿度传感器酒精测试的结果如图 10-3 所示。从图中

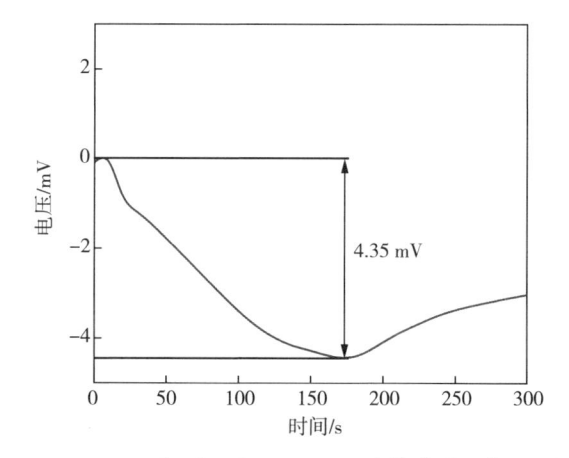

图 10-3　MWCNT/Nafion/MWCNT 湿度传感器酒精测试的结果

可以看出,含有高浓度乙醇的空气接触到传感器时有明显的电响应信号,响应值达到 $-4.35\ mV$,响应时间较水汽慢了许多。这表明传感器不仅能够监测空气中有机溶剂的含量,并且有区分有机溶剂(VOC)类型的潜力。

10.2 离子型 EAP 传感器的可穿戴应用

将叠层式离子传感器集成到手套上,配合信号处理系统和移动信号显示端构建一个完备的可穿戴传感手套体系。该体系可用于手部康复及假肢或机械手的安全作业。在医疗健康领域,由于患者的手部康复状态很难通过外部观察得到具体的康复状况,因此十分迫切的需要可穿戴传感设备来反馈患者的手部康复状态。部分患者在康复过程中虽然实现了对手部运动的控制,但由于对自身手部运动的感知仍比较模糊,因此极有可能在康复训练过程中受到二次伤害。智能可穿戴手套在手指末端安置可拆卸的叠层式离子传感器,当患者在康复过程中手部受到温和的外部刺激时,触觉传感信号经由信号处理系统发送到显示端,而当外部刺激超过一定阈值后,显示端将接收到痛觉传感信号产生损伤预警。

10.2.1 按压试验

受试者穿戴智能手套进行按压实验测试,测试部位为指尖处的离子传感器。受试者穿戴智能手套轻轻触碰桌面随后增大按压力,得到智能手套的按压响应信号,如图 10-4(a)所示。当中指指尖触碰到桌面时,桌面向指尖处离子传感器施加反作用力,产生代表触觉响应的电压信号,轻微的按压力不足以触发损伤预警,因此只产生 $0.0126\ mV$ 的触觉响应信号。当增大按压力后,触觉响应信号提升至 $0.056\ mV$,此时按压力超过了诱发损伤预警的压力阈值,出现 $0.024\ mV$ 的痛觉预警信号。值得注意的是,在按压过程中,无法保证桌面提供给离子传感器的载荷为法向力。尽管无法识别外部机械刺激的方向,但仍旧能够通过载荷的大小来区分触觉响应信号和痛觉预警信号。

此外,可以明显地看出,随着按压时间的增加,触觉响应信号波谷到波谷间的宽度逐渐增大,波形的周期从 $1.354\ s$ 逐渐增大至 $3.099\ s$[见图 10-4(b)],且损伤预警信号的波形形态和周期与触觉响应信号一致。值得注意的是,由于离子传感器是依靠内部阳离子迁移产生电压响应,因此在瞬态按压力结束后阳离子回迁会导致信号衰减现象。而在此实验过程中,随着按压时间的增加,信号衰减现象并不明显,这是因为在按压过程中,按压力是逐渐增大的,所以存在一定区域的离子迁移抵消作用。例如,按压时间为 3.099 s 的响应信号幅值本应大于按压时间为 1.354 s 的响应信号,但由于离子迁移抵消作用,两响应信号的幅值相差不大。

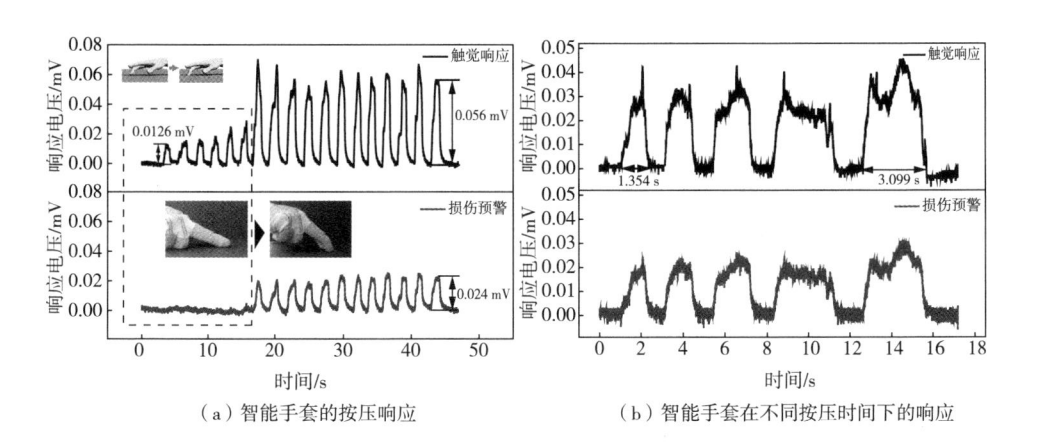

（a）智能手套的按压响应　　　　　（b）智能手套在不同按压时间下的响应

图 10 - 4　按压试验结果

10.2.2　捏取试验

众所周知,手功能障碍患者在抓取过程中的抓握力低于常人,在康复训练过程中极易受到二次伤害。受试者穿戴智能手套捏取水果(葡萄),当中指指尖以不同大小的捏力与目标物体接触的同时,离子传感器受到压力作用产生电响应信号并进行实时反馈(见图 10 - 5)。从图中可以看出,当以较小的力连续捏取葡萄 8 次时,离子传感器内部的顶部传感层受到压力产生连续的响应信号,而底部传感层没有响应信号,代表着仅有触觉响应信号的安全抓取状态。提取图中最大和最小的响应信号,在捏取动作下分别产生了 0.013 mV 和 0.008 mV 的触觉响应信号。增大捏取力后,葡萄产生较大的变形,离子传感器也受到较大的反作用力,此时离子传感器中的底部传感层被触发,在压力作用下产生痛觉响应信号,代表着此时处于损伤预警状态,如图 10 - 5(b)所示。随着触觉响应从 0.037 mV 增大至 0.044 mV(增长 18.92%),损伤预警信号也产生了 0.021 mV 到 0.027 mV 的上升趋势(增长 28.57%)。因此证明了智能手套有望运用于患者康复过程中的安全触碰与损伤预警功能。

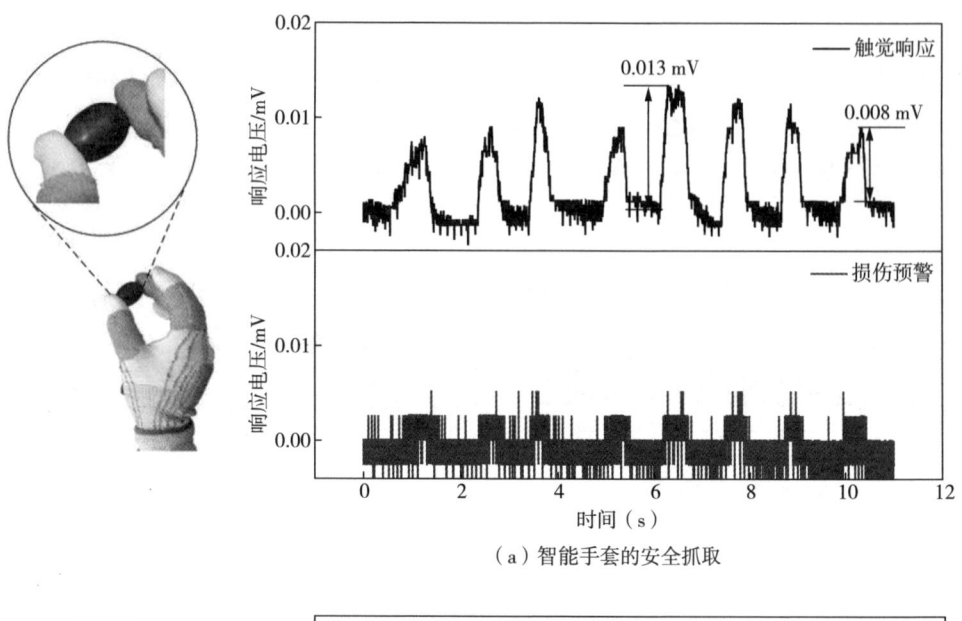

（a）智能手套的安全抓取

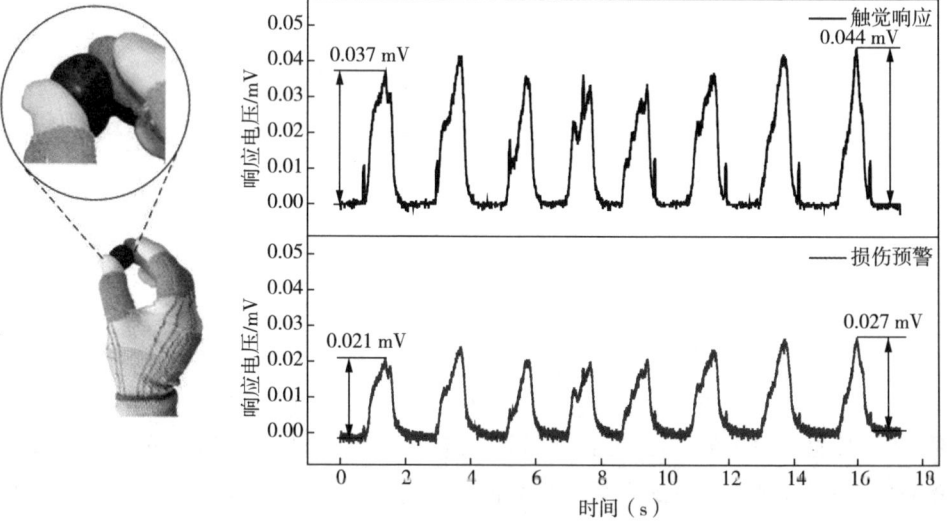

（b）智能手套在抓取过程中的损伤预警

图 10 - 5　捏取试验结果

10.2.3　脉搏测试

脉搏（心率）是人体重要的生命体征之一，在临床上有重大意义。[1]智能手套可通过放置于指尖末端的离子传感器实现对人体微弱生理信号的实时监测。桡动脉搏动点在手腕的桡侧内表面，如图 10 - 6(a)所示。受试者模仿中医按压诊脉法将中指指尖置于手腕内侧动脉搏动的位置,通过智能手套中指指尖的离子传感器对腕部脉搏进行监测,测量的信号通过信号处理系统传输到显示端[见图 10-6(b)],离子传感器中的顶部传感层输出 0.023 mV 的响应信号,而底部传感层输出为 0.014 mV 的信号响应。这表明指尖处的离子传感器可以精确地感知连续的脉冲波信号。

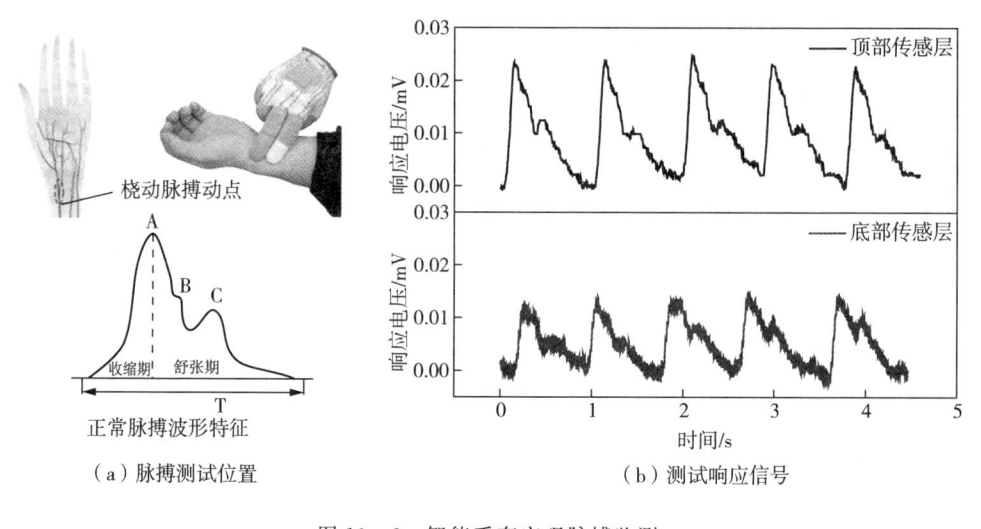

（a）脉搏测试位置　　　　　　　（b）测试响应信号

图 10-6　智能手套实现脉搏监测

通过分析正常脉搏的波形特征,桡动脉压力随时间的变化分为三个阶段:上升段 A,动脉因射血压力迅速上升;潮波 B,左心室喷血冲击形成;重搏波 C,动脉血液由远心端向近心端回流形成。通过观察由智能手套获得的脉搏检测信号,顶部传感层响应信号的波形特征包括上升段和重搏波,由于潮波 B 的动脉压力太小,因此离子传感器无法监测。而底部传感层响应信号的波形特征也显现出明显的上升段和重搏波,但响应信号幅值更小,这归因于顶部传感层更贴近于桡动脉搏动位置。智能手套监测的脉搏响应信号的频率约为 65 次/min,接近人类的正常水平,具有良好的准确性。

10.3　离子型 EAP 的能量回收应用

当 IPMC 的弯曲传感信号增大到一定程度时,可以将其用于能量回收。相比于传统的能量采集材料（如压电材料等）,IPMC 具有更好的柔性和更高的低频能量转化效率。因此,在一些特殊的能量回收场合(如水流波动能量回收等场合),IPMC 具有更加优异的能量采集效果。

为了研究变形频率和磁场强度对 IPMC 能量采集性能的影响,Tang 等人[2]将 IPMC 连接不同电阻的外接负载,测量不同变形频率和磁场强度下的功率。通过探究不同外接负载的功率与变形频率之间的关系可以得知,当外接负载保持不变时,其功率随着变形频率的增大而增大。这是由于随着变形频率的增加,IPMC 输出的开路电压不断增大,因此外接负载的用电功率随之增加。此外,通过探究不同外接负载的功率与磁场强度之间的关系可以得知,当外接负载保持不变时,其功率随着磁场强度的增大而增大。这是由于随着磁场强度的增加,IPMC 输出的开路电压也在增大,因此外接负载的用电功率随之增加。根据电路学的知识,当 IPMC 的内阻与外接负载的电阻相同时,电源的输出功率达到最大。因此在设计 IPMC 的能量采集电路时,电路电阻最好与外接负载的电阻值保持一致。

为了验证磁电机制对 IPMC 能量采集功率达到了增强的效果,本书著者采用 Fluent 软件进行流场仿真和能量采集测试。考虑到磁场装置会对水流的波动产生影响,首先仿真了磁场装置的位置对流场分布的影响。为了简化仿真过程,所有仿真均在二维模式下进行,仿真结果如图 10-7 所示。设置进水口的静水压力为 1000 Pa,出口为自由出水口,对于一个长方形流场,在不安装磁场装置的情况下,其水流压力分布云图如图 10-7(a)所示,中心位置的水流压力为 956 Pa。当磁场装置安装在长方形流场的两侧时,其水流压力分布云图如图 10-7(b)所示,流场中心位置的水流压力为 995 Pa,比没有磁场装置状态下提高了 4.08%。此时的流场视为一个管道流场,这是因为磁场装置安装在管道的边缘。磁场装置的存在降低了管道的截面面积,根据流体力学理论,当管道水流从大截面积流入小截面积时,水流的压力会增大。在管道水流状态下,磁场装置的存在既通过提高水流压力提高了 IPMC 的位移,又通过磁电机制提高了 IPMC 的输出电压。因此,磁场装置的存在会提高 IPMC 的能量采集功率。当两磁铁间的距离进一步缩小[见图 10-7(c)],流场中心位置的水流压力降低到了 951 Pa。此时可以将该流场视为一个开放流场,因为磁铁装置的存在将水流进行了分割,所以中心位置的水流压力被削弱。然而,磁铁装置引起的水流压力的减弱幅度只有 0.52%,相比于磁电机制引起的电压增幅几乎可以忽略不计,因此相比于没有安装磁场装置的状态,IPMC 的能量采集功率仍然得到了增强。从上述仿真结果可以看出,不论磁场装置安装在水流的任何位置,IPMC 的能量采集功率都将增强。

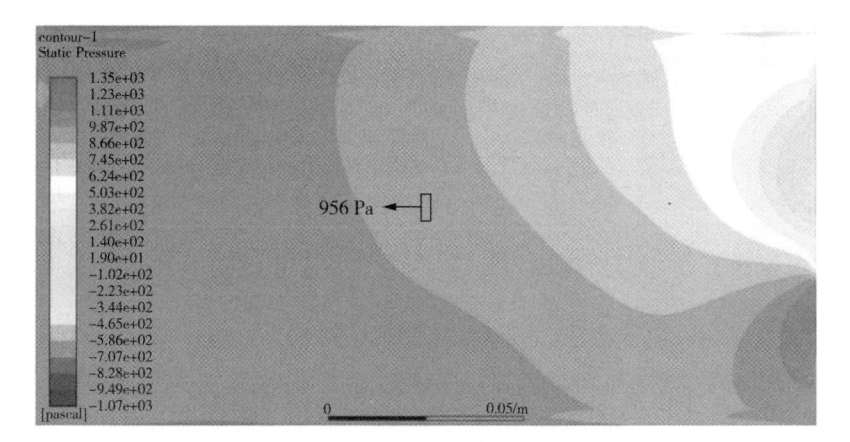

(a)长方形流场不安装磁场装置的水流压力分布云图

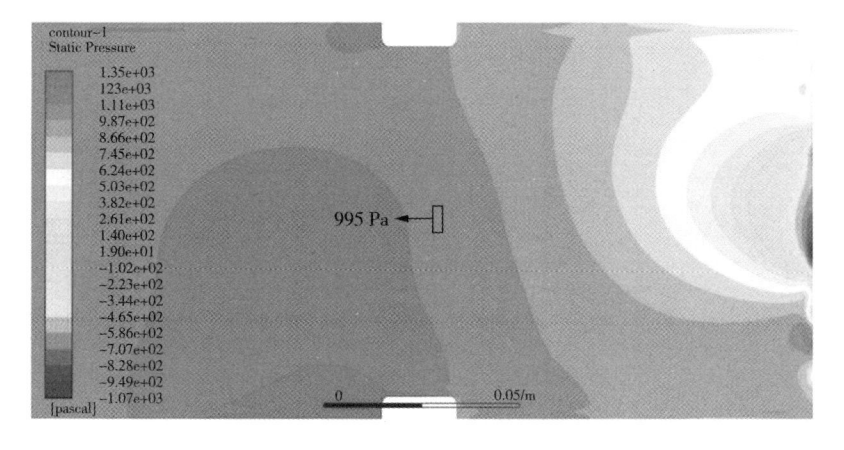

(b)磁场装置安装在长方形流场的两侧的水流压力分布云图

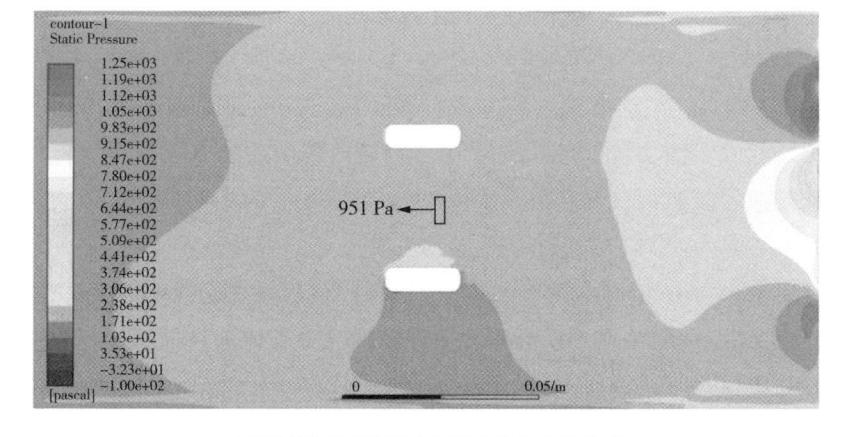

(c)两磁铁间的距离缩小后的水流压力分布云图

图 10-7　磁场装置对水流压力影响的仿真结果

　　为了验证上述仿真结果,进一步将 IPMC 安装在实际水流环境中进行能量采集测试。如图 10-8 所示,IPMC 安装在一个盛满去离子水的亚克力箱体中。在没有磁场的状态下,IPMC 末端被夹持,形成悬臂梁结构。在存在磁场的情况下,将 IPMC 夹在 3D 打印结构中间,形成悬臂梁结构,将两块磁铁以相互吸引的方式放置在 3D 打印结构的上下两侧,两块磁铁之间的距离为 23 mm,磁铁中心位置的磁场强度为 90 mT。在激振器的末端安装一个平板装置,驱动激振器通过平板拨动箱体中的水来产生稳定的水流,激振器拨动水流的频率为 1 Hz。

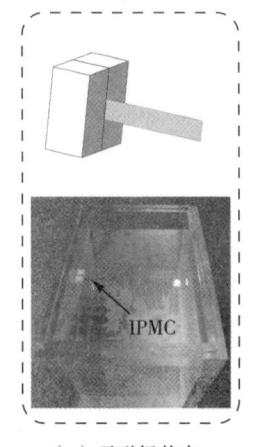 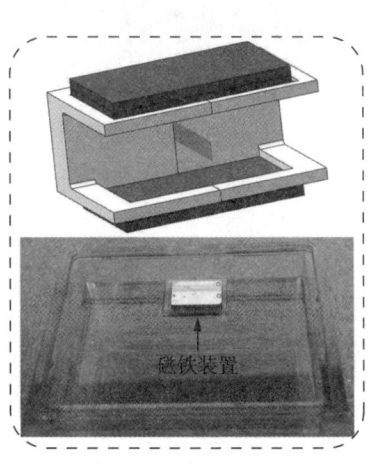

（a）无磁场状态　　　　　　　　　　　（b）有磁场状态

图 10-8　IPMC 实际能量回收测试

　　测得的 IPMC 在波动水流中的开路电压如图 10-9 所示。从图中可以看出,在未施加磁场时,IPMC 产生开路电压的最大峰值为 0.22 mV。而在施加磁场状态下,IPMC 产生开路电压的最大峰值为 0.31 mV,比未施加磁场状态下的电压峰值提高了 40.91%。虽然磁场装置的存在使 IPMC 的开路电压峰值得到了提升,但仍然可以从放大图中看出,IPMC 在一个周期内的波动状态被磁场装置削弱了。这表明磁场装置虽然没有严重减弱水流压力,但对水流的波动产生了影响。因此,对于磁场装置是否增强了 IPMC 的能量采集功率还需要进一步研究。

　　从能量输出角度可以对 IPMC 磁耦合机制的增幅效果进行评估。根据电路学知识,电源的输出功率可以通过电压的平方除以电阻来计算,因此将 IPMC 一个周期内的开路电压进行平方,其结果如图 10-10 所示。IPMC 在一个周期内的输出功率可以表示为一个周期内的积分面积与负载电阻的比值。由于负载电阻相同,因此可以通过比较一个周期内的积分面积在不同状态下的输出功率评估能量采集

效果。在未施加磁场时,一个周期内的积分面积为 3.53;而在施加磁场时,一个周
期内的积分面积为 7.42。可以得出,施加磁场时 IPMC 能量采集功率比未施加磁
场时提高了 110.20%。

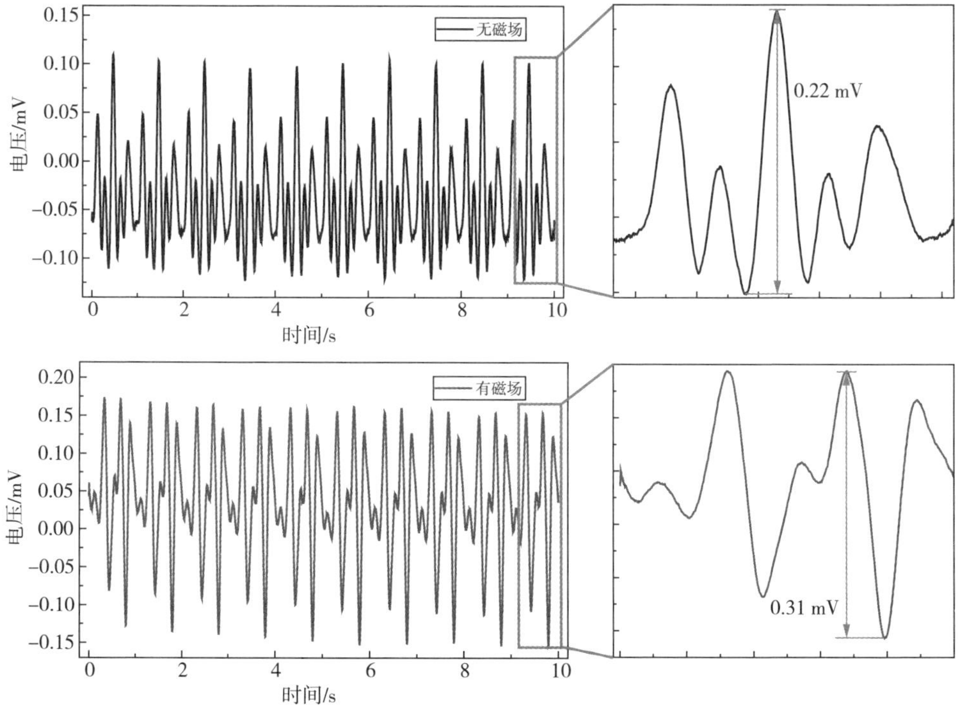

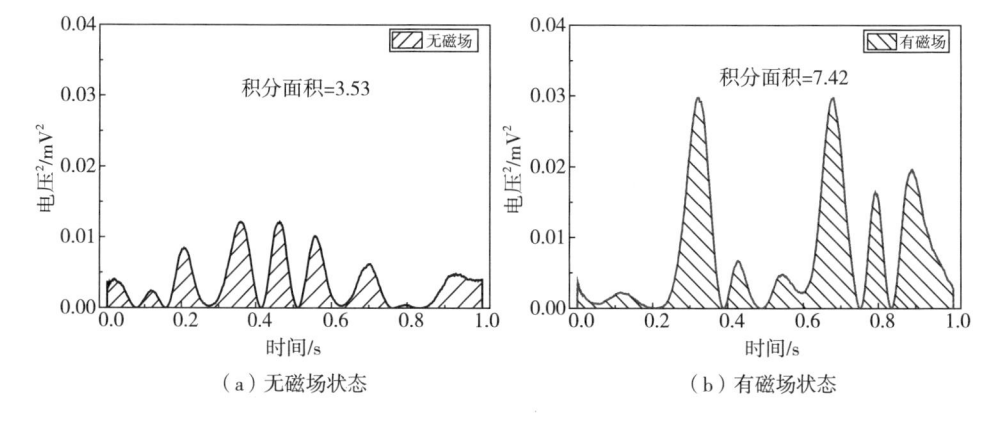

图 10-9 IPMC 在波动水流中的开路电压

（a）无磁场状态　　　　　　　（b）有磁场状态

图 10-10 电压的平方对时间的积分面积

10.4　本章小结

　　离子型 EAP 器件的感知功能可以用于开发多种柔性传感器与能量回收器：IPMC 湿度传感可以对皮肤湿度检测；可以基于 IPMC 与 PDMS 开发的叠层式离子传感器传感特性，搭建智能可穿戴手套系统，如通过外界的机械刺激幅值为穿戴者提供触觉响应信号和损伤预警信号，协助手部障碍患者康复及降低二次伤害；Fluent 软件的流场仿真与实际测试验证了 IPMC 磁耦合机制在能量回收领域的应用前景效果。上述成果无疑可以开发多种基于 IPMC 的离子型柔性器件。

参考文献

　　[1] 骆璇，常昌远，魏同立. 脉搏波的解析模型及初步临床应用研究[J]. 数理医药学杂志，1999(04)：293-295.

　　[2] Tang G Q, wang Y J, Hao M Y, et al. A novel strategy to enhance the generating power of ionic polymer metal composites through magnetoelectricity. Smart Materials and Structures，2021,30(6)：065013.